黄帝内经九针疗法

李平华　孟祥俊◎著

中国中医药出版社
·北京·

图书在版编目（CIP）数据

黄帝内经九针疗法 / 李平华，孟祥俊著 . —北京：中国中医药出版社，2018.9

ISBN 978 – 7 – 5132 – 4765 – 8

Ⅰ.①黄…　Ⅱ.①李…②孟…　Ⅲ.①针刺疗法　Ⅳ.①R245.3

中国版本图书馆 CIP 数据核字（2018）第 019911 号

中国中医药出版社出版

北京市朝阳区北三环东路 28 号易亨大厦 16 层

邮政编码　100013

传真　010-64405750

廊坊市晶艺印务有限公司印刷

各地新华书店经销

开本 880×1230　1/32　印张 12.5　字数 273 千字

2018 年 9 月第 1 版　2018 年 9 月第 1 次印刷

书号　ISBN 978 – 7 – 5132 – 4765 – 8

定价　59.00 元

网址　www.cptcm.com

社 长 热 线　010-64405720

购 书 热 线　010-89535836

维 权 打 假　010-64405753

微信服务号　zgzyycbs

微商城网址　https://kdt.im/LIdUGr

官方微博　http://e.weibo.com/cptcm

天猫旗舰店网址　https://zgzyycbs.tmall.com

如有印装质量问题请与本社出版部联系（010-64405510）

内容提要

　　本书介绍了九针的概念、作用、刺法、针刺部位组织结构、治疗原则、疗效标准、特点、主治病证、注意事项等，从概述、作用、针刺部位组织结构、主治病证、刺法等方面论述了镵针、圆针、鍉针、锋针、铍针、圆利针、毫针、长针、大针等九针针具，并从概述、病因病机、诊断、治疗等方面对 58 种病证给予介绍。

　　我们通过反复研读《黄帝内经》原著，不断挖掘中医学遗产，还原《黄帝内经》九针针具、针法的本来面目，将九针相关理论加以归纳、总结、提升，并运用于临床，取得了较好疗效，再现九针神奇，深受同仁欢迎。本书为我们的原创成果，是一部较好的实用性参考书，适于针灸科、骨科、康复科、推拿科等专业人员参考、阅读。

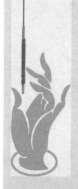

作者简介

李平华，男，汉族，1963年9月生，山东巨野县人。主任医师，山东省政协委员，从事针灸治疗、研究30余年，为小周天疗法的发明人，运用针灸、《内经》九针、小针刀、浮针、头针、火针等治疗颈肩腰腿痛等疗效显著，编撰出版了《针灸腧穴疗法》

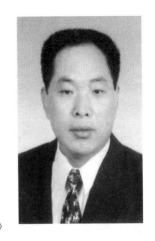

《归经中药学》《小周天微铍针疗法》《肩周炎》《腰椎间盘突出症的非手术疗法》《颈椎病》《膝关节骨质增生症的非手术疗法》《保守疗法治疗股骨头缺血坏死症》《面瘫》《基层医疗实践》等专著，其中《肩周炎》5次再版，1995年第1版肩周炎的分期，已作为全国肩周炎的诊断标准，《颈椎病》3次再版，《腰椎间盘突出症的非手术疗法》《增生性膝关节炎的非手术疗法》2次再版，在省级以上学术刊物发表论文30余篇。1992年至1993年作为中医专家赴俄罗斯坐诊。荣获山东省政府二等功、菏泽地区首届十大杰出青年等荣誉称号。

扫码与作者交流

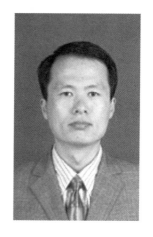

孟祥俊，男，1970年6月生，河北省威县人。副主任医师，出身中医世家，毕业于山东医科大学，曾在山东省医学科学院工作。现任北京灵枢九针医学研究院院长，中华针刀医师学会常务理事，中华疼痛康复学会常务理事，河北省针刀医学会副秘书长，著名《内经》九针专家，致力于针法的研究，尤其是九针，为小周天疗法的发明人，擅长中医骨伤科、内科杂病，尤其精于软伤科脊柱相关疾病的诊断治疗，从事骨伤疼痛、内科杂病治疗、研究20余年，运用《内经》九针、意象针灸、小针刀、埋线、火针、皮下针等治疗疑难杂症，疗效显著。在国家级医学刊物发表论文20余篇，编著出版了《现代骨关节病诊疗学》《小周天微铍针疗法》《颈椎病》《保守疗法治疗股骨头缺血坏死症》《灵枢九针治疗慢性疼痛的研究与临床》等书。

扫码与作者交流

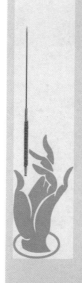

前言

　　《黄帝内经》(简称《内经》)是我国现存最早的医学著作，是古代劳动人民智慧的结晶，其超前的天人相应理念，深奥的取类比象说理工具，完善、精辟的脏腑经络等学说，高超的治疗方法等，为中华民族甚至世界民族的繁衍昌盛做出了突出贡献，更为历代医家所推崇。尤其现在我国大力倡导挖掘中医学遗产，更是掀起了学习、研究《内经》的热潮。

　　针灸是《内经》的第一治疗方法，在其成书年代占主导地位，远重于药物治疗，书中用很多篇幅对针刺治疗进行了论述。但由于封建思想及历代统治阶级重视程度等方面的影响，针刺疗法比药物疗法发展缓慢，甚至出现了某些方面的退化，形成了偏重毫针的片面认识，背离了《内经》原意，使疗效受到了很大限制，致使现在临床治病虽然有效果，但效果不理想，尤其是对疑难病证，多束手无策。

　　《灵枢·九针十二原第一》记载："夫善用针者，取其疾也，犹拔刺也，犹雪污也，犹解结也，犹决闭也，疾虽久，犹可毕也。"而现在治疗效果不理

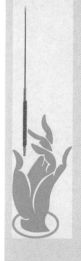

想，原因出在哪里？《灵枢·九针十二原第一》告诉我们是"言不可治者，未得其术也"，我们认为其根源是没有掌握《内经》的精髓，没有充分认识到九针针具的整体协作优势，没有掌握各种针具的独特针刺方法及适应证，为此我们本着尽量还原《内经》原意，恢复其本来面目的原则，反复研读《内经》原著，翻阅了多个版本，同时结合现代各家研究成果，将理论学习与临床实践密切结合，对九针及刺法进行归纳、总结，形成了《黄帝内经九针疗法》，并应用于临床，虽然未能达到"效之信，若风之吹云"的效果，但也取得较好的疗效。为此我们将研究成果奉献给社会，以期引起大家的关注，共同研究，共同提高，逐渐完善，使古老神奇的九针疗法服务于人类。

《黄帝内经九针疗法》是我们的初步研究成果，由于我们水平有限，对《内经》的学习、理解还很肤浅，不能充分理解《内经》的原意，其中难免有不完善，甚至错误之处，敬请广大读者、同行批评指正，以便修订时更正完善。

编者

2018 年 8 月

目 录

总 论

黄
帝
内
经
九
针
疗
法

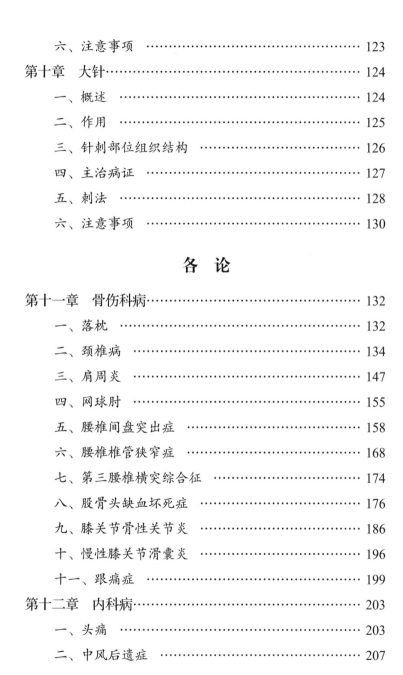

黄帝内经九针疗法

黄帝内经九针疗法

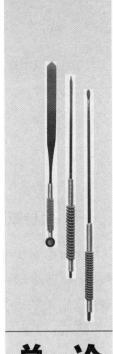

总 论

第一章 九 针

一、九针概述

九针是对 9 种针具及其有关的天、地、人之间的规律的概括，是劳动人民在长期与疾病做斗争的实践中创造出来，并通过对临床实践的不断认识而逐步完善发展起来的一种医疗方法，是我国古代医务工作者集体智慧的结晶。《灵枢·外揣第四十五》曰："夫九针者，小之则无内，大之则无外，深不可为下，高不可为盖，恍惚无穷，流溢无极，余知其合于天道、人事、四时之变也。"

（一）九针的定义

九针是《内经》根据自然界的变化规律，并顺应自然，针对不同病证虚实而设立的 9 种不同形状的针具及治病之道，有镵针、圆针、锓针、锋针、铍针、圆利针、毫针、长针、大针等 9 种针具，又称小针、微针等。《素问·针解篇第五十四》曰："帝曰：余闻九针，上应天地四时阴阳，愿闻其方，令可传于后世，以为常也。岐伯曰：夫一天、二地、三人、四时、五音、六律、七星、八风、九野，身形亦应之，针各有所宜，故曰九针。"《灵枢·九针十二原第一》曰："九针之名，各不同形：一曰镵针，长一寸六分；二曰圆针，长一寸六分；三曰锓针，长三寸半；四曰锋针，长一寸六分；五曰铍针，长四寸，广二分半；六曰圆利针，长一寸六分；七曰毫针，长三寸六分；八曰长针，长七寸；九曰大针，长四寸……九针毕矣。"

九针各有不同的形状、锋锐度、长度、功能，可以治疗不同的病证，并且有较强的对应关系（表1-1）。《灵枢·官针第七》曰："九针之宜，各有所为，长短大小，各有所施也。不得其用，病弗能移。"《灵枢·九针论第七十八》曰："一曰镵针者，取法于巾针，去末寸半，卒锐之，长一寸六分，主热在头身也。二曰圆针，取法于絮针，筒其身而卵其锋，长一寸六分，主治分间气。三曰锟针，取法于黍粟之锐，长三寸半，主按脉取气，令邪出。四曰锋针，取法于絮针，筒其身，锋其末，长一寸六分，主痈热出血。五曰铍针，取法于剑锋，广二分半，长四寸，主大痈脓，两热争者也。六曰圆利针，取法于氂针，微大其末，反小其身，令可深内也，长一寸六分，主取痈痹者也。七曰毫针，取法于毫毛，长一寸六分，主寒热痛痹在络者也。八曰长针，取法于綦针，长七寸，主取深邪远痹者也。九曰大针，取法于锋针，其锋微员，长四寸，主取大气不出关节者也。针形毕矣，此九针大小长短法也。"

表 1-1　九针

项目	针尖形状	长度	对应关系	作用	主治
一镵针	大其头而锐其末	一寸六分	天、皮	去泻阳气	热在头身、皮肤病
二圆针	筒其身而圆其末	一寸六分	地、肉	揩摩分间、泻分气	肌肉病
三锟针	大其身而圆其末	三寸半	人、脉	按脉取气、令邪出	脉病

3

项目	针尖形状	长度	对应关系	作用	主治
四锋针	筒其身而锋其末	一寸六分	时、筋	泻热刺络出血	五脏固居、瘤痹
五铍针	末如剑锋	四寸	音、声	取大脓	大痈脓
六圆利针	尖如氂且圆且锐	一寸六分	律、阴阳	取暴气、调阴阳	痹气暴发
七毫针	尖如蚊虻喙	一寸六分	星、齿面目	取痛痹、益精	痹气痛、虚证
八长针	长其身锋其末	七寸	风、出入气	祛风、取远痹	深邪远痹
九大针	其锋微圆	四寸	野、九窍	泻机关之水	水肿不能通关节

可以看到圆针、锃针、大针三者其末较圆，圆针"圆其末"，锃针"大其身而员其末"，大针"其锋微圆"，都不能刺过皮肤，其针刺必须借助锋针开皮，形成通道后才能刺入，针刺都不留针，只取一针，此为共性。但三者有明显不同，圆针作用部位为分肉，治疗肌肉病证，锃针作用部位为皮肤与肌肉之间，治疗经脉病，大针作用部位为筋，治疗"水肿不能通关节""大气之不能过于关节"等筋的病证（表1-2）。

表1-2　圆针、锃针、大针区别

项目	圆针	锃针	大针
针尖形状	圆其末	大其身而圆其末	其锋微圆
长度	一寸六分	三寸半	四寸
针刺部位组织结构	分肉	脉（皮肤肌肉之分间）	筋
针刺角度	直刺、斜刺	平刺、横刺	直刺、斜刺
针刺方法	分刺、合谷刺	直针刺	关刺
作用	取暴气调阴阳	按脉取气	泻机关之水
主治病证	肌肉病证	经脉病	水肿不能通关节

现在市场上出现的针具多种多样，无论如何"包装"其实都是在九针基础上发展而来的，都能看到九针的影子，只是强调、发展九针的某些功能而已，可以说是九针的某种变形，万变不离其宗。

（二）九针源于自然

古人强调天人相应，人是自然界发展的产物，《内经》是自然科学、社会科学与人体科学有机结合的医学，其说理工具：阴阳五行、脏腑经络、病因病机、辨证治疗，无不打上天人相应的烙印，作为主要治疗手段的工具——九针更是强调人与自然的有机结合，可以说九针是法于自然的产物。如《素问·针解篇第五十四》曰："人皮应天，人肉应地，人脉应人，人筋应时，人声应音，人阴阳合气应律，人齿面目应星，人出入气应风，人九窍三百六十五络应野。"《灵枢·九针论第七十八》曰："九针者，天地之大数也，始于一而终于九。故曰：一以法天，二以法地，三以法人，四以法时，五以法音，六以法律，七以法星，八以法风，九以法野……一者天也，天者阳也，五脏之应天者肺也。肺者五脏六腑之盖也。皮者肺之合也，人之阳也。故为之治针，必以大其头而锐其末，令无得深入而阳气出。二者地也，人之所以应土者肉也。故为之治针，必筒其身而员其末，令无得伤肉分，伤则气得竭。三者人也，人之所以成生者，血脉也。故为之治针，必大其身而圆其末，令可以按脉勿陷，以致其气，令邪气独出。四者时也，时者四时八风之客于经络之中，为痼病者也。故为之治针，必筒其身而锋其末，令可以泻热出血，而痼病竭。五者音也，音者

5

冬夏之分，分于子午，阴与阳别，寒与热争，两气相搏，合为痛脓者也。故为之治针，必令其末如剑锋，可以取大脓。六者律也，律者调阴阳四时而合十二经脉，虚邪客于经络而为暴痹者也。故为之治针，必令尖如氂，且圆且锐，中身微大，以取暴气。七者星也，星者人之七窍，邪之所客于经而为痛痹，合于经络者也。故为之治针，令尖如蚊虻喙，静以徐往，微以久留，正气因之，真邪俱往，出针而养者也。八者风也，风者人之股肱八节也，八正之虚风，八风伤人，内舍于骨解腰脊节腠理之间，为深痹也。故为之治针，必长其身，锋其末，可以取深邪远痹。九者野也，野者人之节解皮肤之间也，淫邪流溢于身，如风水之状，而溜不能过于机关大节者也。故为之治针，令尖如挺，其锋微员，以取大气之不能过于关节者也。"

（三）九针源自南方炎热之地

南方炎热之地，雨水较多，湿度较大，物产丰富，人们喜食酸味和腐熟发酵食物，其腠理致密而色红，酸多伤筋，湿热侵袭亦伤筋，故多筋脉拘挛疼痛，其治疗宜用微针，故九针源自南方炎热之地。《素问·异法方宜论篇第十二》曰："南方者，天地所长养，阳之所盛处也，其地下，水土弱，雾露之所聚也。其民嗜酸而食胕，故其民皆致理而赤色，其病挛痹，其治宜微针。故九针者，亦从南方来。"

现在随着人们生活条件的改善，空调、电扇尽有，受凉病变多见，过食肥甘厚味，摄入营养过剩，壅塞经络，手机、电脑长时间使用，颈易损伤，虽然满足了身体、胃口、大脑的舒适，但筋肉紧张、筋肉痉挛、筋骨疼痛等病亦不少见，故九

黄帝内经九针疗法

针可用于现代不同地域、不同人群。

二、九针作用

九针是《内经》针对人体脏腑经脉病变而设，具有调节机体、平衡阴阳、调理脏腑、补虚泻实、清热泻火、活血化瘀、温经散寒、疏通经络、通痹止痛、通利官窍等作用。《灵枢·禁服第四十八》曰："凡刺之理，经脉为始，营其所行，知其度量；内刺五脏，外刺六腑，审察卫气，为百病母；调其虚实，虚实乃止，泻其血络，血尽不殆矣。"《灵枢·玉版第六十》曰："夫子之言针甚骏，以配天地，上数天文，下度地纪，内别五脏，外次六腑，经脉二十八会，尽有周纪。"

（一）针刺五体，调节机体

九针能通过针刺，调节皮肉筋骨脉等五体结构，治疗五体病证，通过五体调节脏腑、经络、组织、器官的功能，治疗脏腑、组织、器官的病证，具体为针刺皮肤，治疗皮肤病及肺病；针刺肌肉，治疗肌肉病及脾病；针刺脉，治疗经脉病及心病；针刺筋，治疗筋病及肝病；针刺骨，治疗骨病及肾病等。《素问·针解篇第五十四》曰："故一针皮，二针肉，三针脉，四针筋，五针骨。"

（二）调和气血，疏通经脉

九针具有调和气血、消除郁滞的作用，使气血和利，运行正常，保持经脉的畅通，发挥其正常的功能，用以治疗气血不和，经脉不利病证。《灵枢·九针十二原第一》曰："微针通其经脉，调其血气，营其逆顺出入之会。"《素问·阴阳应象大论篇第五》曰："定其血气，各守其乡，血实宜决之，气虚宜掣引之。"《灵枢·本脏第四十七》曰："血和则经脉流行，营复阴阳，筋骨劲强，关节清利矣；卫气和则分肉解利，皮肤调柔，腠理致密矣。"《灵枢·刺节真邪第七十五》曰："用针之类，在于调气。"

（三）调和阴阳，平衡人体

九针治病需掌握人体阴阳的偏盛、偏衰，然后进行调节，九针具有调节人体阴阳之太过、不及，使之平衡的作用，可使人体形神合一、精神气血充沛、脏腑功能正常。《灵枢·根结第五》曰："用针之要，在于知调阴与阳。调阴与阳，精气乃光，合形与气，使神内藏。"《素问·针解篇第五十四》曰："六针调阴阳。"《素问·阴阳应象大论篇第五》曰："故善用针者，从阴引阳，从阳引阴；以右治左，以左治右；以我知彼，以表知里，以观过与不及之理，见微得过，用之不殆……审其阴阳，以别柔刚，阳病治阴，阴病治阳。"《灵枢·寿夭刚柔第六》曰："阴中有阴，阳中有阳，审知阴阳，刺之有方。"

（四）调节经气，疏通经络

九针治疗的依据是经络，具有调节人体经气、疏通经络的作用，擅长调节经气，使人体经络通畅，是治疗经络不通的最主要疗法。《灵枢·经水第十二》曰："治以针艾，各调其经气。"《素问·针解篇第五十四》曰："九针……除三百六十五节气。"《灵枢·九针论第七十八》曰："律者，调阴阳四时而合十二经脉，虚邪客于经络而为暴痹者也。"

九针刺法都有调节经气的作用，有多种刺法专为调节经气、疏通经络而设，如经刺是针刺疏通经与络之结聚不通，络刺是针刺疏通小络之气血不通，分刺是针刺疏通分肉之间的经气不通，缪刺是针刺治疗邪入于络、阻于络，半刺可调节皮部经气，豹纹刺可调节血脉经气等。《灵枢·官针第七》曰："三曰经刺，经刺者，刺大经之结络经分也。四曰络刺，络刺者，刺小络之血脉也。五曰分刺，分刺者，刺分肉之间也。"《素问·缪刺论篇第六十三》曰："夫邪客大络者，左注右，右注左，上下左右，与经相干，而布于四末，其气无常处，不入于经俞，命曰缪刺。"

九针针具都有疏通经络作用，其中有多种针具疏通经络的作用尤为突出，如锋针长于经络久痹不通，圆利针长于疏通筋痹，毫针常用治疗病痹气痛，镵针长于疏通皮部经气，圆针长于疏通分肉经气，大针长于疏通关节之气等。《灵枢·官针第七》曰："病在经络痼痹者，取以锋针……病痹气暴发者，取以员利针；病痹气痛而不去者，取以毫针……病水肿不能通关节者，取以大针。"

（五）调节脏腑，补虚泻实

脏腑为人体中心。《灵枢·海论第三十三》曰："夫十二经脉者，内属于腑脏，外络于肢节。"九针针刺治病可以调理五脏六腑的功能活动，且存在较强的对应关系，如五刺法是专论刺法与脏腑的对应关系：半刺法对应皮、肺；豹纹刺对应脉、心；关刺对应筋、肝；合谷刺对应肌、脾；输刺对应骨、肾。

《灵枢·官针篇第七》曰："一曰半刺，半刺者，浅内而疾发针，无针伤肉，如拔毛状，以取皮气，此肺之应也。二曰豹纹刺，豹纹刺者，左右前后针之，中脉为故，以取经络之血者，此心之应也。三曰关刺，关刺者，直刺左右尽筋上，以取筋痹，慎无出血，此肝之应也。或曰渊刺，一曰岂刺。四曰合谷刺，合谷刺者，左右鸡足，针于分肉之间，以取肌痹，此脾之应也。五曰输刺，输刺者，直入直出，深内之至骨，以取骨痹，此肾之应也。"再如九刺法的输刺治疗脏腑病，十二刺法偶刺治疗心气痹阻不通，圆利针可刺募穴、俞穴等。《灵枢·官针第七》曰："一曰输刺，输刺者，刺诸经荥输脏腧也……一曰偶刺，偶刺者，以手直心若背，直痛所，一刺前，一刺后，以治心痹。"《素问·通评虚实论篇第二十八》曰："腹暴满，按之不下，取手太阳经络者，胃之募也，少阴俞去脊椎三寸傍五，用圆利针。"

针具与脏腑对应关系，每种针具可调节一个脏腑，如镵针对应肺，锋针对应心，圆利针对应肝，圆针对应脾，长针对应肾。一种针具也可调节所有脏腑，存在着一对多的关系，如锋针可治疗五脏六腑病证。《灵枢·官针第七》曰："病在五脏固居者，取以锋针，泻于井荥分输，取以四时。"多种针具也可调节一个脏腑，存在多对一的关系，镵针、圆针、锃针、锋针、铍针、毫针、圆利针等都可治疗心脏病等。

九针调理脏腑，既存在泻法，也有补法，既可泻脏腑之实，祛除邪气，也可补脏腑之虚，补益精气。《灵枢·官针第七》曰："病在五脏固居者，取以锋针，泻于井荥分输。"《素问·针解篇第五十四》曰："七针益精。"《灵枢·官针第七》

曰："病在脉，气少，当补之者，取以锓针于井荥分输。"

（六）祛风散寒，通痹止痛

九针有祛风散寒除湿、通痹止痛等作用，使风邪从皮而出，寒邪温散，湿邪通利而下，闭塞不通随之解除，肢体筋骨疼痛等为九针的最佳适应证，痹痛者为九针首选。《素问·针解篇第五十四》曰："八针除风。"《灵枢·九针十二原第一》曰："圆利针者，大如氂，且圆且锐，中身微大，以取暴气；毫针者，尖如蚊虻喙，静以徐往，微以久留之而养，以取痛痹；长针者，锋利身薄，可以取远痹；大针者，尖如梃，其锋微圆，以泻机关之水也。"《灵枢·刺节真邪第七十五》曰："刺寒者用毫针也。"《灵枢·官针第七》曰："七曰毛刺，毛刺者，刺浮痹皮肤也……九曰焠刺，焠刺者，刺燔针则取痹也。"

（七）清热泻火，解毒排脓

九针能疏散脏腑经气郁滞、清泻脏腑热邪、排除热毒恶血，并且有切开排脓的作用。清泻热邪用镵针、锋针等，排脓用铍针，用输刺、半刺、赞刺、豹纹刺、大泻刺等刺法。《灵枢·九针十二原第一》曰："镵针者，头大末锐，去泻阳气。"《灵枢·刺节真邪第七十五》曰："刺热者用镵针。"《灵枢·官针第七》曰："病为大脓者，取以铍针。"《灵枢·九针论第七十八》曰："四曰锋针……主痈热出血。"《灵枢·官针第七》曰："七曰输刺，输刺者，直入直出，稀发针而深之，以治气盛而热者也……十二曰赞刺，赞刺者，直入直出，数发针而浅之出血，是谓治痈肿也。"《灵枢·热病第二十三》曰："热病

11

三日，而气口静、人迎躁者，取之诸阳，五十九刺，以泻其热而出其汗，实其阴以补其不足者。"

（八）祛除瘀血，活血化瘀

九针具有祛除瘀血、活血化瘀的作用，以排出瘀血疏通经脉瘀滞，如锋针络刺放血等，使瘀血迅速排出，瘀滞迅速消除，血运通畅，症状迅速缓解、消失，多取得立竿见影的效果，是治疗瘀血较快、较好的方法。其他针具、刺法也有较好消除瘀血、活血化瘀的作用，《素问·针解篇第五十四》曰："菀陈则除之者，出恶血也。"《素问·调经论篇第六十二》曰："帝曰：刺留血奈何？岐伯曰：视其血络，刺出其血，无令恶血得入于经，以成其疾。"《灵枢·官针第七》曰："病在经络痼痹者，取以锋针。"《灵枢·脉度第十七》曰："经脉为里，支而横者为络，络之别者为孙。盛而血者疾诛之。"《素问·血气形志篇第二十四》曰："凡治病必先去其血，乃去其所苦，伺之所欲，然后泻有余，补不足。"《灵枢·根结第五》曰："久痹不去身者，视其血络，尽出其血。"《灵枢·禁服第四十八》曰："凡刺之理……泻其血络，血尽不殆矣。"《素问·缪刺论篇第六十三》曰："有痛而经不病者，缪刺之。因视其皮部有血络者尽取之，此缪刺之数也。"

（九）通利官窍，清利头目

九针具有清利头目、通利官窍的作用，多用锋针、毫针、圆利针、大针等。《素问·针解篇第五十四》曰："九针通九窍。"可以治疗头面官窍不通病变。《素问·缪刺论篇第六十三》曰："嗌中肿，不能内，唾时不能出唾者，缪刺然骨之前，出血立已。左刺右，右刺左……缪传引上齿，齿唇寒痛，视其手背脉血者去之，足阳明中指爪甲上一痏，手大指次指爪甲上各一痏，立已。左取右，右取左。"《灵枢·癫狂第二十二》曰："癫疾始生，先不乐，头重痛，视举目赤，甚作极已而烦心。候之于颜，取手太阳、阳明，太阴，血变而止。"

三、九针刺法

九针治疗必须通晓脏腑、组织所在，经脉的走行，气血多少，病的阴阳、寒热、虚实，腧穴位置、作用等，掌握九针的特点，选择适宜的针具，然后方可下针，施以手法。《灵枢·官能第七十三》曰："用针之理，必知形气之所在，左右上下，阴阳表里，血气多少，行之逆顺，出入之合，谋伐有过……审于本末，察其寒热，得邪所在，万刺不殆，知官九针，刺道毕矣。"

（一）九针针刺贵在守神、守机

九针针刺贵在守神、守机。医生通过观察，根据症状辨别气血盛衰虚实的变化、经气运行的情况，有针对性地进行补泻治疗，同时还要保全神气、调养真气。《素问·宝命全形论篇第二十五》曰："凡刺之真，必先治神，五脏已定，九候已备，后乃存针。"《灵枢·小针解第三》曰："粗守形者，守刺法也。上守神者，守人之血气有余不足，可补泻也……粗守关者，守四肢而不知血气正邪之往来也。上守机者，知守气也。"《灵枢·本神第八》曰："凡刺之法，先必本于神。血、脉、营、气、精神，此五脏之所藏也……是故用针者，察观病人之态，以知精、神、魂、魄之存亡得失之意，五者以伤，针不可以治之也。"

针刺要聚精会神、全力以赴，下针坚定有力，才能有较好疗效。《灵枢·九针十二原第一》曰："持针之道，坚者为宝。正指直刺，无针左右。神在秋毫，属意病者。审视血脉者，刺之无殆。方刺之时，必在悬阳，及与两卫。神属勿去，知病存亡。血脉者，在腧横居，视之独澄，切之独坚。"

（二）针刺深浅

针刺要严格掌握深度，针刺深浅要与疾病深浅、轻重相一致，否则易变生他病（表1–3）。《素问·刺要论篇第五十》曰："病有浮沉，刺有浅深，各至其理，无过其道。过之则内伤，不及则生外壅，壅则邪从之。浅深不得，反为大贼，内动五脏，后生大病。"

1. 病在内深刺，在外浅刺

针刺深浅，要根据疾病的内外、深浅决定针刺的深浅，病在内的要深刺，在外的要浅刺。《素问·针解篇第五十四》曰："深浅在志者，知病之内外也。近远如一者，深浅其候等也。如临深渊者，不敢堕也。"《灵枢·五色第四十九》曰："病生于内者，先治其阴，后治其阳，反者益甚；其病生于阳者，先治其外，后治其内，反者益甚。"

2. 热证浅刺，寒证深刺

九针治疗各种热证，宜用浅刺、快刺，好像以手试探开水，一触即还；治疗各种寒证，宜用深刺，留针静待气至。《灵枢·九针十二原第一》曰："刺诸热者，如以手探汤，刺寒清者，如人不欲行。"

黄帝内经九针疗法

3.春夏宜浅刺，秋冬宜深刺

邪气侵袭人体，因季节不同而侵入深浅不同，一般来说，春夏侵入较浅，故宜浅刺；秋冬侵入较深，故宜深刺。《灵枢·终始第九》曰："春气在毛，夏气在皮肤，秋气在分肉，冬气在筋骨。刺此病者，各以其时为齐。"《灵枢·四时气第十九》曰："故春取经、血脉、分肉之间……夏取盛经、孙络，取分间，绝皮肤；秋取经腧，邪在腑，取之合；冬取井荥，必深以留之。"

4.胖人深刺，瘦人浅刺

针刺深浅还应根据病人胖瘦而定，胖人形体肥厚宜深刺，瘦人形体瘦薄宜浅刺。《灵枢·终始第九》曰："故刺肥人者，以秋冬之齐；刺瘦人者，以春夏之齐。"《灵枢·逆顺肥瘦第三十八》曰："年质壮大，血气充盈，肤革坚固，因加以邪，刺此者，深而留之，此肥人也。广肩腋，项肉薄，厚皮而黑色，唇临临然，其血黑以浊，其气涩以迟，其为人也，贪于取与。刺此者，深而留之，多益其数也……瘦人者，皮薄色少，肉廉廉然，薄唇轻言，其血清气滑，易脱于气，易损于血。刺此者，浅而疾之。"

5.病深重宜深刺，病轻浅宜浅刺

病情较重的一般病位较深宜深刺，病情较轻的一般病位较浅宜浅刺。《灵枢·官针第七》曰："病在中者，取以长针。"《灵枢·本输第二》曰："甚者深取之，间者浅取之。"《灵枢·卫气失常第五十九》曰："病间者浅之，甚者深之。"

6.经病深刺，络病浅刺

经脉循行较深，络脉循行较浅。《灵枢·经脉第十》曰：

"经脉十二者，伏行分肉之间，深而不见。其常见者，足太阴过于外踝之上，无所隐故也。诸脉之浮而常见者，皆络脉也。"经脉病位较深，宜深刺；络脉病位较浅，宜浅刺。

7. 实证深刺，虚证浅刺

实证宜深刺，祛除邪气；虚证宜浅刺，固护正气。《灵枢·终始第九》曰："补须一方实，深取之，稀按其痏，以极出其邪气；一方虚，浅刺之，以养其脉，疾按其痏，无使邪气得入……脉实者，深刺之，以泄其气；脉虚者，浅刺之，使精气无得出，以养其脉，独出其邪气。"

表1-3　针刺深浅

项目	浅刺	深刺
病位	病位浅	病位深
寒热	热证	寒证
季节	春夏	秋冬
胖瘦	瘦人	胖人
病情	轻证	重证
经络	络病	经病
五体	皮肉脉	筋骨
虚实	虚证	实证

（三）针刺部位

针刺部位为九针施术部位，部位的选择特别重要，选穴得当，则实邪得去，虚证得补，疗效较好。部位不正确，则无法取得满意疗效。

1. 经脉、腧穴

经脉、腧穴为九针针刺部位的主体，而尤以腧穴为主，腧穴是经气出入聚合之处，是九针调节经气的最佳部位，根据"宁失去穴，勿失去经"的原则，经络也是针刺的有效部位，九针常见针刺部位为经脉，有十四经脉，腧穴为十四经脉腧穴，尤其是五输穴、脏腑俞募穴、六腑下合穴、会穴、交会穴等。《灵枢·本输第二》曰："黄帝问于岐伯曰：凡刺之道，必通十二经络之所终始，络脉之所别处，五输之所留，六腑之所与合，四时之所出入，五脏之所溜处，阔数之度，浅深之状，高下所至。"《素问·五脏生成篇第十》曰："人有大谷十二分，小溪三百五十四名，少十二俞，此皆卫气所留止，邪气之所客也，针石缘而去之。"

2. 阳性反应点

阳性反应点为九针治疗部位，包括色泽和质地的改变，如皮肤粗糙、色素沉着、灰暗等，说明局部气血不足，营养较差，多为经气郁滞，阻塞不通，气血不达所致；形状的变化，如凸起、凹陷、结节状、条索状反应物等，多为经气郁滞，郁结较重，时间较长，由功能到器质结构的改变，为病变较为顽固部位，也是治疗的有效部位。《灵枢·官针第七》曰："病在皮肤无常处者，取以镵针于病所，肤白勿取。"《灵枢·刺节真邪第七十五》曰："用针者，必先察其经络之实虚，切而循之，按而弹之，视其应动者，乃后取而下之。"

3. 压痛

按压感觉异常处为九针治疗的常见部位。可为压痛、酸胀、紧张等，如阿是穴，多为经气郁滞、郁结之处，是治疗的有效部位。《素问·缪刺论篇第六十三》曰："先以指按之痛，乃刺之。"《灵枢·背俞第五十一》曰："皆挟脊相去三寸所，则欲得而验之，按其处，应在中而痛解，乃其腧也。"《灵枢·经筋第十三》"治在燔针劫刺，以知为数，以痛为输。"

按压舒服处也为九针治疗的常见部位，按压舒服，说明通过按压经气郁滞得散，经气得通，也是治疗的有效部位。《灵枢·五邪第二十》曰："邪在肺，则病皮肤痛，寒热，上气喘，汗出，咳动肩背。取之膺中外腧，背三节之傍，以手疾按之，快然乃刺之。"

4.血络

血液瘀滞于络脉形成紫红色血管粗大怒张者为血络，也称络结，为瘀血的病变部位，也是治疗部位。通过刺络放血，使瘀血尽出，则经络通畅。《灵枢·血络论第三十九》曰："血脉者，盛坚横以赤，上下无常处，小者如针，大者如筋，则而泻之万全也。"《素问·调经论篇第六十二》曰："视其血络，刺出其血，无令恶血得入于经，以成其疾。"《灵枢·脉度第十七》曰："经脉为里，支而横者为络，络之别者为孙。盛而血者疾诛之。"《素问·缪刺论篇第六十三》曰："有痛而经不病者，缪刺之。因视其皮部有血络者尽取之，此缪刺之数也。"《灵枢·根结第五》曰："久痹不去身者，视其血络，尽出其血。"《灵枢·热病第二十三》曰："心疝暴痛，取足太阴、厥阴，尽刺去其血络。"

（四）针刺方法

九针针刺需要根据自然界的变化规律、临床症状辨别疾病气血盛衰虚实，顺应自然界四时的变化来调节气血，采用不同的针具和刺法，才能取得较好疗效，否则可致阴阳相错，真

黄帝内经九针疗法

18

邪不别，扰乱血气出现乱经病变。

刺法多种多样，现在常用的主要有《内经》30 种古刺法以及现代的 5 种刺法，临床都取得了较好疗效。

1. 五刺法

人体是以心肝脾肺肾五脏为中心，五体等其余组织、器官从属于五脏，五脏及相关病证几乎可以涵盖所有病证，五刺法就是突出五脏的重要地位，针对五脏、五体而设立的 5 种不同的针刺方法，用镵针、锋针、圆利针、圆针、长针等，有着规整的一一对应关系，用于临床五脏、五体及相关病证的治疗，是临床最为常用的针刺方法（表 1-4）。《灵枢·官针第七》曰："凡刺有五，以应五脏。一曰半刺，半刺者，浅内而疾发针，无针伤肉，如拔毛状，以取皮气，此肺之应也。二曰豹纹刺，豹纹刺者，左右前后针之，中脉为故，以取经络之血者，此心之应也。三曰关刺，关刺者，直刺左右尽筋上，以取筋痹，慎无出血，此肝之应也。或曰渊刺，一曰岂刺。四曰合谷刺，合谷刺者，左右鸡足，针于分肉之间，以取肌痹，此脾之应也。五曰输刺，输刺者，直入直出，深内之至骨，以取骨痹，此肾之应也。"

表 1-4　五刺法

项目	五体	脏腑	刺法	病证	注意事项
半刺	皮	肺	浅内疾发针如拔毛	皮肤病	无伤肉
豹纹刺	脉	心	左右前后中脉取血	脉病	中脉即可
关刺	筋	肝	直刺左右尽筋上	筋痹	慎无出血
合谷刺	肉	脾	左右鸡足于分肉之间	肌痹	无伤肉
输刺	骨	肾	直入直出至骨	骨痹	深至骨

2. 九刺法

九刺法是针对九种病证而设立的 9 种不同针刺方法，虽然与九针个数相同，用的也是九针，多用毫针、圆针、锋针、铍针、圆利针等，也是临床常用的针刺方法（表 1–5），用于脏腑、皮肉经脉等病证的治疗。《灵枢·官针第七》曰："凡刺有九，以应九变。一曰输刺，输刺者，刺诸经荥输脏腧也。二曰远道刺，远道刺者，病在上，取之下，刺腑腧也。三曰经刺，经刺者，刺大经之结络经分也。四曰络刺，络刺者，刺小络之血脉也。五曰分刺，分刺者，刺分肉之间也。六曰大泻刺，大泻刺者，刺大脓以铍针也。七曰毛刺，毛刺者，刺浮痹皮肤也。八曰巨刺，巨刺者，左取右，右取左。九曰焠刺，焠刺者，刺燔针则取痹也。"

表 1–5　九刺法

项目	针刺部位	刺法	病证
输刺	经荥输脏腧	直、斜刺	脏腑经络病证
远道刺	远部腧穴	直、斜刺	脏腑经络病证
经刺	经与络不通处	直、斜刺	经络病证
络刺	浮现小络	点刺	络脉病证
分刺	分肉间	直刺、斜刺	肌肉病
大泻刺	脓壁	刺破排脓	大脓
毛刺	皮肤	挑刺、平刺	皮肤浮痹
巨刺	对侧腧穴、阿是穴	左取右、右取左	肢体疼痛
焠刺	经筋	燔针（温针）	经筋病

3. 十二刺法

十二刺法是针对 12 种病证而设立的 12 种不同针刺方法，虽然与十二经脉个数相同，但与十二经脉没有一一对应关系，与脏腑也没有一一对应关系，多用毫针、圆针、锋针、圆利针、长针、锃针等，是临床常用的针刺方法，用于脏腑、五体等病证的治疗（表1-6）。《灵枢·官针第七》曰："凡刺有十二节，以应十二经。一曰偶刺，偶刺者，以手直心若背，直痛所，一刺前，一刺后，以治心痹，刺此者，傍针之也。二曰报刺，报刺者，刺痛无常处也，上下行者，直内无拔针，以左手随病所按之，乃出针复刺之也。三曰恢刺，恢刺者，直刺傍之，举之前后，恢筋急，以治筋痹也。四曰齐刺，齐刺者，直入一，傍入二，以治寒气小深者，或曰三刺，三刺者，治痹气小深者也。五曰扬刺，扬刺者，正内一，傍内四，而浮之，以治寒气之博大者也。六曰直针刺，直针刺者，引皮乃刺之，以治寒气之浅者也。七曰输刺，输刺者，直入直出，稀发针而深之，以治气盛而热者也。八曰短刺，短刺者，刺骨痹，稍摇而深之，致针骨所，以上下摩骨也。九曰浮刺，浮刺者，傍入而浮之，以治肌急而寒者也。十曰阴刺，阴刺者，左右率刺之，以治寒厥，中寒厥，足踝后少阴也。十一曰傍针刺，傍针刺者，直刺傍刺各一，以治留痹久居者也。十二曰赞刺，赞刺者，直入直出，数发针而浅之出血，是谓治痈肿也。"

表1-6　十二刺法

项目	部位	刺法	病证
偶刺	胸前后腧穴	直刺、斜刺	心痹
报刺	痛点即穴	直内无拔针、复刺	痛无常处
恢刺	筋	直刺筋旁，举之前后	筋痹
齐刺	寒痛部位	直刺一、旁刺二	小深寒痹
扬刺	受寒部位	正刺一、旁刺四，浅刺	寒气浅而大

项目	部位	刺法	病证
直针刺	皮肉之间	引皮刺之	寒气浅
输刺	气盛热处	快刺快出、针少刺深	气盛热证
短刺	骨	稍摇深至骨、上下摩骨	骨痹
浮刺	分肉间	旁入浅刺	肌急寒证
阴刺	足踝后少阴腧穴	左右同刺，留针	寒厥
傍针刺	痹痛部位	直刺旁刺各一，留针	久留痹痛
赞刺	痈肿局部	多针快刺，浅刺出血	痈肿

　　由此可见九刺法、十二刺法、五刺法都有输刺，虽其名称相同，但其意义完全不同（表1-7），表现为针刺部位、刺法、针具、作用、主治病证等各不相同，可能是不同医家的不同理解运用，更加显示《内经》是集众多医学流派之大成，是集体智慧的结晶。

表1-7　三种输刺法区别

项目	九刺法输刺	十二刺法输刺	五刺法输刺
针刺部位	经荥输脏腧	腧穴	骨
取穴数	个数较多	较少	多取一个
针具	毫针、圆利针	毫针、圆利针	长针、锋针
针刺角度	直刺、斜刺	直刺	直刺
针刺深浅	深浅皆可	较深	最深
刺法	直、斜刺行针	快刺快出、针少刺深	直入直出、深至骨
留针否	多留针	不留针	不留针
作用	调节脏腑	清泻热邪	调骨通痹
主治病证	脏腑病证	气盛热证	骨痹

4. 三刺法

　　三刺法是根据针刺深浅程度不同而设立的不同部位、不同作用的针刺方法。先浅刺进入皮肤，以宣泄卫分阳邪，再刺入一层，透过皮肤，接近肌肉，使营分阴邪外出，最后将针刺入分肉之间，以通导谷气，从而达到治疗目的，多用毫针治疗（表1-8）。《灵枢·官针第七》曰："所谓三刺则谷气出者，先浅刺绝皮，以出阳邪，再刺则阴邪出者，少益深，绝皮致肌肉，未入分肉间也；已入分肉之间，则谷气出。"《灵枢·终始第九》曰："凡刺之属，三刺至谷气……故一刺则阳邪出，再刺则阴邪出，三刺则谷气至，谷气至而止。所谓谷气至者，已补而实，已泻而虚，故以知谷气至也。邪气独去者，阴与阳未能调，而病知愈也。故曰：补则实，泻则虚，痛虽不随针，病必衰去矣。"

表1-8 三刺法

项目	浅刺	中刺	深刺
对应自然	天	人	地
针刺结构	皮	脉	肉
针刺深度	浅之	深之	极深之
针刺作用	宣散阳邪	宣散阴邪	疏导谷气

5. 缪刺法

缪刺法是九针常用的针刺方法，用左刺右、右刺左治疗邪客于络，络中血结者，常用锋针针刺治疗，也可用毫针治疗，通过缪刺排尽络脉瘀血，使外邪随之排出，瘀滞消除，络脉通畅，多用于"邪客大络"等病证的治疗。《素问·缪刺论篇第六十三》曰："夫邪客大络者，左注右，右注左，上下左右，与经相干，而布于四末，其气无常处，不入于经俞，命曰缪刺……有痛而经不病者缪刺之，因视其皮部有血络者尽取之，此缪刺之数也。"

缪刺与巨刺都是以左取右，以右取左，容易混淆，但二者多有明显不同，缪刺是针刺的络穴，巨刺则是针刺的经穴。同时在辨证治疗上，缪刺是运用于络脉病证，巨刺则应用于经脉病证，缪刺病位较浅，巨刺病位较深等，临床上注意鉴别（表1-9）。

表1-9　缪刺、巨刺区别

项目	缪刺	巨刺
针刺对侧	以左取右，以右取左	以左取右，以右取左
病变部位	络穴、血络、井穴	经穴
病位深浅	浅	深
脉搏改变	无	有
针具	锋针	毫针
针刺方法	多点刺放血	多直刺、斜刺
针刺深浅	浅	深
是否出血	出血	不出血
留针	不留针	多留针
病证	络脉病	经脉病

6. 现在常用的刺法

（1）皮肤挑刺法：皮肤挑刺法为民间针刺疗法，以皮肤颜色改变或有结节状、条索状反应物等处为进针点，常规消毒，局部麻醉后，镜针进针，手法较重，出针向前挑出，快进快出，进针浅而快，逐渐加深，以挑出并挑断数根白色纤维状物为度，敷料覆盖，多点依次进行，也可针后拔火罐，可有瘀血拔出，再敷料覆盖。

（2）疏通腧穴法：腧穴经气郁结或有结节状、条索状等

24

反应物者，影响经气运行，铍针于经气郁结或结节状、条索状等反应物中心处顺肌肉、神经、血管走行纵向切割疏剥，以疏通经气郁结或结节状、条索状等郁滞，手法要轻柔，进针要浅，深度一般不超过 1cm，对于畏针者，可给予局部麻醉，现在多用铍针的变形小针刀。

（3）切割筋膜法：肌肉筋膜紧张、痉挛或粘连者，铍针于肌肉筋膜紧张、痉挛、粘连处顺肌肉、神经、血管走行切割，以松解筋膜痉挛，解除筋膜高压、粘连，缓解肌肉紧张、痉挛，手法要轻柔，进针要浅，刺破筋膜即可，深度一般在 1cm 以内，对于畏针者，可给予局部麻醉。

（4）皮下疏通法：腧穴经气郁结或有结节状、条索状等反应物或局部僵硬，面积较大者，以背部督脉、足太阳膀胱经为主，锋针开皮后，大针、长针、锟针刺入，然后沿皮下顺经络走行纵向疏通，可一个方向，也可两个方向，可疏通一下，也可稍改变方向，多次疏通，直到感觉皮下已被疏通即可，面积较大者，可多个方向疏通，疏通过程中，多有串珠样阻滞感、突破感，病情越重，串珠样阻滞感、突破感越明显，由于圆针、大针长度有限，对于较长者，也可顺着经络多选进针点，接力疏通。

（5）刺骨法：也称透骨法，分为刺骨膜、刺骨质、刺骨络、刺骨空等四种，用长针或锋针，选择骨松质较多、骨密质较少易于透骨的部位，严格消毒，局部麻醉，针具快速通过皮肉至骨，"上下摩骨"，刺激骨膜、骨质，以疏通经气、骨气，为刺骨膜、骨质。进一步反复加压进针，有突破感，即进入骨内，出针，即有瘀血流出，为刺骨络，可用针管外吸，也可加拔火罐，使骨内瘀血尽多流出，以减轻骨内压力，疏通骨内郁滞，缓解症状，敷料覆盖。关节间隙刺入，突破关节囊，进入骨间隙为刺骨空。刺骨法用于骨痹，如顽固性膝关节骨质增生症、跟骨刺、踝关节损伤、网球肘、肩周炎、股骨头缺血坏死症等，也可运于各科疑难病证。

（五）九针补泻方法

九针的形状，是根据病证的虚实需要和补泻作用而制定的，所以九针具有较好的补泻作用（表1-10）。《素问·针解篇第五十四》曰："虚实之要，九针最妙者，为其各有所宜也……九针之名各不同形者，针穷其所当补泻也。"

对于疾病的虚实寒热，补虚泻实，九针是较好的治疗方法，效果最快，九针补泻要根据四时寒热、人体气血的盛衰状况而定，并选择相应的手法。《灵枢·九针十二原第一》曰："虚实之要，九针最妙，补泻之时，以针为之。"

表1-10 针刺补泻

项 目	补法	泻法
迎随补泻	顺经气方向	逆经气方向
徐疾补泻	缓慢进针急速出针	快速进针缓慢出针
呼吸补泻	呼气进针吸气出针	吸气进针呼气将尽出针
进针深度	进针深	进针浅
出针针孔补泻	出针疾按针孔	出针不按针孔

1. 迎随补泻

为九针补泻方法之一，就是朝着经气来的方向进针，与其来势相逆，夺其有余，则邪气由实转虚，为泻法；顺着经气的去向进针，与其去势相顺，济其不足，则由虚转实，为补法。《灵枢·终始第九》曰："故泻者迎之，补者随之，知迎知随，气可令和。"《灵枢·寒热病第二十一》曰："刺虚者，刺其去也，刺实者，刺其来也。"《灵枢·小针解第三》曰："迎而夺之者，泻也。追而济之者，补也。"

2. 徐疾补泻

缓慢进针而急速出针，则能使正气充实，属于补法；快速进针而缓慢出针，能使邪气随针外泄，属于泻法。《灵枢·九针十二原第一》曰："徐而疾则实，疾而徐则虚。"《灵枢·小针解第三》曰："徐而疾则实者，言徐内而疾出也。疾而徐则虚者，言疾内而徐出也。"《素问·针解篇第五十四》曰："徐而疾则实者，徐出针而疾按之；疾而徐则虚者，疾出针而徐按之。"

3. 呼吸补泻

吸气进针，呼气将尽出针为泻；呼气进针，吸气出针为补。《素问·离合真邪论篇第二十七》曰："吸则内针，无令气忤，静以久留，无令邪布；吸则转针，以得气为故；候呼引针，呼尽乃去。大气皆出，故命曰泻……呼尽内针，静以久留，以气至为故。如待所贵，不待日暮，其气以至，适而自护，候吸引针，气不得出。各在其处，推阖其门，令神气存，大气留止，故命曰补。"

4. 针孔补泻

实证深刺不按针孔，使邪气外泄，为泻法；虚证浅刺疾按针孔，以防止正气外泄，为补法。《灵枢·终始第九》曰："补须一方实，深取之，稀按其痏，以极出其邪气；一方虚，

27

浅刺之，以养其脉，疾按其痏，无使邪气得入。邪气来也紧而疾，谷气来也徐而和。脉实者，深刺之，以泄其气；脉虚者，浅刺之，使精气无得出，以养其脉，独出其邪气。"《素问·针解篇第五十四》曰："邪胜则虚之者，出针勿按。"

四、九针针刺部位组织结构

《素问·针解篇第五十四》曰："一针皮，二针肉，三针脉，四针筋，五针骨，六针调阴阳，七针益精，八针除风，九针通九窍，除三百六十五节气。"前五者指的是人体五体等组织结构，后四者指的是作用、功能，可见针刺组织结构为九针的主要功能。

（一）结构与功能关系

1. 组织结构为内在物质，功能为外在表现

组织结构为功能的物质基础，功能为组织结构的外在表现，组织结构在内属阴，功能在外属阳，对此《素问·阴阳应象大论篇第五》曰："阴在内，阳之守也；阳在外，阴之使也。"做出了精辟论述、高度概括。

2. 结构决定功能

结构为功能的物质基础，功能由结构决定，物质结构的状态决定了功能的状态，生理状态下的物质结构决定了生理功能正常，物质结构发生异常改变，其功能随之发生异常改变，出现功能失调的表现，表现为临床症状，通过九针针刺调整组织结构，使组织结构逐渐恢复正常，则临床症状减轻甚至消失，功能恢复正常。

黄帝内经九针疗法

3. 功能影响，改变结构

功能是结构的外在表现，功能正常则说明结构正常，同时功能为物质结构维护提供保证，长期功能异常，组织结构得不到良好维护而受到影响，长期不良影响则逐渐出现结构的缓慢异常改变，更加引起功能的异常，如此造成恶性循环，使组织结构改变、病情加重。通过九针针刺，首选调节的是功能，功能恢复较快，使功能有所恢复，为组织结构的恢复提供良好条件，利于结构的改善，再通过结构的调节，逐渐恢复，使病情向愈，功能、结构恢复正常。

（二）九针与组织结构

皮肉筋骨脉五体是人体的最主要组织结构，是九针治疗的承担者。九针通过针刺五体，实现对机体的调节，九针与五体存在着对应关系，由于五体分属于脏腑，通过五体，九针与脏腑也存在着对应关系，九针与五体、脏腑对应关系为：

1. 镵针对应皮、肺病

镵针对应于皮，皮肤五脏对应于肺，镵针针刺皮肤，治疗皮肤、肺脏等病证。

2. 圆针、毫针对应肌、脾病

圆针对应肌肉，五脏对应于脾，圆针针刺分肉，治疗肌肉、脾脏等病证。肌肉丰厚处，圆针刺入易损伤肌肉，毫针较细、没有损伤，针刺肌肉丰厚处，治疗肌肉、脾脏等病证。

3. 锃针、锋针、铍针对应脉、心病

三者同对应脉、心病，但之间有明显差别（表1-11）。

（1）锃针对应于脉，五脏对应于心，锃针针刺脉，治疗脉、心病证。

（2）锋针刺经络放血，可排除瘀血和火热之邪，心主血脉，心又属于火，锋针治疗部位为经络，主治血脉瘀阻、火热之证、心脏病证。

（3）铍针为痈脓、火热而设。《灵枢·官针第七》曰："病为大脓者，取以铍针。"而《素问·至真要大论篇第七十四》曰："诸热瞀瘛，皆属于火。诸痛痒疮，皆属于心。"火热亦皆属于心，铍针刺破痈脓，主治心火热毒壅盛。

表1-11 鍉针、锋针、铍针区别

项目	鍉针	锋针	铍针
针尖形状	锋如黍粟之锐	刃三隅	末如剑锋
长度	三寸半	一寸六分	四寸
针刺组织结构	脉（皮肉之间）	经络、腧穴	脓腔、囊腔
针刺角度	平刺	直刺	直刺、斜刺
针刺方法	直针刺、点按	络刺、缪刺	大泻刺
作用	按脉取气	刺血泻热	排脓泻热
主治病证	脉病	瘀血、热毒	大脓

4. 圆利针、毫针、大针对应筋、肝病

三者同对应筋、肝病，但之间有明显差别（表1-12）。

（1）圆利针治疗筋，五脏对应于肝，圆利针针刺筋，治疗筋、肝脏等病证。

（2）毫针治疗痹证疼痛、麻木等为主，为筋的病变。《灵枢·官针第七》曰："病痹气痛而不去者，取以毫针。"《灵枢·九针论第七十八》曰："七曰毫针，取法于毫毛，长一寸六分，主寒热痛痹在络者也。"毫针针刺，多治疗筋的病证，同时治疗多种病证。

（3）大针疏通关节，关节肿胀属于筋的病变。《灵枢·官针第七》曰："病水肿不能通关节者，取以大针。"《灵枢·九针十二原第一》曰："大针者，尖如梃，其锋微圆，以泻机关之水也。"大针治疗的主要是筋病"水肿不能通关节"。

表1-12 圆利针、毫针、大针区别

项目	圆利针	毫针	大针
针尖形状	微大其末小其身	尖如蚊虻喙	锋微圆
长度	一寸六分	一寸六分	长四寸
针刺组织结构	筋	筋肉脉、腧穴	筋
针刺角度	直刺、斜刺	直刺、斜刺、平刺	斜刺
针刺深浅	较深	较深	深
针刺方法	关刺、恢刺	输刺、巨刺、远道刺、关刺	关刺
作用	调筋除痹	调节脏腑	疏通关节
主治病证	筋病、脏腑病	各种病证	水肿不能通关节

5. 长针、锋针对应骨、肾病

长针治疗骨，五脏对应于肾，长针刺骨，治疗骨、肾脏、久病等病证。锋针也可针刺骨，治疗骨、肾脏、久病等病证。

这是基本的对应关系，由于人体是一个有机整体，互相联系，故九针、五体与脏腑还存在多重对应关系，如镵针刺皮还治疗心肝脾肾病证；圆针刺肉还治疗筋、其他脏腑病证；毫针治筋还能治疗心肺脾肾、皮肉等病证；锋针刺脉能治疗经络、五脏六腑病证；长针刺骨能治疗五脏六腑病、疑难重证等。

九针可以单独治疗疾病，但多互相协作配合使用，如锓针、圆针、大针等需要锋针开皮方能刺入等。在治疗过程中，有时一个病需一种针具针刺，更多的情况是一种针具为主，同时多个针具配合。

同一部位，使用不同针具、刺法，可以治疗不同病证，如热病五十九穴，镵针治疗热病先肤痛、窒鼻、充面，热病先身涩、倚而热、烦悗、干唇口嗌。圆利针治疗热病嗌干多饮、善惊、卧不能起。锋针治疗热病身重骨痛、耳聋而好瞑等。

（三）刺法与结构

九针针刺，是靠刺法作用于机体，不同的刺法作用于人体不同结构，产生不同的效应，故刺法与结构存在着密切关系，如五刺法与五体存在着规整的一一对应关系，十二刺法与五体存在对应关系，皮肉骨与刺法是一一对应，九刺法除骨外，与五体存在一定对应关系，三刺法只对应皮肉脉，缪刺只对应脉络等（表1–13）。

表1–13　刺法与结构

项目	九刺	十二刺	五刺	三刺	缪刺
皮	浮刺	扬刺	半刺	浅刺	
肉	分刺	浮刺	合谷刺	深刺	
脉	输刺、远道刺、经刺络刺、大泻刺、巨刺	偶刺、直针刺输刺、阴刺、赞刺	豹纹刺	中刺	缪刺
筋	焠刺	报刺、恢刺齐刺、旁针刺	关刺		
骨	短刺		输刺		

五、九针治疗原则

九针治疗与中药治疗一样，有其治疗原则。《素问·针解篇第五十四》曰："虚实之要，九针最妙者，为其各有所宜也。补泻之时者，与气开阖相合也。九针之名各不同形者，针穷其所当补泻也。"主要有以下几种：

（一）治病求本，急则治其标，缓则治其本

治病求本是中医治疗的基本原则，也是九针治疗的主要原则，治本为多数疾病治疗原则，但在标急的情况下，也可先治其标，后治其本。《灵枢·病本第二十五》曰："先病而后逆者，治其本。先逆而后病者，治其本。先寒而后生病者，治其本。先病而后生寒者，治其本。先热而后生病者，治其本。先泄而后生他病者，治其本，必且调之，乃治其他病。先病而后中满者，治其标。先病后泄者，治其本。先中满而后烦心者，治其本。有客气，有同气。大小便不利，治其标；大小便利，治其本。病发而有余，本而标之，先治其本，后治其标；病发而不足，标而本之，先治其标，后治其本。谨详察间甚，以意调之，间者并行，甚为独行。先小大便不利而后生他病者，治其本也。"《素问·标本病传论篇第六十五》曰："知标本者，万举万当；不知标本，是谓妄行。"

（二）虚则实之，满则泄之，菀陈除之，邪胜虚之

为九针治疗的主要原则，就是虚证用补法，使正气充实；满实证用泻法，以通泄病邪；血瘀积的病证用泻血法，以排除瘀滞；邪气亢盛的用泻法，使外邪外泄，由实转虚。《灵枢·九针十二原第一》曰："虚则实之，满则泄之，宛陈则除之，邪胜则虚之。"《灵枢·小针解第三》曰："所谓虚则实之

者，气口虚而当补之也。满则泄之者，气口盛而当泻之也。宛陈则除之者，去血脉也。邪胜则虚之者，言诸经有盛者，皆泻其邪也。"

（三）阴阳盛虚补泻

阴阳有虚有实，先补虚后泻实；阴盛阳虚，先补阳后泻阴；阴虚阳盛，先补阴后泻阳；病先起于阳后入于阴者，先取阳后取阴。《灵枢·终始第九》曰："阴盛而阳虚，先补其阳，后泻其阴而和之，阴虚而阳盛，先补其阴，后泻其阳而和之。"《灵枢·热病第二十三》曰："病先起于阳，后入于阴者，先取其阳，后取其阴，浮而取之。"

（四）治未病

治未病为中医治疗的特色，也是九针治疗的原则和优势，多用于养生保健和亚健康的治疗，也用于既病之后，防止转变的治疗。《灵枢·逆顺第五十五》曰："上工刺其未生者也，其次刺其未盛者也，其次刺其已衰者也……故曰：上工治未病，不治已病，此之谓也。"《素问·四气调神大论篇第二》曰："是故圣人不治已病治未病，不治已乱治未乱，此之谓也。"

（五）因势利导

进针治病强调因势利导，利于外邪的排出和正气的恢复，起到了事半功倍的效果。《素问·阴阳应象大论篇第五》曰："病之始起也，可刺而已；其盛，可待衰而已。""病之始起，可刺而已"，疾病刚发，快速进针，快速行手法操作，起效即起针，便能快速去疾。"其盛，可待而衰也"，是进针手法操作得气后，留针于穴位，等待邪气自衰而经脉气盛，再起针。也有认为是病人刚患病的时候可以用针灸，病证很凶猛的时候就不应该用针刺，而是等缓解以后再施针。

（六）中病即止，勿伐无过

九针治病强调中病即止，既不要针刺太浅，不能治病，也不要针刺太深，损伤无辜，变生他病。《素问·刺齐论篇第五十一》曰："刺骨者无伤筋，刺筋者无伤肉，刺肉者无伤脉，刺脉者无伤皮，刺皮者无伤肉，刺肉者无伤筋，刺筋者无伤骨。"《灵枢·官针第七》曰："疾浅针深，内伤良肉，皮肤为痛；病深针浅，病气不泻，支为大脓。病小针大，气泻太甚，疾必为害；病大针小，气不泄泻，亦复为败。"

六、九针疗效标准

九针治疗是否有效，有一定的标准。《灵枢·九针十二原第一》曰："针各有所宜，各不同形，各任其所为。刺之要，气至而有效，效之信，若风之吹云，明乎若见苍天，刺之道毕矣。"临床一般有以下标准：

（一）气至与不至

治疗以气至为总的标准，气至才有疗效，气不至没有疗效。《灵枢·九针十二原第一》曰："刺之要，气至而有效。"《灵枢·九针十二原第一》曰："刺之而气不至，无问其数；刺之而气至，乃去之，勿复针。"《灵枢·终始第九》曰："凡刺

35

之道，气调而止。"

（二）脉坚与不坚

治疗后不以症状是否减轻、消失为治疗标准，而是以脉是否恢复为标准，治疗后即使症状减轻，但脉没有变化，也认为是气没至，没有治好。治疗后即使症状没有明显减轻，但脉已恢复正常，也认为是气至，治好了。《灵枢·终始第九》曰："所谓气至而有效者，泻则益虚，虚者，脉大如其故而不坚也。坚如其故者，适虽言故，病未去也。补则益实，实者脉大如其故而益坚也。夫如其故而不坚者，适虽言快，病未去也。故补则实，泻则虚。痛虽不随针，病必衰去。"

（三）针下寒热

针刺后，根据针下寒热的出现，来作为判断疗效的标准，实证、热证，针刺后出现针下寒凉，则为气至，病愈。虚证、寒证针刺后出现针下温热，则为气至，病愈。《素问·针解篇第五十四》曰："刺虚则实之者，针下热也，气实乃热也；满而泄之者，针下寒也，气虚乃寒也……刺实须其虚者，留针阴气隆至，针下寒，乃去针也；刺虚须其实者，阳气隆至，针下热，乃去针也。经气已至，慎守勿失者，勿变更也。"

七、九针特点

古九针随着历史的变迁，至今疗法已发生了巨大变化，有的甚至面目全非，疗效受到限制，但通过反复研读《内经》，将针具、针法还原归真，运用临床，往往取得意想不到

黄帝内经九针疗法

的疗效，尤显古人的伟大，九针具有以下特点：

（一）因病择针

根据病性、病位不同，选择不同的针具。病性不同，选择不同，热病选择镵针，寒病选择毫针，实证多选锋针、长针、圆利针泻实，大脓选择铍针，虚证选择毫针等。病位不同，选择不同，病变范围广则选择大针疏通经络、调和气血；病在皮部，取以镵针挑刺则气顺滞除，瘀去新生；病在筋，取圆利针关刺、恢刺尽筋上则骨正筋柔，血气以流；病在肉当取以圆针分刺、浮刺于分肉之间，瞬间解结化痹通大经、调脏腑；病在骨则取以长针输刺、短刺以取深邪远痹化骨痹于无形。总之九针针具各显作用，恢复经络运行气血津液、渗灌脏腑百骸、沟通上下内外的功能，气血使通，神志以清，整体调节，内外兼治。《灵枢·九针十二原第一》曰："针各有所宜，各不同形，各任其所为。"《灵枢·官针第七》曰："九针之宜，各有所为，长短大小，各有所施也。不得其用，病弗能移。"

（二）一针见效

九针针具各有专长，各有适应证，临床应用常独取一针，"单兵作战"，只要选针正确，即可取效，且多可获得较好疗效。《灵枢·官针第七》曰："病在皮肤无常处者，取以镵针于病所，肤白勿取；病在分肉间，取以圆针于病所；病在经络痼痹者，取以锋针；病在脉，气少，当补之者，取以锃针于井荥分输；病为大脓者，取以铍针；病痹气暴发者，取以圆利针；病痹气痛而不去者，取以毫针；病在中者，取以长针；病水肿不能通关节者，取以大针；病在五脏固居者，取以锋针，泻于井荥分输，取以四时。"

（三）协调配合

九针针具形殊功异，各有短长、形状，独取一针得心应手，多针配合亦相得益彰，发挥整体优势。九针针具及其针法是一个有机的整体，根据整体性与"针分主辅，合理配伍"的原则，在临床治疗中相互配合进行施治，如同用药的君臣佐使一样，有主有辅。许多病证，通过不同针具的合理配伍施治，方能取得满意疗效。如锭针、圆针、大针没有针尖，需锋针开皮，才能刺入，发挥其作用，如肩周炎，若患者身体强壮，唯有上臂举伸障碍，则应以圆利针为主治针具，在局部合谷刺泻之，然后再以毫针为辅治针具，针刺肩髎、曲池、外关等以通之。

（四）疗效迅速

医学发展至今，对某些疾病来说还是治疗乏术。九针疗法对许多发病率高且临床治疗效果欠佳的疾病，具有较好的疗效，往往针到病除。例如头痛，西医止痛药物虽可暂缓疼痛，但不能从根本上解决问题，药用久了还会产生耐药性和依赖性；中医草药虽绿色安全，但辨证复杂，疗程较长，如应用九针疗法锋针刺血、圆利针调筋可立竿见影，且疗效巩固。《灵枢·九针十二原第一》曰："刺之要，气至而有效，效之信，若风之吹云，明乎若见苍天。"

八、九针主治病证

(一)《灵枢》九针主治病证

1.《灵枢·邪气脏腑病形第四》：五脏之病、六腑之病。

2.《灵枢·根结第五》：久痹。

3.《灵枢·官针第七》：病在皮肤无常处、病在分肉间、病在经络痼痹、病在脉气少、病为大脓、病痹气暴发、病痹气痛而不去、病水肿不能通关节、病在五脏固居、浮痹、心痹、筋痹、寒气小深者、寒气之博大、寒气之浅、气盛而热、骨痹、肌急而寒、寒厥、留痹久居痛肿、筋痹、肌痹。

4.《灵枢·经脉第十》：十二经脉主病及所生病、十五络脉病证。

5.《灵枢·经别第十一》：十二经别病证。

6.《灵枢·经筋第十三》：十二经筋病证。

7.《灵枢·四时气第十九》：温疟、风痊、飧泄、徒㽲、着痹、疠风。

8.《灵枢·五邪第二十》：邪在肺、邪在肝、邪在脾胃、邪在肾、邪在心。

9.《灵枢·寒热病第二十一》：皮寒热、肌寒热、骨寒热、骨痹、厥痹、寒厥、热厥、暴喑气鲠。

10.《灵枢·癫狂第二十二》：癫疾、骨癫疾、筋癫疾、脉癫疾、狂始生、狂、厥逆。

11.《灵枢·热病第二十三》：偏枯、痱、热病、心疝暴痛、喉痹、目中赤痛、风痉身反折、癃。

12.《灵枢·厥病第二十四》：厥头痛、真头痛、厥心痛、真心痛、虫瘕及蛟蛕、心腹痛、耳聋、耳鸣、耳痛、足髀不可举、风痹。

13.《灵枢·杂病第二十六》：厥、嗌干、膝痛、喉痹、疟、齿痛、聋、衄血、腰痛、颅痛、项痛、腹满、心痛、腹痛。

14.《灵枢·周痹第二十七》：周痹、众痹。

15.《灵枢·口问第二十八》：欠、哕、唏、振寒、噫、嚏、亸、哀、太息者、涎下、耳鸣、自啮舌、痿厥。

16.《灵枢·五乱第三十四》：心、肺、肠胃、头、臂足、气乱。

17.《灵枢·胀论第三十五》：五脏胀：心胀、肺胀、肝胀、脾胀、肾胀，六腑胀：胃胀、大肠胀、小肠胀、膀胱胀、三焦胀、胆胀。

18.《灵枢·水胀第五十七》：肤胀、鼓胀。

19.《灵枢·忧恚无言第六十九》：失音。

20.《灵枢·刺节真邪第七十五》：振埃、发蒙、去爪、彻衣、解惑。

21.《灵枢·九针论第七十八》：瘤病、痈脓、暴痹、痛痹、深邪远痹、关节肿痛。

22.《灵枢·痈疽第八十一》：痈、疽。

（二）《素问》九针主治病证

1.《素问·三部九候论篇第二十》：孙络病、奇邪病、上实下虚病。

2.《素问·脏气法时论篇第二十二》：肝病、心病、脾病、肺病、肾病。

3.《素问·通评虚实论篇第二十八》：络满经虚病、经满络虚病、腹暴满、霍乱、痫惊。

4.《素问·刺热篇第三十二》：肝热病、心热病、脾热病、肺热病、肾热病、热病、胸中热、鬲中热、肝热、脾热、肾热。

5.《素问·刺疟篇第三十六》：疟病，包括足太阳之疟、足少阳之疟、足阳明之疟、足太阴之疟、足少阴之疟、足厥阴之疟、肺疟、心疟、肝疟、脾疟、肾疟、胃疟、疟发身方热、疟方欲寒、疟脉满大急、疟脉小实急、疟脉满大急、风疟等。

6.《素问·咳论篇第三十八》：咳嗽，包括肺咳、心咳、肝咳、脾咳、肾咳、胃咳、胆咳、大肠咳、小肠咳、膀胱咳、三焦咳。

7.《素问·刺腰痛篇第四十一》：腰痛，包括足太阳脉腰痛、少阳腰痛、阳明腰痛、足少阴腰痛、厥阴之脉腰痛、解脉腰痛、同阴之脉腰痛、阳维之脉腰痛、衡络之脉腰痛、会阴之脉腰痛、飞阳之脉腰痛、昌阳之脉腰痛、散脉腰痛、肉里之脉腰痛、腰痛侠脊而痛、腰痛上寒、腰痛引少腹控䏚。

8.《素问·痹论篇第四十三》：骨痹、筋痹、脉痹、肌痹、皮痹、肺痹、心痹、肝痹、肾痹、脾痹、肠痹、胞痹。

9.《素问·痿论篇第四十四》：痿躄、脉痿、筋痿、肉痿、骨痿。

10.《素问·厥论篇第四十五》：寒厥、热厥、巨阳厥、阳明厥、少阳厥、太阴厥、少阴厥、厥阴厥、太阴厥逆、少阴厥逆、厥阴厥逆、太阳厥逆、少阳厥逆、阳明厥逆、手太阴厥逆、手少阴厥逆、手太阳厥逆、手阳明厥逆、少阳厥逆。

11.《素问·长刺节论篇第五十五》：筋痹、肌痹、骨痹、癫病大风。

12.《素问·调经论篇第六十二》：神有余有不足、气有余有不足、血有余有不足、形有余有不足、志有余有不足。

13.《素问·缪刺论篇第六十三》：卒心痛、喉痹、卒疝、头项肩痛、胸满喘息、臂掌痛、目痛、二便不通、耳聋、肉痹、衄䘔、胁痛、咽痛、腰痛、背痛、枢中痛、耳聋、齿龋、尸厥。

（三）现在主治病证

据《素问》《灵枢》可见九针治疗范围较为广泛，随着发展，其治疗范围更为广泛，目前可治疗临床各科疾病。

1. 头脑、神志、精神病

头痛、头晕、头凉、头紧、中风、癫痫、狂躁、抑郁、多虑、失眠、嗜睡、健忘、心烦、多梦等。

2. 面部五官病

面瘫、口眼歪斜、面肌痉挛、耳鸣、耳聋、鼻渊、鼻衄、目赤肿痛、麦粒肿、咽痛、声音嘶哑、梅核气、牙痛等。

3. 神经病

中风后遗症、脑外伤后遗症、脑炎后遗症、脊髓截瘫，周围神经损伤如桡神经损伤、腓总神经损伤等，手足拘挛、震颤、抽搐、麻木，颈椎病、腰椎病引起的神经受压瘫痪、麻木、无力等。

4. 内脏病

咳嗽、哮喘、胸痹、心悸、心痛、胃痛、呕吐、呃逆、胁痛、腹痛、泄泻、便秘、水肿、癃闭、痔疮、疝气等。

5. 泌尿、生殖病

女子不孕、男子不育、月经不调、痛经，子宫、卵巢病变，男子遗精、阳痿，遗尿、淋证、癃闭等。

6. 骨伤病

颈椎病、肩周炎、网球肘、腕管综合征、腰椎间盘突出症、腰椎椎管狭窄、股骨头缺血坏死症、梨状肌综合征、膝关节骨性关节炎、踝关节损伤、跟骨刺等，颈、肩、背、腰、腿部等伤筋病变。

7. 免疫系统病

类风湿关节炎、干燥综合征、强直性脊柱炎等。

8. 皮肤病

荨麻疹、银屑病、神经性皮炎、痤疮、带状疱疹等。

九、注意事项

《素问》《灵枢》对九针论述较多，九针治疗的注意事项、禁忌论述也较多，多次出现，主要有以下几种：

（一）针刺十二禁忌及误刺后果

12 种禁刺的病人皆脉气紊乱，正气外散，营卫运行失常，经脉气血不能依次周流全身，如果刺之，则表浅的病证深入内脏，内脏的病证由里出表呈现表浅病证，邪气复盛，正气虚弱，病情加重，所以禁刺。《灵枢·终始第九》曰："凡刺之禁：新内勿刺，新刺勿内；已醉勿刺，已刺勿醉；新怒勿刺，已刺勿怒；新劳勿刺，已刺勿劳；已饱勿刺，已刺勿饱；已饥勿刺，已刺勿饥；已渴勿刺，已刺勿渴。大惊大恐，必定其气乃刺之。乘车来者，卧而休之，如食顷乃刺之。出行来者，坐而休之，如行十里顷乃刺之。凡此十二禁者，其脉乱气散，逆其营卫，经气不次，因而刺之，则阳病入于阴，阴病出为阳，则邪气复生。"

（二）9 种不可刺热病

9 种热病邪热过盛，真阴耗竭，虚阳浮越，脏气衰败，不可针刺。《灵枢·热病第二十三》曰："热病不可刺者有九：一曰汗不出，大颧发赤，哕者死；二曰泄而腹满甚者死；三曰目不明，热不已者死；四曰老人婴儿，热而腹满者死；五曰汗不出，呕下血者死；六曰舌本烂，热不已者死；七曰咳而衄，汗不出，出不至足者死；八曰髓热者死；九曰热而痉者死。腰折，瘛疭，齿噤龂也。凡此九者，不可刺也。"

（三）皮肉筋骨脉等五体针刺掌握深浅度

1. 皮肉筋骨脉等五体不可刺入过深

人体组织结构由表及里依次为毫毛—皮肤—脉—肌肉—筋—骨—髓，针刺中病即止，不可针刺过深，过深则损伤深部组织，并影响对应的脏腑，出现变病。《素问·刺要论篇第五十》曰："是故刺毫毛腠理无伤皮，皮伤则内动肺，肺动则秋病温疟，泝泝然寒栗。刺皮无伤肉，肉伤则内动脾，脾动则七十二日四季之月病腹胀，烦不嗜食。刺肉无伤脉，脉伤则内动心，心动则夏病心痛。刺脉无伤筋，筋伤则内动肝，肝动则春病热而筋弛。刺筋无伤骨，骨伤则内动肾，肾动则冬病胀腰痛。刺骨无伤髓，髓伤则销烁胻酸，体解㑊然不去矣。"《素问·刺齐论篇第五十一》曰："所谓刺皮无伤肉者，病在皮中，针入皮中，无伤肉也；刺肉无伤筋者，过肉中筋也；刺筋无伤骨者，过筋中骨也。"

2. 皮肉筋骨脉等五体不可刺入过浅

针刺治疗中病即止，不可过深，也不可过浅，过浅不及病位，病必不去。《素问·刺齐论篇第五十一》曰："刺骨无伤筋者，针至筋而去，不及骨也；刺筋无伤肉者，至肉而去，不及筋也；刺肉无伤脉者，至脉而去，不及肉也；刺脉无伤皮者，至皮而去，不及脉也。"

(四) 三十误刺造成的恶果

针刺应注意避开脏器、大的血脉等要害病位，以免刺中产生危证或损失正常组织，导致病情加重，同时注意出血的多少，以适宜为度。《素问·刺禁论篇第五十二》曰："刺中心，一日死，其动为噫。刺中肝，五日死，其动为语。刺中肾，六日死，其动为嚏。刺中肺，三日死，其动为咳。刺中脾，十日死，其动为吞。刺中胆，一日半死，其动为呕。刺跗上中大脉，血出不止死。刺面中溜脉，不幸为盲。刺头中脑户，入脑立死。刺舌下中脉太过，血出不止为喑。刺足下布络中脉，血不出为肿。刺郄中大脉，令人仆脱色。刺气街中脉，血不出，为肿鼠仆。刺脊间中髓为伛。刺乳上中乳房，为肿根蚀。刺缺盆中内陷气泄，令人喘咳逆。刺手鱼腹内陷为肿……刺阴股中大脉，血出不止死。刺客主人内陷中脉，为内漏为聋。刺膝膑出液，为跛。刺臂太阴脉，出血多立死。刺足少阴脉，重虚出血，为舌难以言。刺膺中陷中肺，为喘逆仰息。刺肘中内陷，气归之，为不屈伸。刺阴股下三寸内陷，令人遗溺。刺腋下胁间内陷，令人咳。刺少腹中膀胱溺出，令人少腹满。刺腨肠内陷，为肿。刺匡上陷骨中脉，为漏为盲。刺关节中液出，不得屈伸。"

黄帝内经九针疗法

第二章 镵 针

镵针主要功能为调节皮部，具有"去泻阳气"作用，用以治疗热病的针具，为九针第一针。《素问·针解篇第五十四》曰："一针皮。"

一、概述

镵针"头大末锐"，只能刺皮肤，不能深入，为治疗皮肤疾病的专用针具。《灵枢·九针论第七十八》曰："一者天也。天者阳也，五脏之应天者肺。肺者五脏六腑之盖也。皮者肺之合也，人之阳也。故为之治针，必以大其头而锐其末，令无得深入而阳气出……一曰镵针者，取法于巾针，去末寸半，卒锐之，长一寸六分，主热在头身也。"《灵枢·官针第七》曰："病在皮肤无常处者，取以镵针于病所。"《灵枢·九针十二原第一》曰："一曰镵针，长一寸六分……镵针者，头大末锐，去泻阳气。"（图2-1）巾针为镵针的前身，古时缝纫之针，镵针较短，刺入较浅，治疗中皮即可，损伤较小，镵针有疏通皮部、去泻阳气，治疗热病的作用，是临床上最常用的针具之一，尤其是病位较浅者。对于病位较深者，通过镵针对皮部较浅的治疗和脏腑、经络的调节，也可取得一定疗效。

镵针为《内经》九针第一针，临床最为常用。

皮肤位居体表，是人体五体中最外层，为九针入体之始，

47

镵针为治疗皮肤的专用针具，不入其他四体，只治疗皮肤，故列为第一针。

六淫致病，从皮毛而入，依次内传肉、脉、筋、骨、脏腑等，治疗疾病，因初期在皮肤最易治愈，故治疗皮肤为首选方法。《素问·阴阳应象大论篇第五》云："故邪风之至，疾如风雨，故善治者治皮毛，其次治肌肤，其次治筋脉，其次治六腑，其次治五脏。"

《内经》九针治病倡导勿伤及无辜，中病即止。《素问·刺要论篇第五十》曰："刺皮无伤肉，肉伤则内动脾，脾动则七十二日四季之月病腹胀，烦不嗜食。"

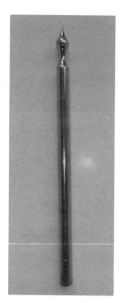

2-1　镵针

镵针"头大末锐"，只能进皮肤，无法刺入其他四体，不会伤及肉脉筋骨，属最为安全的针具，治疗当首选，故称第一针。

镵针虽然针刺较浅，只刺皮肤，但不只治疗肺病、热病，对于其他脏腑病证、经脉病证等都有较好疗效，对一些痛证、疑难病证也有一定疗效，如《素问·刺疟篇第三十六》曰："骱酸痛甚，按之不可，名曰胕髓病，以镵针针绝骨出血，立已。"

二、作用

（一）祛泻阳气，清泻邪热

镵针可疏通皮气，通过皮肤宣散外邪，疏散阳热之邪，使阳热等外邪从皮肤而出，既可用于表热，也可用于里热。

《灵枢·九针十二原第一》曰："镵针者，头大末锐，去泻阳气。"《灵枢·九针论第七十八》曰："故为之治针，必以大其头而锐其末，令无得深入而阳气出……一曰镵针者……主热在头身也。"《灵枢·刺节真邪第七十五》曰："凡刺热邪越而苍，出游不归乃无病，为开通辟门户，使邪得出病乃已……刺热者用镵针。"

（二）调节经络，疏通经气

皮部分属于经络，通过镵针的刺激可疏通皮肤郁滞、郁结，通过皮部，调节人体卫气，疏通十二经经气，具有调节经络、疏通经气的作用，可治疗经络郁滞等病变，并根据皮部部位，有针对性地治疗某些经络病变，也可对全身经络进行调节。

镵针疏通经气，一是直接调节，通过疏通浅表皮部郁滞之气对经络进行调节。二是间接调节，通过浅表皮部对深部经脉进行近距离调节，也可通过皮部对有关经脉有选择性地进行调节。

（三）针刺皮部，调节脏腑

皮应肺，镵针刺激皮肤可调节肺的功能，治疗肺病，有较强的针对性。《灵枢·官针第七》曰："凡刺有五，以应五脏。一曰半刺，半刺者，浅内而疾发针，无针伤肉，如拔毛状，以取皮气，此肺之应也。"《灵枢·热病第二十三》曰："以第一针……索皮于肺病。"

皮肤与其他脏腑也有一定关系，且皮部分属于五脏六腑的经脉，所以刺激皮部经络、腧穴，通过经络可调节五脏六腑的功能，继而调节全身的功能。

三、针刺部位组织结构

镵针针刺五体皮肤，需要注意针刺皮肤范围和针刺深浅。

（一）皮肤部位

镵针针刺的皮肤可为普通皮部，也可为穴位皮肤。

1. 普通皮部

皮部分属十二经，皮部与十二经脉关系密切，皮部有异常病理改变，选择皮部针刺治疗，如《灵枢·官针第七》曰："病在皮肤无常处者，取以镵针于病所。"

2. 穴位皮部

选择穴位区域皮肤针刺治疗，如《素问·刺疟篇第三十六》曰："骱酸痛甚，按之不可，名曰胕髓病，以镵针针绝骨出血，立已。"镵针选择绝骨针刺。

（二）皮肤深浅层次

1. 浅层

镵针只针刺表皮，轻轻挑刺一下，遗留微小白点，稍停充血发红，不刺破皮肤，无出血，损伤最小。

2. 深层

镵针深入皮肤，挑出并挑断皮肤内的纤维，以加强对皮肤的刺激，增强治疗效果，可有微小出血。也可镵针点刺

黄帝内经九针疗法

出血。

现在也有其他多种针具针刺皮肤，刺法、手法多种多样，可留针。

四、主治病证

（一）《内经》中镵针主治病证

《内经》论述镵针有 6 处，分别治疗 4 种热病和胕髓病、病在皮肤。

1. 肺热

《灵枢·热病第二十三》曰："热病先肤痛，窒鼻充面，取之皮，以第一针，五十九刺，苛轸鼻，索皮于肺。"意思是热病患者，先有皮肤痛、鼻塞、面部浮肿症状的，是热伤皮毛的证候，治疗的时候应该浅刺各经的皮部，由九针中的第一针（镵针）在热病的五十九腧穴中选穴针刺；若是鼻生小疹，也是邪在皮毛的表现，因肺合皮毛，因此治疗要从肺经入手。马莳曰："此言热病之邪在皮者，当取之皮……肺属金，其合在皮，今热病之始，肤痛鼻塞，面亦充然而浮，乃病在于皮也，当取之皮以泻之。所谓刺皮无伤肉之义也。用第一针名镵针者，以刺五十九穴之皮。且身体苛重，鼻上生疹，皆皮病也。此其求之于皮，即所以求之于肺也。"

2. 热病先身涩，倚而热，烦悗，唇嗌干

《灵枢·热病第二十三》曰："热病先身涩，倚而热，烦悗，干唇口嗌，取之脉，以第一针，五十九刺。"热病初起，感到身体艰涩不爽，心中烦闷，唇燥咽干，应当刺其血脉，用九针中的第一针（镵针），在热病五十九穴中选穴施针。马莳曰："此言热病之邪在脉者，当取之脉，如病不已，必补肾以胜心也。心属火，其合在脉，今热病之始，其身涩滞倚着而热，心则烦闷，唇口与嗌皆干，乃病在于脉也，当取之脉以泻之，所谓刺脉无伤皮也。用第一针名曰镵针者，以刺五十九穴之脉，正以肤胀口干，冷汗出，皆脉病也。此其求之于脉，即所以求之于心也。"

3. 热病

《灵枢·刺节真邪第七十五》曰："刺热者用镵针。"镵针治疗热性疾病。马莳曰："一曰镵针，主热在头身，故此曰刺热者用镵针。"

4. 头身热

《灵枢·九针论第七十八》曰："一曰镵针者，取法于巾针，去末寸半，卒锐之，长一寸六分，主热在头身也。"镵针针头大，针尖锐利如箭头，利于浅刺而不致深入肌肉，仅取其通调肌表的阳气，排出邪气，治疗头身热。马莳曰："其针之曰第一者，所以应天也。天属阳，而五脏之应天者唯肺，肺为五脏之华盖，皮则为肺之合，乃人之阳也，故为之治针者，其头大，象天之阳也，其末锐，令无得深入，而使阳气出也。故下文一曰镵针者，取法于巾针，其头虽大，其近末约寸半许而渐锐之，计长一寸六分，主热在头身者用之，正以出阳气也。"

5. 胕髓病

《素问·刺疟篇第三十六》曰："骺酸痛甚，按之不可，名曰胕髓病，以镵针针绝骨出血，立已。"

黄帝内经九针疗法

veryok.good

6. 病在皮肤

《灵枢·官针第七》曰:"病在皮肤无常处者,取以镵针于病所。"

(二)《内经》中的刺皮

《内经》述及刺皮者有 4 处,分别治疗肺病及皮肤寒热疼痛。

1. 肺病

半刺治疗肺病。《灵枢·官针第七》曰:"凡刺有五,以应五脏。一曰半刺,半刺者,浅内而疾发针,无针伤肉,如拔毛状,以取皮气,此肺之应也。"

2. 皮肤浮痹

毛刺治疗皮肤浮痹。《灵枢·官针第七》曰:"凡刺有九,以应九变……毛刺者,刺浮痹皮肤也。"

3. 皮部寒气较大

扬刺治疗皮肤寒气较大。《灵枢·官针第七》曰:"凡刺有十二节,以应十二经……五曰扬刺,扬刺者,正内一,傍内四,而浮之,以治寒气之博大者也。"

4. 寒气较浅

直针刺治疗寒气较浅者。《灵枢·官针第七》曰:"凡刺有十二节,以应十二经……六曰直针刺,直针刺者,引皮乃刺之,以治寒气之浅者也。"

(三)现在主治病证

随着现在治疗运用的深入,镵针治疗范围逐渐扩大,涉及各科疾病，对于有些疑难重症也有一定疗效。

1. 热病

用于局部、脏腑热病。

2. 脏腑病

由于皮肤与脏腑有着密切的关系，镵针针刺皮肤可治疗脏腑病证，五脏六腑功能失调的病证皆可运用，同时皮肤与肺、大肠有特殊对应关系，故尤以肺、大肠病证为主。

3. 经络病

由于十二皮部分属于十二经脉，故镵针针刺皮肤可治疗十二经脉病证，同时皮肤与手太阴经、手阳明经有特殊对应关系，故尤以手太阴经、手阳明经病证为主。

4. 骨伤科病

颈椎病、肩周炎、网球肘、腰椎间盘突出症、腰椎椎管狭窄症、膝关节骨质增生症、膝关节滑囊炎等。

5. 神经损伤病

中风后遗症、面瘫、臂丛神经损伤、桡神经损伤、尺神经损伤、腓总神经损伤等。

6. 五官科疾病

咽喉肿痛等。

五、刺法

（一）针刺部位

根据临床症状、体征检查，四诊合参，确定所患病证，再依据病证，辨证分经，选择施术部位、穴位等。

1. 腧穴

如热病穴位（五十九刺）为《灵枢》治疗热病选穴。《灵枢·热病第二十三》曰："所谓五十九刺者，两手外内侧各三，凡十二痏；五指间各一，凡八痏，足亦如是；头入发一寸傍三分各三，凡六痏；更入发三寸边五，凡十痏；耳前后口下者各一，项中一，凡六痏；巅上一，囟会一，发际一，廉泉一，风池二，天柱二。"即为两手指端外侧各三穴，内侧各三穴，左右共十二穴，在五指之间各有一穴，双手共为八穴，双足亦是如此，头部入发际一寸处两旁开各三穴，共六穴，在入发际三寸处两旁各五穴，双侧共十穴；耳前后各一穴，口下一穴，项中一穴，共为六穴；巅顶一穴，囟会一穴，前后发际各一穴，廉泉一穴，左右风池共二穴，左右天柱共二穴，共计九穴，上述各部位的穴位共计五十九穴。现在热病多为内科疾病，尤其全身发热，均以用药治疗为主，只有简单热病到针灸科治疗，且症状多轻，故临床镵针治疗热病较少，取穴远达不到五十九穴，只是辨证取穴。

再如绝骨穴，《素问·刺疟篇第三十六》曰："骺酸痛甚，按之不可，名曰胕髓病，以镵针针绝骨出血，立已。"

2. 皮肤阳性反应点

也是皮肤异常改变处，如发红、变暗等变色处，高起、凹陷、结节样、条索样等反应物处，皮肤粗糙处，压痛、酸胀等感觉异常处，如果皮肤改变不明显，可用酒精棉球擦拭，可出现人参花样颜色改变等，如果仍无改变，则说明皮肤正常，一般不取。《灵枢·官针第七》曰："病在皮肤无常处者，取以镵针于病所，肤白勿取。"阳性反应点为镵针常用部位。《灵枢·刺节真邪第七十五》曰:"用针者,必先察其经络之实虚,切而循之,按而弹之,视其应动者,乃后取而下之。"

3. 穴位区域

穴位区域皮肤。

4. 病变脏腑、经络皮部处

脏腑病证,根据症状辨别脏腑,选择病变脏腑对应的经络。经络病证,根据症状辨证分经,然后对经络皮部进行治疗。

5. 病变部位

病变部位皮肤。

6. 脊背腧穴

根据神经节段分布、病变部位,选择相应的脊背腧穴,此处有阳性反应最好,也可没有阳性反应。

(二) 针刺程度

鑱针治疗手法较轻,刺激较浅,损伤较小,甚至没有损伤。《灵枢·九针论第七十八》曰:"故为之治针,必以大其头而锐其末,令无得深入而阳气出。"要掌握针刺深浅度。《素问·刺要论篇第五十》曰:"病有浮沉,刺有浅深,各至其理,无过其道。过之则内伤,不及则生外壅,壅则邪从之。浅深不得,反为大贼,内动五脏,后生大病。"一般说来鑱针有以下3种刺激程度:

1. 不刺破皮肤

半刺是浅刺,手法较轻,不刺破皮肤,不出血,进行到一半即停止,过皮则太深,但拔针要快,不损伤肌肉,好像拔去毫毛一样，可以疏泄皮气，用于治疗皮部的病变，肺外合皮毛，半刺与肺相应，过后皮肤只局部点状发红，适于刺经面积较大的治疗。《灵枢·官针第七》曰："半刺者，浅内而疾发针，无针伤肉，如拔毛状，以取皮气，此肺之应也。"

2. 刺破皮肤

手法较重，刺破皮肤部分表层，多不出血，也可微量出血，适于穴区面积较小的治疗。《素问·刺疟篇第三十六》曰："骱酸痛甚，按之不可，名曰胕髓病，以镵针针绝骨出血，立已。"

3. 挑刺出皮下筋膜纤维

进针手法较重，快进快出，进针浅而快，以挑出并挑断白色纤维状物为度，针后敷料覆盖，也可加拔火罐，可有瘀血拔出，为挑刺疗法。

（三）针刺方法

《素问·针解篇第五十四》曰："一针皮。"刺皮为第一治疗方法，在《灵枢》28 种刺法中刺皮有半刺、毛刺 2 种刺法，现在也较常用，介绍如下：

1. 半刺

半刺为五刺之一，强调的是针刺深度，《说文解字》曰："半，物中分也。"半刺属浅刺，进行到一半即停止，不损伤肌肉，好像拔去毫毛一样，可以疏泄皮气，为刺皮术最常用的治疗方法。《灵枢·官针第七》曰："凡刺有五，以应五脏。一曰半刺，半刺者，浅内而疾发针，无针伤肉，如拔毛状，以取皮气，此肺之应也。"半刺为镵针的特有刺法，由于镵针头大末锐，再深不能刺入，只能浅刺，所以这种刺法是浅刺于皮肤，刺得浅，出针快，好像拔去毫毛一样。因其刺入极浅，不是全刺，所以称半刺。主要作用是宣泄浅表部的邪气，进而达到调节经络的效果，半刺不留针。根据施术部位选择适宜的体位，局部常规消毒后，宜浅刺，分为刺经、刺穴两种：

（1）刺经：循经脉走行方向半刺，浅浅的轻轻挑刺一下，中皮即止，病情轻的可刺一段，病情重的整条经脉都要刺，刺的宽度不是一条线，而是皮部带，以经脉走行方向为中心循经脉走行方向多条线快刺，病情越重，刺的线越多、点越密，疏通经气越完全，可单侧刺，病情重的也可双侧经脉同刺。刺经一般手法较轻，刺入较浅，速度较快，局部不出血，刺时皮肤基本没有改变，过后皮肤刺激点只有充血发红。

（2）刺穴：对穴位点或穴区针刺，刺过皮肤，过皮即止，或刺入部分皮肤，可刺 1 点，也可多点，手法较快。

镵针不留针，数分钟治疗完毕，每日 1 次。

2. 毛刺

毛刺为九刺之一，强调的是针刺手法，将针浮于皮毛。《灵枢·官针第七》曰："凡刺有九，以应九变……毛刺者，刺浮痹皮肤也。"《说文解字》曰："毛，眉发之属及兽毛也。象形。凡毛之属皆从毛。"就是针对病变在皮肤的刺法。

毛刺可用镵针，镵针治疗皮肤浮痹能疏泄皮气，疏通郁滞，有较好的疗效，为常用的治疗方法，也是镵针的主要适应证，快速点刺，不留针。

六、治疗特点

（一）治疗部位

治疗部位为皮肤，面积较大，以疏通皮气。

（二）针刺方法

刺法以半刺、毛刺为主。

（三）针刺深度

刺入较浅，不超过皮肤。

（四）进针

镵针针刺较快，每分数十次。

（五）留针

镵针不留针。

七、注意事项

不要深入筋肉、损伤肌肉。《灵枢·官针第七》曰："半刺者……无针伤肉。"

第三章　圆　针

圆针为调节"分肉"，治疗肌肉病变的专用针具，为九针第二针，故《素问·针解篇第五十四》曰："二针肉。"

一、概述

《灵枢·九针论第七十八》曰："二者地也。人之所以应土者肉也。故为之治针，必筒其身而圆其末，令无得伤肉分，伤则气得竭……二曰圆针，取法于絮针，筒其身而卵其锋，长一寸六分，主治分间气。"（图3-1）《灵枢·九针十二原第一》曰："圆针者，针如卵形，揩摩分间，不得伤肌肉，以泻分气。"《灵枢·官针第七》曰："病在分肉间，取以圆针于病所……五曰分刺，分刺者，刺分肉之间也。"圆针针尖如卵形，"圆其末"，没有针尖，前边是椭圆形，很方便在分肉间前后滑行，疏通肌肉经气，不容易刺伤肌肉、神经、血管等组织，不会引起出血，损伤较小，在分肉之间进行，摩擦力和阻力相对比较小，适于分肉之间的针刺穿行，用以治疗肌肉等病变。同时反复告诫"无得伤肉分""不得伤肌肉"，圆针不能刺入肌肉，不能刺肌肉丰厚处，只能刺肌肉间隙，以免损伤肌肉，是在论述九针机理时唯一强调注意事项的，可见其重要性。

二、作用

圆针主泻分肉间气、疏通经气。《灵枢·九针十二原第
一》曰:"圆针者,针如卵形,揩摩分间,不得伤肌肉,以泻
分气。"《灵枢·寒热病第二十一》曰:"分腠治肌肉。"

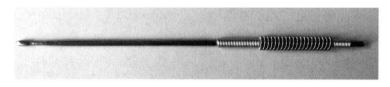

图 3-1　圆针

（一）泻分间气，疏通经脉

《素问·针解篇第五十四》曰:"二针肉。"《灵枢·官针
第七》曰:"病在分肉间,取以圆针于病所。"《灵枢·经脉第
十》曰:"经脉十二者,伏行分肉之间,深而不见。"圆针对郁
结、郁滞的"分肉间"进行斜行分刺,刺激穴位的分肉,激
发、调节穴位区域的经气,使肌肉间经脉郁结、郁滞消散,经
气畅通,因经脉"伏行分肉之间",故圆针可直接调节经气。
《素问·缪刺论篇第六十三》曰:"凡痹往来,行无常处者,在
分肉间痛而刺之,以月死生为数,用针者随气盛衰,以为痏
数。"《灵枢·官针第七》曰:"凡刺有五,以应五脏……合谷
刺者,左右鸡足,针于分肉之间,以取肌痹,此脾之应也。"
《素问·调经论篇第六十二》曰:"形有余不足……取分肉间,
无中其经,无伤其络,卫气得复,邪气乃索。"

圆针分刺与普通针灸治疗的机理基本相同，所不同的是针刺的深浅、位置等，圆针只刺分肉，不进入肉、脉、筋等，中病即止，由于没有针尖，减少了对组织损伤等副作用，而且圆针较普通针灸针粗大，刺激较重，效果较好。

（二）调节卫气，运行气血

　　分肉间为卫气运行之处。《素问·气穴论篇第五十八》曰："肉分之间，溪谷之会，以行荣卫，以会大气。"《素问·痹论篇第四十三》曰："卫者水谷之悍气也，其气慓疾滑利，不能入于脉也，故循皮肤之中，分肉之间，熏于肓膜，散于胸腹。"《素问·调经论篇第六十二》曰："寒湿之中人也，皮肤收，肌肉坚紧，荣血泣，卫气去，故曰虚……病在肉，调之分肉。"《灵枢·本脏第四十七》曰："卫气和则分肉解利，皮肤调柔，腠理致密矣。"而《灵枢·官针第七》曰："病在分肉间，取以圆针于病所。"说明三层意思，一是卫气与分肉相一致，卫气和则分肉解利致密，卫气不和则易感外邪。二是卫气运行的"皮肤之中、分肉间"为病变部位。三是圆针为治疗"分肉间"的专用针具，可直趋病所，圆针也是治疗卫气郁滞、疏通卫气的专用针具，由于皮肤神经分布较多、组织致密，针刺较痛且不易运针，故一般不针刺皮肤，只通过皮下的"分肉间"疏导卫气。虽然卫行脉外，营行脉中，但二者同时运行，"营卫相随"，圆针疏导卫气的运行，也有利于营气的运行，对营气具有调节作用，共同促进经脉气血的运行。《难经·三十难》曰："卫行脉外，营周不休，五十而复大会，阴阳相贯，如环无端，故知营卫相随也。"

(三) 疏通分气，调节脏腑

肉属脾，针刺分肉可调节脾的功能，尤其对脾胃经的分肉，调节作用更强。《灵枢·官针第七》曰："合谷刺者，左右鸡足，针于分肉之间，以取肌痹，此脾之应也。"

由于筋肉相连，针刺分肉，调节脾的同时，也具有不同程度调节筋与肝的功能，如果针刺肝经分肉，则具有直接调节肝的功能。《灵枢·卫气失常第五十九》曰："上下皆满者，上下取之，与季胁之下一寸，重者鸡足取之。"《素问·长刺节论篇第五十五》曰："病在筋，筋挛节痛，不可以行，名曰筋痹。刺筋上为故，刺分肉间，不可中骨也。"

其他经脉的分肉，通过针刺具有调节其他脏腑的功能，治疗其他脏腑病证。

(四) 松解粘连，解除郁结

长期受凉、劳伤，可导致分肉间经气郁滞、分间粘连，影响气血运行、经脉通畅，圆针通过对粘连、郁滞处的针刺并施以手法，使分间粘连松解、经气郁滞疏通，经脉通畅，气血调和，恢复正常，尤其局部有结节等瘀滞、粘连等反应物者，多取得较快、较好疗效。

三、针刺部位组织结构

(一) 针刺部位

《素问·针解篇第五十四》曰："二针肉。"圆针治疗肌肉病变时，针刺的不是肌肉，而是针刺分间，即肌肉之间缝隙，也为筋肉之间、骨肉之间缝隙，多为凹陷处、近关节处。

1.分间为肌肉之间的交界处，也是肌肉间最易摩擦、粘连处，为分间之气不通之处，也是病变部位，更为圆针针刺的治疗最佳部位。

2.分间相邻两个以上肌肉，针刺可以调节两个以上肌肉，效率较高，疗效较好。

3.分间软组织菲薄，多为疏松结缔组织，针体疏通易于穿行，阻力较小，针刺省力，损伤又小。

4.分间多为筋膜，其既与肌肉相连，又与筋相连，既可调节肌肉，又可调节筋，既可治疗肌肉病变，又可治疗筋的病变。

5.分间没有肌肉，较为菲薄，针刺不会伤及肌肉，也不会伤及筋，符合《灵枢·九针论第七十八》"无得伤肉分"的要求。

6.分间无大血管，局部血运不丰富，针刺不易出血，没有副作用。

（二）针刺深浅

分间菲薄，没有肌肉，针刺在肌肉间通行，不需较深，一般35mm以内，腰臀部肌肉丰厚处，分间多在其肌肉起始点附近，或肌肉之间缝隙，35mm以内够用，可直刺，也可斜刺，疏通分间郁滞之气即可，故《内经》圆针"长一寸六分"，现在约合36.8mm。圆针不可在肌肉丰厚处针刺，不但无效，还会损伤肌肉。

现在随着刺法、针刺范围的扩大，针体可随之延长。

肌肉丰厚处腧穴等需要针刺，可用毫针治疗，毫针细小，

黄帝内经九针疗法

没有损伤，较为适宜。

四、主治病证

（一）《内经》中圆针主治病证

《内经》直接论述圆针治病者较少，圆针治病多是以刺分间的间接形式出现，论述圆针及肌肉者有 14 处，能治疗 10 种病证，其中有 8 证是肌肉疼痛、无力，1 证筋证，1 证脏腑证。

1. 病在分肉间

《灵枢·官针第七》曰："病在分肉间，取以圆针于病所。"《灵枢·九针论第七十八》曰："二曰圆针，取法于絮针，筒其身而卵其锋，长一寸六分，主治分间气……二曰圆针，取法于絮针，筒其身而卵其锋，长一寸六分，主治分肉间气。"

2. 病在肉

《灵枢·九针论第七十八》曰："形乐志乐，病生于肉，治之以针石。"即形体安逸、精神愉快的人，其病大多发在肌肉，治疗时要用针刺和砭石。《素问·调经论篇第六十二》曰："病在肉，调之分肉。"

3. 病在肌肉

《灵枢·寒热病第二十一》曰："分膜治肌肉。"《灵枢·卫气失常第五十九》曰："唇色青、黄、赤、白、黑者，病在肌肉……肉有柱……肉之柱，在臂胫诸阳分肉之间与足少阴分间。"

4. 肌急而寒

《灵枢·官针第七》曰："凡刺有十二节，以应十二经……十一曰傍针刺，傍针刺者，傍入而浮之，以治肌急而寒者也。"

65

5. 肌痹

《灵枢·官针第七》曰："凡刺有五，以应五脏……合谷刺者，左右鸡足，针于分肉之间，以取肌痹，此脾之应也。"

6. 大邪、小邪

《灵枢·刺节真邪第七十五》曰："凡刺大邪日以小，泄夺其有余乃益虚，剽其通，针其邪，肌肉亲视之，毋有反其真，刺诸阳分肉间。凡刺小邪日以大，补其不足乃无害。视其所在迎之界，远近尽至不得外，侵而行之乃自费，刺分肉间。"

7. 惮（全身无力、四肢酸困）

《灵枢·口问第二十八》曰："黄帝曰：人之惮者，何气使然？岐伯曰：胃不实则诸脉虚，诸脉虚则筋脉懈惰，筋脉懈惰则行阴用力，气不能复，故为惮。因其所在，补分肉间……惮，因其所在，补分肉间。"

8. 筋痹

《素问·长刺节论篇第五十五》曰："病在筋，筋挛节痛，不可以行，名曰筋痹。刺筋上为故，刺分肉间，不可中骨也。"

9. 形有余不足

《素问·调经论篇第六十二》曰："形有余不足……取分肉间，无中其经，无伤其络，卫气得复，邪气乃索。"

10. 气积于胸腹重症

《灵枢·卫气失常第五十九》曰："黄帝曰：卫气之留于腹中，搐积不行，苑蕴不得常所，使人支胁，胃中满，喘呼逆息者，何以去之？伯高曰：其气积于胸中者，上取之；积于腹中者，下取之；上下皆满者，傍取之。黄帝曰：取之奈何？伯高对曰：积于上者，泻人迎、天突、喉中；积于下者，泻三里与气街；上下皆满者，上下取之，与季胁之下一寸；重者鸡足取之。"

（二）现在主治病证

1. 筋肉病

四肢、躯干的筋肉痹痛，如颈肩腰腿痛等。

2. 脏腑病

通过对分间腧穴的调节，脏腑得以调节，可以治疗脏腑病证。

3. 神经损伤病

如中风后遗症、脊髓及神经根损伤、桡神经损伤、腓总神经损伤、面瘫等麻木无力之症，通过对分肉间的调节，刺激筋肉，使其康复。

五、刺法

《素问·针解篇第五十四》曰："二针肉。"即刺分肉之间，圆针没有针尖，无法刺过皮肤，必须锋针开皮，圆针顺其针眼进入，于肌肉间再行刺法，其针刺有以下几种刺法：

（一）分刺

分刺为九刺法之一，强调的是针刺组织即分肉组织。《灵枢·官针第七》曰："凡刺有九，以应九变……五曰分刺，分刺者，刺分肉之间也。"《说文解字》曰："分，别也。从八从刀，刀以分别物也。"分肉指附着于骨骼部的肌肉间，分刺，就是针刺肌肉和肌肉筋膜之间凹陷间隙处，是针刺直接刺激肌肉的一种刺法，强调的是针刺刺激组织肌肉，治疗肌肉的痹证、痿证或损伤等，均可选用此法，以调其经气。《灵枢·官针第七》曰："病在分肉间，取以圆针于病所。"选择适宜体位，常规消毒，锋针开皮后，圆针刺入，可直刺，也可斜刺，部位较小，可刺一个方向，病位较大，也可刺多个方向，将肌肉间的紧张、粘连松解疏通分开，各部位依次进行，敷料覆盖。

（二）浮刺

浮刺为十二刺法之一，强调的是针刺深浅度，是平针浅刺的一种方法，故名浮刺，浅刺勿深以治肌肉寒急。《灵枢·官针第七》曰："凡刺有十二节，以应十二经……傍入而浮之，以治肌急而寒者也。"《说文解字》曰："浮，氾也。从水孚声。"浮刺就是针刺后不深入，浮于肌表，是圆针在皮下平行透刺的一种针法，顺经脉运行方向圆针刺入，进入皮下，顺经络运行方向疏通。病变郁滞、郁结处为治疗点，选择适宜体位，常规消毒，锋针开皮，圆针斜刺或平刺，刺过皮后顺分间方向浅刺，将分肉间及浅筋膜紧张、粘连充分疏通，敷料覆盖。

（三）合谷刺

合谷刺为五刺法之一，强调的是针刺手法。《灵枢·官针第七》曰："凡刺有五，以应五脏……合谷刺者，左右鸡足，针于分肉之间，以取肌痹，此脾之应也。"这种刺法是在肌肉分间，当进针后，退至浅层又依次再向上下或两旁斜刺，形如鸡爪的分叉，在不损伤或少损伤皮肤的情况下加强对分肉的刺激量，激发肌肉的潜能。选择适宜体位，常规消毒，锋针开皮后，圆针刺入，多为直刺，然后退至皮下，向上下，或左右倾

黄帝内经九针疗法

68

斜后再刺入，用于肌肉分间，临床上用于治疗肌痹等病证，由于刺激量大，故用于重症或疑难病证的治疗。《灵枢·卫气失常第五十九》曰："上下皆满者，上下取之，与季胁之下一寸；重者鸡足取之。"

六、治疗特点

（一）治疗部位

针刺部位为分肉，以激发、疏通肌肉经气，不刺入肌肉。

（二）针刺方法

刺法以直刺为主，兼有平刺、斜刺等。

（三）针刺深度

刺入深度不等，一般为数厘米深。

（四）进针

圆针没有尖，无法进皮，需锋针开皮方可刺入。

（五）留针

圆针一般不留针。

七、注意事项

圆针不刺入肌肉，"无得伤肉分"，"不得伤肌肉"，刺入肌肉，由于肌肉血运丰富，易出血，"伤则气得竭"（《灵枢·九针论第七十八》）。

69

第四章　鍉　针

鍉针为针刺脉，治疗"病在脉"的专用针具，为九针第三针。《素问·针解篇第五十四》曰："三针脉。"

一、概述

《灵枢·九针论第七十八》曰："三者人也。人之所以成生者血脉也。故为之治针，必大其身而圆其末，令可以按脉勿陷，以致其气，令邪气独出……三曰鍉针，取法于黍粟之锐，长三寸半，主按脉取气，令邪出。"（图4-1）《灵枢·九针十二原第一》曰："鍉针者，锋如黍粟之锐，主按脉勿陷，以致其气。"《灵枢·官针第七》曰："病在脉，气少，当补之者，取以鍉针于井荥分输。"目前很多人认为鍉针"圆其末"，没有针尖，不刺入机体，作为点按经脉、穴位用。

我们不认同这一说法，我们认为鍉针可作为刺入人体的针具，一是作为刺入人体的工具，鍉针、圆针都是"圆其末"，如果是点按穴位，用圆针即可，没有必要专用鍉针，何况其针尖"锋如黍粟之锐"，比圆针更尖，点按更疼。二是《内经》反复要求"按脉勿陷"，点按不可能做到"按脉勿陷"，那只有与经脉同行，横行操作才能做到"按脉勿陷"，所以鍉针不是纵向点按操作，而是与经脉平行的横行操作。三是《灵枢·热病第二十三》曰:"热病头痛,颠颥、目挈脉痛,善衄,厥热病也,取之以第三针,视有余不足。"是唯一列举用锓针治疗的病,显然这不是点按穴位所能解决的,必须刺入治疗。四是天地人中,脉位于"天"皮肤与"地"肌肉之间,锓针治疗的是中间的脉,脉在分肉间运行,治疗经脉郁滞只能在皮肤与肌肉之间横行针刺。五是古代制针材料珍贵,如果点按没必要"大其身",做到"三寸半"长,与镵针、圆针一样,做到"一寸六分"甚至更短即可。所以我们认为锓针是横行按压、横行疏剥,只有这样才能做到既疏通脉气,又"按脉勿陷"。《灵枢·经脉第十》说"经脉十二者,伏行分肉之间,深而不见",分肉之间这个部位里面主要是皮下筋膜,经脉在分肉间运行,是一个与皮肤平行的横向层面,是人体气血循行的路线,锓针治疗是通过锋针开皮,锓针进入皮下横行按压,疏剥分间经脉,疏通经脉之气,达到治疗作用,至于锓针"三寸半"长,是为了增加疏剥经脉的长度、面积,从而提高治疗效果。

锓针点按穴位,不刺入皮肤,只用于四肢末端等软组织很薄,皮肤至骨很近的腧穴,也能做到"按脉勿陷",作为其附属作用之一。

二、作用

(一) 祛除邪气

外邪侵袭,郁滞经脉,通过锓针按压疏通,使脉气恢复通行、外邪排除。《灵枢·九针论第七十八》曰:"三曰锓针,取法于黍粟之锐,长三寸半,主按脉取气,令邪气出。"

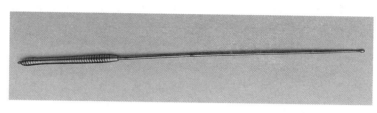

图 4-1 镙针

（二）疏通经络

镙针通过横行疏剥分肉间的经脉，能直接疏通经脉郁滞，使经脉通畅，作用迅速，纵行点揉、按压，通过刺激腧穴能通行经脉、疏散经脉郁滞、消除郁结，使经络通畅。

（三）补益脉气

对于脉气虚弱，运行无力而郁滞者，运用镙针轻手法刺激穴位，轻刺激为补，可使脉气恢复，郁滞疏通。《灵枢·官针第七》曰："病在脉，气少，当补之者，取以镙针于井荥分输。"

三、针刺部位组织结构

（一）镙针刺脉（分间）

《素问·针解篇第五十四》曰："三针脉。"镙针治疗的组织结构是经脉，由于经脉无形，其在分间运行，"经脉十二者，伏行分肉之间，深而不见……经脉者，常不可见也，其虚实也，以气口知之"，故治疗部位是皮下分间，而调节的是脉。锃针刺入后，顺着经脉在分间穿行疏通，经脉多与皮肤平行方向，横行疏通，也有入内，斜行疏通。针刺顺着经脉走行，为补，逆着经脉走行方向，为泻。

（二）点按腧穴

病情较轻者，锃针也可不刺入机体，只作为按摩工具，点按腧穴治疗，轻刺激为补，重刺激为泻。

四肢末端等软组织菲薄，皮肤至骨很近，神经又很丰富，感应较强，如井穴、荥穴，无法锋针开皮后再锃针刺入，只能点按治疗，也能达到疗效。

四、主治病证

（一）《灵枢》中锃针主治病证

1. 脉病

《灵枢·官针第七》曰："病在脉，气少，当补之者，取以锃针于井荥分输。"

2. 热病头痛

《灵枢·热病第二十三》曰："热病头痛，颞颥、目瘈脉痛，善衄，厥热病也，取之以第三针，视有余不足。"

（二）现在主治病证

1. 经脉病证，包括实证、虚证。

2. 痛证，经脉不通引起的疼痛等。

五、刺法

（一）直针刺

锋针开皮，将患处皮肤提起，然后将锟针沿皮刺入，横向疏通经脉，用来治疗寒气侵犯部位较大的疾病的针刺方法，使邪气浮而外泄，进针较浅，适应于治疗浅表经脉等部位的病证，现在多称为沿皮刺或横刺。《灵枢·官针第七》曰："凡刺有十二节，以应十二经……六曰直针刺，直针刺者，引皮乃刺之，以治寒气之浅者也。"

《素问·针解篇第五十四》曰："三针脉。"《灵枢·刺节真邪第七十五》曰："一经上实下虚而不通者，此必有横络盛加于大经，令之不通，视而泻之，此所谓解结也。"经脉伏行于分肉之间，分肉的损伤自然要间接影响经脉的畅通，阻碍气血的运行，从而导致临床症状。这种因横络卡压而导致的气血不通，自然也会引起疼痛，而且常是顽固性疼痛，锟针解除此横络的卡压是解决经脉不通，解除经筋粘连而形成的横络，松解强加于经脉上的结络、条索压迫，这就是"此所谓解结也"，即《灵枢·刺节真邪第七十五》的"解结"法。

（二）点按穴位

将锟针按压在经脉及穴位表面，不刺入皮肤，以得气为度，亦可病人自己使用，锟针取穴可根据辨证分经、循经取穴，或"以痛为俞"的原则取穴，单独或结合运用，锟针治疗因按压的轻重程度可分为强弱二类：

弱刺激：将针轻轻压在经脉穴位上，待局部皮肤周围发生红晕或症状缓解时，缓慢起针，起针后局部稍加揉按。

强刺激：将针重压在经脉及穴位上，动作宜快，待病人感觉疼痛或酸胀感向上下扩散时，迅速起针。

六、注意事项

鍉针横行疏通经脉，不能纵行按压，使经脉管腔受压、气血郁滞不通。《灵枢·九针十二原第一》曰："鍉针者……主按脉勿陷。"

第五章　锋　针

锋针为点刺经络、穴位，调节络脉专用针具，为九针第四针。

一、概述

《灵枢·九针十二原第一》曰："四曰锋针，长一寸六分……锋针者，刃三隅以发痼疾。"（图5-1）《灵枢·九针论第七十八》曰："四者时也。时者四时八风之客于经络之中，为痼病者也。故为之治针，必筒其身而锋其末，令可以泻热出血，而痼病竭……四曰锋针，取法于絮针，筒其身，锋其末，长一寸六分，主痈热出血。"《灵枢·官针第七》曰："病在五脏固居者，取以锋针，泻于井荥分输，取以四时。"锋针"锋其末"，较为锋利，便于刺入，"刃三隅"，刺入后开口较大，不利闭合，利于出尽瘀血、邪气，为刺血、治疗血脉病的专用针具，为《内经》最常用的治疗方法，现代刺络放血临床仍然较为常用，多用于络脉络穴，取穴部位较广，几乎全身皆可取穴放血，适用病证较多，足见其在针灸学的重要地位。现代锋针在刺骨时也可用到，还可代替长针，尤其部位表浅者，锋针较长针更方便用力操作，锋针针刺多为快速点刺，不留针。

二、作用

（一）清泻热邪，排出火毒

热毒郁结，发为痈肿，锋针放血，热邪、火毒通过外出之血得以排出，具有清泻热邪、排出火毒的作用，甚至可以解毒消痈，为治疗火热之证，甚至火毒较好的刺法。《灵枢·九针论第七十八》曰："四曰锋针……主痈热出血。"《素问·长刺节论篇第五十五》曰："治痈肿者，刺痈上，视痈小大深浅刺。刺大者多血，小者深之，必端内针为故止。"

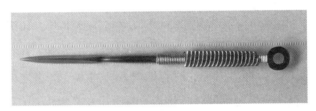

图 5-1 锋针

（二）舒筋活络，疏通经络

邪气阻滞，经脉瘀滞不通而引起痼疾经久不愈者，锋针放血可使经脉邪气得以排出，顽固阻滞去，经络畅通，痼疾而愈，故具有舒筋活络、疏通经络的作用。《灵枢·官针第七》曰："病在经络痼痹者，取以锋针。"《灵枢·寿夭刚柔第六》曰："久痹不去身者，视其血络，尽出其血。"《素问·调经论篇第六十二》曰："视其血络，刺出其血，无令恶血得入于经，以成其疾。"

（三）祛除瘀血，活血化瘀

锋针刺络放血可直接祛除瘀血，瘀血迅速得除，起到活血化瘀的作用，随着瘀血的排出，临床症状多有缓解或消失。《灵枢·九针十二原第一》曰："凡用针者……菀陈则除之。"《素问·针解篇第五十四》曰："菀陈则除之者，出恶血也。"《灵枢·水胀第五十七》曰："先泻其胀之血络，后调其经，刺去其血络也。"

（四）祛除外邪，疏散表邪

外邪侵袭经络，锋针放血，可使外邪随着血液外流排出，外邪随之而去，治疗四时八风之客于经络者，如现在外感风热，通过放血，症状可较快得到缓解。《灵枢·九针论第七十八》曰："四者时也，时者四时八风之客于经络之中，为瘤病者也，故为之治针，必筒其身而锋其末。"《灵枢·寒热病第二十一》曰："皮寒热者，不可附席，毛发焦，鼻槁腊，不得汗。取三阳之络。"

（五）祛除顽邪，调节脏腑

锋针取十二经脉腧穴刺血，可除五脏六腑之顽邪，使顽邪随瘀血外排，邪去则正安，脏腑功能得到调节，尤其是针刺井穴、荥穴，为治疗顽固性、疑难性脏腑病证较好的方法。《灵枢·官针第七》曰："病在五脏固居者，取以锋针，泻于井荥分输，取以四时。"《灵枢·顺气一日分为四时第四十四》曰："病在脏者取之井。"

黄
帝
内
经
九
针
疗
法

三、针刺部位组织结构

锋针针刺多为点刺，刺入较浅，刺破皮肤出血即可，有些经络瘀阻较深者，也可刺入较深，深度达到 2 ～ 3mm。

（一）络结

络结即络脉怒张粗大显现，超出生理范围，为络脉血聚瘀积之处，是锋针治疗的主要部位，也是最常用的锋针治疗结构，通过刺络放血，使瘀血迅速排出，病邪随之外排，症状随即消失，多获得立竿见影的效果。《灵枢·经脉第十》曰："诸刺络脉者，必刺其结上。"《灵枢·九针十二原第一》曰："血脉者，在腧横居，视之独澄，切之独坚。"

（二）无结

有的络脉病变虽然"无结"，但机体有络脉瘀阻，也用锋针刺络治疗。《灵枢·经脉第十》曰："甚血者虽无结，急取之，以泻其邪而出其血，留之发为痹也。"

1. 络穴

络穴为锋针常用针刺部位，全身络穴均可，但以四肢末端为主，尤其是井穴，有较好疗效。《素问·缪刺论篇第六十三》曰："邪客于五脏之间，其病也，脉引而痛，时来时止，视其病，缪刺之于手足爪甲上，视其脉，出其血。"

2. 络脉

络脉虽然没有络结，但有络脉瘀滞表现，也可为锋针针刺部位，选择使用。《灵枢·寒热病第二十一》曰："皮寒热者，不可附席，毛发焦，鼻槁腊，不得汗，取三阳之络，以补手太阴。"

3. 痛点

压痛点多为病变部位，也是锋针放血的常用部位。如《素问·缪刺论篇第六十三》曰："邪客于足太阳之络，令人拘挛背急，引胁而痛。刺之从项始数脊椎侠脊，疾按之应手如痛，刺之傍三痏，立已。"

4. 病痛局部

有些病痛部位，有异常改变，即为锋针针刺部位，有些虽然没有异常改变，局部也可作为锋针放血的部位。《素问·疟篇第三十六》曰："先头痛及重者，先刺头上及两额、两眉间出血。"

5. 相关神经处

背部支配病变部位的相关神经出口，可作为锋针治疗部位，选择运用。

（三）经脉

有些病变，需要锋针经脉放血，或经脉、络脉同时针刺，同时调节经脉、络脉，更利于经络的疏通，提高针刺效果。《素问·缪刺论篇第六十三》曰："人有所堕坠，恶血留内，腹中满胀，不得前后，先饮利药。此上伤厥阴之脉，下伤少阴之络。刺足内踝之下、然骨之前血脉出血，刺足跗上动脉；不已，刺三毛上各一痏，见血立已，左刺右，右刺左。"

（四）刺骨

锋针不但是刺脉的针具，还能深刺骨，刺激骨膜、骨质、骨络、骨空，治疗邪深入肾及骨的病证，也可治疗疑难病证。《灵枢·热病第二十三》曰："热病身重骨痛，耳聋而好瞑，取之骨，以第四针，五十九刺。"

四、主治病证

（一）《灵枢》中锋针主治病证

《灵枢》锋针治疗 10 种病证，有热证 6 病、顽固性病证 3 证、实邪 1 证。

1. 痼痹

《灵枢·官针第七》曰："病在经络痼痹者，取以锋针。"

2. 痼疾

《灵枢·九针十二原第一》曰："四曰锋针，长一寸六分……锋针者，刃三隅，以发痼疾。"

3. 五脏固居

《灵枢·官针第七》曰："病在五脏固居者，取以锋针，泻于井荥分输，取以四时。"

4. 大邪（实邪）

《灵枢·刺节真邪第七十五》曰："凡刺大邪日以小，泄夺其有余乃益虚，剽其通，针其邪，肌肉亲视之，毋有反其真，刺诸阳分肉间……刺大者用锋针。"

5. 痈热

《灵枢·九针论第七十八》曰："四曰锋针，取法于絮针，筒其身，锋其末，长一寸六分，主痈热出血。"

6. 热病

（1）热病面青脑痛，手足躁：《灵枢·热病第二十三》曰：
"热病面青脑痛，手足躁，取之筋间，以第四针（锋针），于
四逆。"

（2）热病数惊，瘛疭而狂：《灵枢·热病第二十三》曰：
"热病数惊，瘛疭而狂，取之脉，以第四针，急泻有余者，癫
疾毛发去，索血于心，不得，索之水，水者肾也。"

（3）热病身重骨痛，耳聋而好暝：《灵枢·热病第二十
三》曰："热病身重骨痛，耳聋而好暝，取之骨，以第四针，
五十九刺，骨病，不食啮齿耳青，索骨于肾，不得，索之土，
土者脾也。"

（4）热病体重，肠中热：《灵枢·热病第二十三》曰："热
病体重，肠中热，取之以第四针，于其俞及下诸趾间，索气于
胃络，得气也。"

（5）热病夹脐急痛，胸胁满：《灵枢·热病第二十三》曰：
"热病夹脐急痛，胸胁满，取之涌泉与阴陵泉，取以第四针，
针嗌里。"

《黄帝内经》中刺络法运用较多，是最常用的针刺方法之
一，也是锋针的适应证，所治病证极其广泛。

（二）现代主治病证

1. 热性病

锋针具有清热解毒、泻火消痈的作用，用以治疗热证。
《灵枢·九针论第七十八》曰："四曰锋针……主痈热出血。"

2. 瘀血病

锋针放血可使经脉瘀阻之血得以排出，瘀阻得去，新血布达，功能恢复正常，对于各种瘀血病均可。

3. 痹证

锋针放血可使经脉痹阻之邪得以排出，经络通畅，痹痛得除。《灵枢·官针第七》曰："病在经络痼痹者，取以锋针。"

4. 脏腑病

锋针在脏腑有关腧穴点刺放血，通过穴区的刺激，可以调节脏腑的功能活动，使其恢复正常。《灵枢·官针第七》曰："病在五脏固居者，取以锋针。"

5. 疑难病证

对于"久病入络"的疑难病证，通过锋针刺络放血，使络脉瘀阻消除，络脉得通，有助于经脉的畅通。

五、刺法

（一）络刺

《说文解字》曰："络，絮也。一曰麻未沤也。"为络脉瘀血较重状。《灵枢·官针第七》曰："络刺者，刺小络之血脉也。"《灵枢·小针解第三》曰："宛陈则除之者，去血脉也。"络刺就是刺皮下浅部的静脉怒张处以出瘀血，疏通络脉痹阻，又称刺血法，是用锋利针刺入络脉，使之溢出一定量的血液，血液色变或血止而止，从而达到治疗疾病目的一种独特外治法，适于瘀血痹阻者。《灵枢·经脉第十》曰："故诸刺络脉者，必刺其结上，甚血者虽无结，急取之，以泻其邪而出其血，留之发为痹也。"

（二）赞刺

《说文解字》曰："赞，见也。从贝从兟。兟，音诜，进也。"就是多针、浅刺、不留针而达到出血泻热的目的，适于病位在肌肉的痈肿、各种化脓性炎症、各种热证，为了加强效果，也可加拔火罐，以使瘀血尽量外排，热毒随之外出，需要强调的是针刺密集度、深浅度。《灵枢·官针第七》曰："赞刺者，直入直出，数发针而浅之出血，是谓治痈肿也。"赞刺也可作为局部瘀血、血液循环较差的治疗。

（三）豹纹刺

强调的是出血的形状，锋针前后左右针刺血脉使其出血的刺法，直取瘀阻之络脉，放出瘀阻之血，由于出血点多，痕若豹纹，故名豹纹刺，因心主血脉，故本法应心而用于治疗与心有关的血脉瘀阻等疾患。《灵枢·官针第七》曰："凡刺有五，以应五脏……二曰豹纹刺，豹纹刺者，左右前后针之，中脉为故，以取经络之血者，此心之应也。"

（四）缪刺

缪为交叉之意。《素问·缪刺论篇第六十三》曰："缪刺，以左取右，以右取左。"又"有痛而经不病者，缪刺之，因视其皮部有血络者尽取之"，指人体一侧络脉有病而针刺对侧络脉、络穴的方法。与巨刺交叉取穴刺经有异。

缪刺是络脉病的专用刺法，经脉病变不能用。《素问·缪刺论篇第六十三》曰："有痛而经不病者，缪刺之。因视其皮部有血络者尽取之，此缪刺之数也。"《素问·三部九候论篇第二十》曰："其病者在奇邪，奇邪之脉，则缪刺之。"

（五）短刺

锋针可代替长针刺骨，"上下摩骨"，行短刺、输刺法，刺激骨膜、骨质、骨络、骨空，甚至可疏通骨内瘀滞，治疗骨病等。《灵枢·官针第七》曰："短刺者，刺骨痹，稍摇而深之，致针骨所，以上下摩骨也。"

（六）开皮

只刺过皮肤，作为圆针、锓针、大针等刺入的通道，便于其穿过皮肤操作。

六、注意事项

1. 出血性疾病禁用。
2. 局部出现血肿，应按压或拔火罐。
3. 局部皮肤破损者不宜针刺放血。

第六章　铍　针

铍针为针刺囊腔，释放热毒、水液、压力，治疗囊腔痈脓、积水、高压、紧张等病变的专用针具，为九针第五针。

一、概述

《灵枢·九针论第七十八》曰："五者音也。音者冬夏之分，分于子午，阴与阳别，寒与热争，两气相搏，合为痈脓者也。故为之治针，必令其末如剑锋，可以取大脓……五曰铍针，取法于剑锋，广二分半，长四寸，主大痈脓，两热争者也。"《灵枢·九针十二原第一》曰："铍针者，末如剑锋，以取大脓。"《灵枢·官针第七》曰："病为大脓者，取以铍针。"（图6-1）意思为第五种针铍针，比象于五音，音为五数，位于一、九两数中间。一数代表冬至一阳初生之时，月建在子；九数代表夏至阳气极盛之时，月建在午。而五数正当一到九数的中央，暑往寒来，阴阳消长的变迁，由此可分。由此及彼人体阴阳也是处于两端，相互别离，寒热不调，而相互搏结，使肉腐化脓，则形成痈肿，以铍针治疗。

古代人生活条件艰苦，风餐露宿，蚊虫叮咬较多，猎物咬伤，打猎奔跑易于外伤，部落战争更易外伤，开放性损伤较大，医疗条件又差，消毒条件也差，易感染化脓，故痈肿疮脓较多，为多发病、常见病，且病变部位较大，故称"大脓"，铍针末如剑锋，切开过程中对刀口周围组织牵拉力较小，疼痛较轻，"广二分半"约合现在4.5mm，开口又较大，且不易封口，利于脓液彻底外排，使脓液、热毒持续排出，铍针为切开排脓的最好器械，最为常用。《灵枢·玉版第六十》曰："故其已成脓血者，其唯砭石铍锋之所取也。"

现在人们多养尊处优，生活条件优越，外伤较少，痈脓更少，治疗"大脓"早已极少用到，随着治疗范围的扩大，取其刺破囊腔的作用，用于切开滑囊壁、鞘膜壁、筋膜腔、挛缩筋膜等，使铍针治疗范围更广，现在有许多铍针的变形，如小针刀等，多取得了较好疗效。

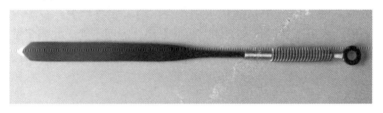

图6-1　铍针

二、作用

（一）清热泻火，祛毒排脓

铍针针身锋利较宽，刺入开口大，脓液流出通畅，使热毒、脓液持续排出。具有清热泻火、祛毒排脓的作用，是治疗痈脓的专用针具。《灵枢·九针十二原第一》曰："铍针者，末如剑锋，以取大脓。"《灵枢·官针第七》曰："病为大脓者，取以铍针。"《灵枢·玉版第六十》曰："以小治小者其功小，以大治大者多害，故其已成脓血者，其唯砭石铍锋之所取也。"

铍针也具有放血排毒、排除热毒恶血的作用，治疗火毒郁积但没成脓者。《灵枢·终始第九》曰："重舌，刺舌柱以铍针也。"

（二）疏通经络，排水消肿

铍针具有刺破脓腔的作用，同时也具有刺破囊腔、水腔的作用，用以囊腔、水腔病，如徒㿗、阴囊积液等。《灵枢·四时气第十九》曰："徒㿗，先取环谷下三寸，以铍针针之，已刺而筒之，而内之，入而复出，以尽其㿗。"《灵枢·刺节真邪第七十五》曰："故饮食不节，喜怒不时，津液内溢，乃下留于睾，水道不通，日大不休，俯仰不便，趋翔不能。此病荥然有水，不上不下，铍石所取，形不可匿，常不得蔽，故命曰去爪。"

（三）松解筋膜，疏通经络

由铍针刺破脓腔、水腔推理，铍针具有刺破筋膜腔、刺破郁滞点的作用，用于经气聚结不通、筋膜腔高压、筋膜粘连、紧张等病证，现在最常用的针具——小针刀即是铍针发展的产物，还有许多针具，也看到了铍针的影子，与铍针具有相似的机理。

三、针刺部位组织结构

（一）脓腔

脓腔为《内经》铍针最主要的针刺部位，刺破脓腔偏下

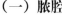

外壁，使脓液充分外流，热毒随之外排。《灵枢·九针论第七十八》曰："五曰铍针，取法于剑锋，广二分半，长四寸，主大痈脓，两热争者也。"

（二）热毒郁结处

热毒郁结壅滞处，可作为热毒腔以铍针治疗，如重舌又称子舌，是指舌下肿胀凸起，如舌下又生一小舌的舌象，由火热上灼舌本，热结血瘀，湿热停聚所致，用铍针治疗，释放热毒瘀血。《灵枢·终始第九》曰："重舌，刺舌柱以铍针也。"

（三）水液积聚处

水液积聚处，临床可作为水腔以铍针治疗。如《灵枢·四时气第十九》曰："徒㽷，先取环谷下三寸，以铍针针之，已刺而筒之，而内之，入而复出，以尽其㽷。"《灵枢·刺节真邪第七十五》曰："故饮食不节，喜怒不时，津液内溢，乃下留于睾，水道不通，日大不休，俯仰不便，趋翔不能。此病荥然有水，不上不下，铍石所取。"

（四）筋膜腔、筋膜

肌肉、肌腱、血管、神经多包被在筋膜中，软组织损伤疼痛，多有损伤部位的筋膜内高压，通过铍针刺破筋膜，释放高压，改善局部血运，可缓解病情。随着治疗水平的不断提高，不但能治疗筋膜腔高压，对筋膜的紧张、挛缩也可铍针治疗，多有较好疗效。

铍针"长四寸"，约90mm，说明铍针治疗部位较深，所以古人有将铍针用于较深部位病变处，可用于较深部位的部分痈脓、水液积聚、筋膜病变。

四、主治病证

（一）《灵枢》中铍针主治病证

《灵枢》铍针有 9 处，治疗 4 个病证。

1. 痈脓、大脓

《灵枢·官针第七》曰："病为大脓者，取以铍针……大泻刺者，刺大脓以铍针也。"《灵枢·九针十二原第一》曰："铍针者，末如剑锋，以取大脓。"《灵枢·玉版第六十》曰："以小治小者其功小，以大治大者多害，故其已成脓血者，其唯砭石铍锋之所取也。"《灵枢·九针论第七十八》曰："五曰铍针，取法于剑锋，广二分半，长四寸，主大痈脓，两热争者也。"《灵枢·刺节真邪第七十五》曰："凡刺痈邪无迎陇，易俗移性不得脓，脆道更行去其乡，不安处所乃散亡。诸阴阳过痈者，取之其输泻之……刺痈者用铍针。"

2. 重舌

《灵枢·终始第九》曰："重舌，刺舌柱以铍针也。"

3. 徒㽷

《灵枢·四时气第十九》曰："徒㽷，先取环谷下三寸，以铍针针之，已刺而筒之，而内之，入而复出，以尽其㽷，必坚。束缓则烦悗，束急则安静，间日一刺之，㽷尽乃止。饮闭药，方刺之时徒饮之，方饮无食，方食无饮，无食他食百三十五日。"

4. 去爪

《灵枢·刺节真邪第七十五》曰："腰脊者，身之大关节也。肢胫者，人之所以趋翔也。茎垂者，身中之机，阴精之候，津液之道也。故饮食不节，喜怒不时，津液内溢，乃下留于睾，水道不通，日大不休，俯仰不便，趋翔不能。此病荥然有水，不上不下，铍石所取，形不可匿，常不得蔽，故命曰去爪。"

（二）现在主治病证

《灵枢》铍针现在很少使用，现在用的为改进型，变小、变窄，如小针刀、微铍针等，针法由刺破脓腔改为刺破筋膜腔、紧张痉挛的筋膜、关节囊腔，用以治疗筋与关节的疼痛、肿胀等，尤其是部位较大的疼痛。

五、刺法

（一）大泻刺

《灵枢·官针第七》曰："大泻刺者，刺大脓以铍针也。"就是针对热壅血瘀而致大脓、火郁的治法，治疗时，常规消毒，局麻后快速进针，刺破排脓，使热毒外出，相当于外科的切开排脓。《素问·长刺节论篇第五十五》曰："治痈肿者，刺痈上，视痈小大、深浅刺。刺大者多血，小者深之，必端内针为故止。"随着经济的发展，卫生条件的改善，痈脓已很少见到，即使出现痈脓也多被外科其他方法治愈，极少见到用铍针治大脓者。

（二）松解囊腔、筋膜

近年来铍针的新用途不断拓宽，具有松解粘连、舒筋活络、活血化瘀、通经止痛的作用，通过铍针对皮下组织、筋膜的切割，使筋膜腔内压力减小，筋膜表面张力降低，紧张、挛缩解除，松解粘连，从而消除神经所受的刺激、牵拉和压迫，缓解疼痛、麻木等。常用于治疗筋膜的紧张、挛缩、粘连引起的颈肩腰腿痛证，临床多用纵向切割，与神经、肌肉、血管走行一致，刺入不可过深，以防损伤神经、血管等。

六、注意事项

1. 严格消毒，以防感染。

2. 刺入不可过深，以防损伤内部组织。

3. 局部皮肤破损者不宜针刺。

第七章　圆利针

圆利针为调节筋、分肉，治疗筋病变的专用针具，也用于针刺腧穴，治疗脏腑等病证，为九针第六针。

一、概述

圆利针为刺筋的专用针具。《灵枢·九针论第七十八》曰："六者律也。律者调阴阳四时而合十二经脉，虚邪客于经络而为暴痹者也。故为之治针，必令尖如氂，且圆其锐，中身微大，以取暴气……六曰圆利针，取法于氂，针微大其末，反小其身，令可深内也，长一寸六分，取痈痹者也。"（图 7-1）《灵枢·九针十二原第一》曰："圆利针者，尖如氂，且圆且锐，中身微大，以取暴气。"《灵枢·官针第七》曰："病痹气暴发者，取以圆利针。"《素问·长刺节论篇第五十五》曰："病在筋，筋挛节痛，不可以行，名曰筋痹。刺筋上为故，刺分肉间，不可中骨也；病起筋炅，病已止。"《刺灸心法要诀》有云："圆利针形尖如氂，主治虚邪客于经，暴痹走注历节病，刺之经络实时痛。"氂，犛牛尾也，圆利针针尖如牛尾，"尖如氂，且圆且锐"，"锐"利于在筋、分肉间穿行，"圆"能增强针与筋肉的摩擦刺激，增加疏通效果，可调节筋，也可调节分肉，多用于痹气暴发等筋肉痹痛，也可代替毫针针刺腧穴，治疗脏腑病证等，由于针体较毫针粗，刺激较强，针感明显，疗效更好，所以近年来圆利针使用范围逐渐扩大，主治病证逐渐增多。

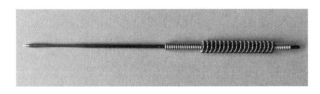

图7-1　圆利针

二、作用

（一）祛风散寒，除湿通痹

圆利针治疗"虚邪客于经络而为暴痹者也"（《灵枢·九针论第七十八》)，具有祛除风寒湿邪的作用，用以突发性痹证。《灵枢·官针第七》曰："病痹气暴发者，取以圆利针。"

（二）舒筋活络，疏通经络

《灵枢·九针论第七十八》曰："律者，调阴阳四时而合十二经脉，虚邪客于经络而为暴痹者也。"圆利针不但能通行足厥阴肝经、足少阳胆经，而且"合十二经脉"，能通行十二经脉，治疗"病痹气暴发者"，具有舒筋活络、通行经络的作用。《素问·调经论篇第六十二》曰："病在筋，调之筋。"《灵枢·杂病第二十六》曰："膝中痛，取犊鼻，以圆利针。"《灵枢·厥病第二十四》曰："足髀不可举，侧而取之，在枢合中，以圆利针，大针不可刺。"

锋针、圆利针都有舒筋活络、通行筋脉作用，用以治疗疼痛不通之证，但二者病因、治疗部位、深浅、刺法、主治病证等各不相同，注意鉴别（表7-1）。

表7-1　锋针、圆利针鉴别

项目	锋针	员利针
病因	经络不通、络脉瘀滞	外邪侵袭于筋
病变部位	经络、血络、腧穴	筋、腧穴
针刺角度	点刺	多直刺、斜刺
刺法	络刺、缪刺、豹纹刺、赞刺	关刺、恢刺
针刺深浅	浅	深
是否出血	放血	不出血
病证	络脉病、经络痼痹	筋痹

（三）强刺腧穴，调节脏腑

圆利针刺激较强，调节腧穴效果好，针刺腧穴有调节脏腑的功能，与毫针相比，具有较好的调节脏腑功能的作用。《素问·通评虚实论篇第二十八》曰："腹暴满，按之不下，取手太阳经络者，胃之募也，少阴俞去脊椎三寸傍五，用圆利针。"《灵枢·热病第二十三》曰："热病嗌干多饮，善惊，卧不能起，取之肤肉，以第六针（圆利针）。"

（四）调节阴阳，使之平衡

圆利针能调节人体阴阳，纠正阴阳的偏盛偏衰，使阴阳平衡。《素问·针解篇第五十四》曰："六针调阴阳。"《灵枢·寿夭刚柔第六》曰："阴中有阴，阳中有阳，审知阴阳，刺之有方。"

圆利针调节阴阳，一是针刺有关腧穴，调节阴阳的偏盛偏衰，使之平复，如《灵枢·热病第二十三》曰："热病嗌干多饮，善惊，卧不能起，取之肤肉，以第六针（圆利针），五十九刺。"二是调节任督二脉，督脉为阳脉之海，总督诸阳经，任脉为阴脉之海，总督诸阴经，督脉、任脉位于前后正中线，为筋集中之处，通过圆利针刺任督脉之筋，调节任督二脉，使诸阴阳经得到调节，使之平衡。

三、针刺部位组织结构

圆利针主要针刺筋、分肉，也针刺腧穴。

（一）筋

病在筋，针刺治疗筋，疏通筋气，为圆利针针刺常法，最为常用。《素问·调经论篇第六十二》曰："病在筋，调之筋。"如《灵枢·杂病第二十六》曰："膝中痛，取犊鼻，以圆利针，针间而发之，针大如氂，刺膝无疑。"取的是犊鼻穴处之筋。《灵枢·厥病第二十四》曰："足髀不可举，侧而取之，在枢合中，以圆利针，大针不可刺。"取的是"枢合中"筋，并强调不能用大针治疗。

（二）腧穴

圆利针也刺腧穴，可为四肢腧穴，也可为头部、躯干等腧穴，如《素问·通评虚实论篇第二十八》曰："腹暴满，按之不下，取手太阳经络者，胃之募也，少阴俞去脊椎三寸傍五，用圆利针。"取的是上肢支正穴、上腹部中脘穴、腰部肾俞穴。《灵枢·热病第二十三》曰："热病嗌干多饮，善惊，卧不能安，取之肤肉，以第六针（圆利针），五十九刺，目眦青，索肉于脾，不得，索之木，木者肝也。"取的是《灵枢》热病五十九穴，即两手外内侧各三，凡十二穴；五指间各一，凡八穴，足亦如是；头入发一寸傍三分各三，凡六穴；更入发三寸边五，凡十穴；耳前后口下者各一，项中一，凡六穴；巅上一，囟会一，发际一，廉泉一，风池二，天柱二，多为四肢末端、头颈部腧穴。

（三）分肉间

圆利针也可通过针刺分肉间，调节筋的病证、虚证。《灵枢·刺节真邪第七十五》曰："凡刺小邪日以大，补其不足乃无害。视其所在迎之界，远近尽至不得外，侵而行之乃自费，刺分肉间……刺小者用圆利针。"《素问·长刺节论篇第五十五》曰："病在筋，筋挛节痛，不可以行，名曰筋痹。刺筋上为故，刺分肉间，不可中骨也。"

四、主治病证

（一）《内经》中主治病证

《内经》论述员利针有 9 处，分别治疗 8 种病证，其中有 5 证是筋痹疼痛，2 处为内脏病证。

1. 痹气暴发

《灵枢·官针第七》曰："病痹气暴发者，取以圆利针。"

2. 痛痹

《灵枢·九针论第七十八》曰："六曰圆利针，取法于氂针，微大其末，反小其身，令可深内也，长一寸六分，主取痛痹者也。"

3. 暴气

《灵枢·九针十二原第一》曰："圆利针者，尖如氂，且圆且锐，中身微大，以取暴气。"《灵枢·九针论第七十八》曰："六者，律也。律者，调阴阳四时而合十二经脉，虚邪客于经络而为暴痹者也。故为之治针，必令尖如氂，且圆且锐，中身微大，以取暴气。"

4. 髋痛

《灵枢·厥病第二十四》曰："足髀不可举，侧而取之，在枢合中，以圆利针，大针不可刺。"

5. 膝中痛

《灵枢·杂病第二十六》曰："膝中痛，取犊鼻，以圆利针，针间而发之，针大如氂，刺膝无疑。"

6. 小邪

《灵枢·刺节真邪第七十五》曰："凡刺小邪日以大，补其不足乃无害。视其所在迎之界，远近尽至不得外，侵而行之乃自费，刺分肉间……刺小者用圆利针。"

7. 腹暴满

《素问·通评虚实论篇第二十八》曰："腹暴满，按之不下，取手太阳经络者，胃之募也，少阴俞去脊椎三寸傍五，用圆利针。"

8. 热病嗌干多饮，善惊，卧不能安

《灵枢·热病第二十三》曰："热病嗌干多饮，善惊，卧不能安，取之肤肉，以第六针（圆利针），五十九刺，目眦青，索肉于脾，不得，索之木，木者肝也。"

（二）现在主治病证

圆利针刺激较重，针感较强，疗效较快且好，但针刺疼痛较重，适于痹证、脏腑病证之顽固难愈者的治疗。

1. 筋痹

躯干、四肢筋、关节的疼痛麻木，如头痛、颈椎病、肩周炎、网球肘、腰椎病、股骨头缺血坏死症、膝关节骨性关节炎等。

2. 脏腑功能失调病证

如心悸、心痛、胸闷、善惊、咳喘、胃痛、腹泻、便秘、口干等。《素问·通评虚实论篇第二十八》曰："腹暴满，按之不下，取手太阳经络者，胃之募也，少阴俞去脊椎三寸傍五，用圆利针。"

五、刺法

员利针是近年来运用较多的九针之一，刺法也较多，多用于筋肉痹痛，其刺法如下：

（一）关刺

《说文解字》曰："关，以木横持门户也。"《灵枢·官针第七》曰："凡刺有五，以应五脏……三曰关刺，关刺者，直刺左右尽筋上，以取筋痹，慎无出血，此肝之应也，或曰渊刺，一曰岂刺。"强调的是针刺组织，就是直刺肢体关节的筋上以治疗疾病，但应当注意针刺时不能出血。肝在体为筋，这是适合于肝脏的刺法，是圆利针最常用的刺法，主治筋痹。局部消毒后，圆利针刺入，到达需要的适宜深度，退至皮下，再往左右、上下倾斜后刺入 2～3 下，针刺快进快出，不留针，出针棉签按压，每个部位 3 日 1 次。

（二）恢刺

《灵枢·官针第七》曰："凡刺有十二节，以应十二经……三曰恢刺，恢刺者，直刺傍之，举之前后，恢筋急，以治筋痹也。"《说文解字》曰："恢，大也。从心，灰声。"恢刺是从经筋的挛缩点旁边进针，针刺筋结点及其旁边，并向前向后做抬举的针法，以加强刺激，恢复经筋原来状态，用以治疗筋痹。

六、注意事项

1. 本针刺方法刺激性较强，畏针或体虚者慎用。

2. 出血性疾病禁用。

3. 局部有溃疡、感染、瘀血者禁用。

4. 发热、高血压、心脏病患者慎用。

第八章 毫 针

毫针为针刺腧穴，调节经气的专用针具，也可针刺筋、肉、络脉等，刺法较多，治病范围很广，能用于治疗针灸科所有病证，为九针第七针。

一、概述

《灵枢·九针论第七十八》曰："七者星也。星者人之七窍，邪之所客于经，而为痛痹，舍于经络者也，故为之治针，令尖如蚊虻喙，静以徐往，微以久留，正气因之，真邪俱往，出针而养者也……七曰毫针，取法于毫毛，长一寸六分，主寒热痛痹在络者也。"《灵枢·官针第七》曰："病痹气痛而不去者，取以毫针。"《灵枢·九针十二原第一》曰："毫针者，尖如蚊虻喙，静以徐往，微以久留之而养，以取痛痹。"（图 8-1）《刺灸心法要诀》曰："毫针主治虚痹缠，养正除邪在徐缓，寒热痛痹浮浅疾，静入徐出邪正安。毫针者，因取法于毫毛，故名之也。主刺邪客经络，而为痛痹邪气轻浅者也。凡正气不足之人，用此针刺之，静以徐往，渐散其邪，微以久留，缓养正气，则寒邪痛痹浮浅之在络者，皆可平也。"毫针即我们日常所说的针灸针，是针灸的主体，也是九针中最常用者，由于毫针较细，刺激较轻，针刺几乎没有损伤，各个部位、层次结构都可针刺，多种刺法皆可运用，补虚泻实皆可，各种疾病都可治疗。但由于毫针较细，刺激较轻，影响某些病证疗效，所以古人才发展九针，各针具间配合协作，可获得快准好的治疗效果。

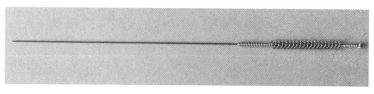

图 8-1　毫针

二、作用

（一）祛除外邪，祛风散寒

毫针具有祛除外邪、祛风散寒等作用，尤其邪侵经络者，治疗"邪之所客于经，舍于络"（《灵枢·九针论第七十八》)，现在外感病证可以毫针治疗。

（二）舒筋活络，疏通经脉

毫针具有舒筋活络、疏通经脉、通痹止痛的作用，用于治疗痛痹，为毫针治疗的主要病种。《灵枢·九针十二原第一》曰："毫针者，尖如蚊虻喙，静以徐往，微以久留之而养，以取痛痹。"《灵枢·官针第七》曰："病痹气痛而不去者，取以毫针。"《素问·缪刺论篇第六十三》曰："邪客于足少阳之络，令人留于枢中痛，髀不可举，刺枢中以毫针，寒则久留针。"

（三）补助阳气，温经散寒

毫针具有温补阳气、温经散寒、扶助阳气的作用，用于寒证的治疗，多久留针，"微以久留之而养"，温阳散寒作用更为明显。《灵枢·刺节真邪第七十五》曰："凡刺寒邪日以温，徐往徐来致其神，门户已闭气不分，虚实得调其气存也……刺寒者用毫针也。"《灵枢·九针论第七十八》曰："七曰毫针，取法于毫毛，长一寸六分，主寒痛痹在络者也。"

（四）调节脏腑，补虚泻实

毫针具有调节脏腑、补益虚弱、滋养精气、充实正气的作用，用于脏腑虚弱病。《素问·针解篇第五十四》曰："七针益精。"《灵枢·九针十二原第一》曰："毫针者……静以徐往，微以久留之而养。"《灵枢·九针论第七十八》曰："故为之治针……静以徐往，微以久留，正气因之，真邪俱往，出针而养者也。"

毫针还具有调节脏腑、祛除病邪的作用，用于脏腑实证。《灵枢·卫气第五十二》曰："气在头者，止之于脑；气在胸者，止之膺与背腧；气在腹者，止之背腧，与冲脉于脐左右之动脉者；气在胫者，止之于气街与承山，踝上以下。取此者用毫针，必先按而在久，应于手，乃刺而予之。"

三、针刺部位组织结构

毫针是九针最常用的针具，运用范围最广，人体各部位、各结构皆可针刺。

（一）腧穴

针刺腧穴的针具主体是毫针，全身各处腧穴皆可运用，为社会各界所公认，毫针几乎成了针具的代名词。《灵枢·卫气第五十二》曰："胸气有街，腹气有街，头气有街，胫气有街。故气在头者，止之于脑；气在胸者，止之膺与背腧；气在腹者，止之背腧，与冲脉于脐左右之动脉者；气在胫者，止之于气街与承山，踝上以下。取此者用毫针，必先按而在久，应于手，乃刺而予之。"《素问·缪刺论篇第六十三》曰："邪客于足少阳之络，令人留于枢中痛，髀不可举，刺枢中以毫针，寒则久留针。"

（二）络脉

络脉病变主要用锋针针刺，但也可用毫针，如《灵枢·九针论第七十八》曰："七曰毫针，取法于毫毛，长一寸六分，主寒痛痹在络者也。"

（三）筋

圆利针主治筋，毫针也是治疗筋病的常用针具，如《灵枢·官针第七》曰："病痹气痛而不去者，取以毫针。"

（四）压痛点

压痛点也是毫针常用针刺部位，如《素问·缪刺论篇第六十三》曰："邪客于臂掌之间，不可得屈，刺其踝后，先以指按之痛，乃刺之。"

（五）肌肉丰厚处

圆针为肌肉病的专用针具，但圆针较粗，只刺分间，不刺肌肉，以免损伤肌肉，肌肉又是必刺之处，一是治疗肌肉病需要直接针刺肌肉，二是许多腧穴，位居肌肉丰厚处，如合谷、手三里、丰隆、环跳、梁丘、伏兔、膀胱经背俞等，也需针刺，毫针较细，几乎没有损伤，所以针刺肌肉的任务，由毫针承担，尤其肌肉丰厚处。《灵枢·卫气第五十二》曰："气在胫者，止之于气街与承山，踝上以下。取此者用毫针。"《素问·缪刺论篇第六十三》曰："邪客于足少阳之络，令人留于枢中痛，髀不可举，刺枢中以毫针，寒则久留针。"

四、主治病证

(一)《内经》中毫针主治病证

《内经》毫针治病有7处，有4处治疗痹证疼痛，各有1处治疗寒证、气街病、婴儿病。

1. 痛痹

《灵枢·九针十二原第一》曰："毫针者，尖如蚊虻喙，静以徐往，微以久留，正气因之，真邪俱往，出针而养，以取痛痹。"

2. 痹气痛

《灵枢·官针第七》曰："病痹气痛而不去者，取以毫针。"

3. 寒痛痹在络

《灵枢·九针论第七十八》曰："七曰毫针，取法于毫毛，长一寸六分，主寒痛痹在络者也。"

4. 枢中痛，髀不可举

《素问·缪刺论篇第六十三》曰："邪客于足少阳之络，令人留于枢中痛，髀不可举，刺枢中以毫针，寒则久留针。"

5. 寒证

《灵枢·刺节真邪第七十五》曰："刺寒者用毫针也。"

6. 气街病

《灵枢·卫气第五十二》曰："请言气街：胸气有街，腹气有街，头气有街，胫气有街。故气在头者，止之于脑；气在胸者，止之膺与背腧；气在腹者，止之背腧，与冲脉于脐左右之动脉者；气在胫者，止之于气街与承山，踝上以下。取此者用毫针，必先按而在久，应于手，乃刺而予之。"

7. 婴儿病

《灵枢·逆顺肥瘦第三十八》曰："刺婴儿奈何？岐伯曰：婴儿者，其肉脆，血少气弱。刺此者，以毫针，浅刺而疾发针，日再可也。"

8. 肉脆、血少气弱体质

体质较弱者，尤其婴儿，气血不足，而毫针较细，几乎没有损伤，不会伤及气血，且有补虚的作用，对于虚弱性病证，除艾灸外，主要用毫针针刺。《素问·针解篇第五十四》曰："七针益精。"《灵枢·逆顺肥瘦第三十八》曰："婴儿者，其肉脆，血少气弱。刺此者，以毫针，浅刺而疾发针，日再可也。"

（二）现在主治病证

毫针应用最为广泛，临床最为常用，目前可以治疗各科疾病。

1. 内科病证

心肝脾肺肾的各种内科病证。

2. 骨伤科病证

躯干、四肢的筋肉、关节各种病证。

3. 神经病证

各种中枢、周围的神经病变，如麻木、无力等。

4. 妇科病证

妇科炎症、痛症、内分泌紊乱症等。

5. 五官科病证

鼻、咽、眼、耳、舌、齿病等。

6. 儿科病证

小儿腹泻、消化不良、咳嗽等。

五、刺法

根据症状辨证分经，循经取穴，局部消毒后，毫针刺入，到达适宜深度，留针时间根据病证而定，留针为毫针的针刺特点。《灵枢·九针十二原第一》曰："毫针者……静以徐往，微以久留之而养。"《灵枢·九针论第七十八》曰："故为之治针……静以徐往，微以久留，正气因之，真邪俱往，出针而养者也。"其刺法为：

（一）输刺

《灵枢·官针第七》曰："凡刺有九，以应九变，一曰输刺，输刺者，刺诸经荥输脏腧也。"输刺强调的是针刺腧穴，就是通过辨证分经，循经取穴，以荥腧、脏俞为主，治疗脏腑、经络病变的刺法，为最常用的针刺方法，不但用于内科病，也用于各科病证。

（二）远道刺

《灵枢·官针第七》曰："凡刺有九，以应九变……远道刺者，病在上，取之下，刺腑腧也。"针刺腧穴治疗脏腑、经络病变，病位在上，取之下，病位在下，取之上，强调的是远距离取穴，但要循经取穴，远道刺亦为重要的选穴原则、针刺方法，多取得较快、较好疗效，疗效优于近距离取穴，为临床所常用。

（三）经刺

《灵枢·官针第七》曰："凡刺有九，以应九变……经刺者，刺大经之结络经分也。"强调的是针刺大经结络的部位，就是经脉气血聚结、郁结而形成的经筋结聚处，如压痛、硬结、条索等阳性反应点，针刺局部，有的放矢，有针对性地进行治疗。

（四）巨刺

《灵枢·官针第七》曰："凡刺有九，以应九变……八曰巨刺，巨刺者，左取右，右取左。"强调的是针刺对侧，指机体一侧有病，而于对侧相同、相应部位选取穴位治疗的交叉针刺法，多选明显压痛点，疗效显著，是治疗损伤疼痛的重要刺法，本法是刺经而不是刺络，不放血，与刺络的缪刺法不同。《素问·调经论篇第六十二》曰："痛在于左而右脉病者，巨刺之。"

（五）焠刺

《灵枢·官针第七》曰："凡刺有九，以应九变……九曰焠刺，焠刺者，刺燔针则取痹也。"强调的是用热针治疗寒性痹证，是针前先热针的刺法。《灵枢·经筋第十三》曰："手少阴之筋……其病内急，心承伏梁，下为肘网。其病当所过者支转筋，筋痛。治在燔针劫刺，以知为数，以痛为输。"《素问·调经论篇第六十二》曰："燔针劫刺其下及与急者；病在骨，焠针药熨。"《类经》注："燔针者，盖纳针之后，以火燔之使暖也，此言焠针者，用火先赤其针而后刺之，不但暖也，寒毒阴结，非此不可。"张景岳所言燔针，即现代温针，于针前加热，加强温热散寒通痹作用，以治疗痹证。

（六）偶刺

《灵枢·官针第七》曰："凡刺有十二节，以应十二经。一曰偶刺，偶刺者，以手直心若背，直痛所，一刺前，一刺后，以治心痹，刺此者，傍针之也。"强调的是前后同时治疗，即直对病痛所在，一刺前，一刺后，于胸脘部及背部进行针刺，阴阳同调，用以治疗心胸痛痹，由于这种刺法是前后对偶，因称偶刺。

（七）报刺

《灵枢·官针第七》曰："凡刺有十二节，以应十二经……二曰报刺，报刺者，刺痛无常处也，上下行者，直内无拔针，以左手随病所按之，乃出针复刺之也。"强调的是根据疼痛部位及变化情况针刺，根据病人所报之处下针，施行手法后，询问病人针处是否痛止，再在其他痛处下针，即根据针刺后出现疼痛的位置决定再次下针的位置，报，亦作"复"解，即出针后复刺的意思，用以治疗痛无定处者。

（八）齐刺

《说文解字》曰："齐，禾麦吐穗上平也。"就是对病变部位直刺一针，再对病变部位上下或左右刺两针，三针平齐，以加强针感、提高疗效，用于病位在经筋，痹气小较深的病变，又称三针法。《灵枢·官针第七》曰："齐刺者，直入一，傍入二，以治寒气小深者；或曰三刺，三刺者，治痹气小深者也。"

（九）输刺

《灵枢·官针第七》曰："凡刺有十二节，以应十二经……七曰输刺，输刺者，直入直出，稀发针而深之，以治气盛而热者也。"就是垂直刺入较深处，得气后将针退出，乃从阴引阳，疏泻热邪的一种手法，用针较少，主治气盛致热的病证。

（十）扬刺

《说文解字》曰："扬，飞举也。"就是针刺病浅在表，寒气在表皮，面积较大的病证，直刺一针，旁刺四针，针刺较浅，强调的是针刺深度及针的形状，病浅宜浅刺。《灵枢·官针第七》曰："扬刺者，正内一，傍内四，而浮之，以治寒气之博大者也。"

（十一）阴刺

《灵枢·官针第七》曰："凡刺有十二节，以应十二经……十曰阴刺，阴刺者，左右率刺之，以治寒厥；中寒厥，足踝后少阴也。"是灵枢五刺法、九刺法、十二刺法中唯一针刺腧穴的针刺方法，也是为增加疗效，左右并刺的刺法，主要用以治疗阴寒内盛的寒厥证，因寒厥证与足少阴经有关，所以取足踝后的太溪穴。

（十二）傍针刺

《灵枢·官针第七》曰："凡刺有十二节，以应十二经……十一曰傍针刺，傍针刺者，直刺傍刺各一，以治留痹久居者也。"傍针刺强调的是针刺位置，就是在病处直刺一针，再于其旁边刺一针以加强针感的针刺法，用以治疗邪气久居不散的留痹证。

（十三）三刺法

三刺法是根据针刺深浅程度而形成的针刺方法，先浅刺进入皮肤，以宣泄卫分阳邪，再刺入一些，透过皮肤，接近肌肉，使营分阴邪外出，最后将针刺入分肉之间，以通导谷气。

毫针是《灵枢》中运用刺法最多的针具，以上列 13 种刺法，其他有些刺法，如分刺、恢刺、浮刺、关刺、合谷刺等毫针也可运用，以上多是现在最常用的刺法。

六、《内经》毫针运用

（一）根据脉象确定经脉病变

1. 人迎候阳经病，寸口候阴经病

手足三阳经病变候人迎，手足三阴经病变候寸口。《素

问·阴阳别论篇第七》曰："三阳在头，三阴在手。"

2. 一盛在少阳、厥阴，二盛在太阳、少阴，三盛在阳明、太阴

人迎较寸口一盛病在少阳，人迎较寸口二盛病在太阳，人迎较寸口三盛病在阳明，寸口较人迎一盛病在厥阴，寸口较人迎二盛病在少阴，寸口较人迎三盛病在太阴。《素问·六节藏象论篇第九》曰："故人迎一盛病在少阳、二盛病在太阳、三盛病在阳明……寸口一盛病在厥阴、二盛病在少阴、三盛病在太阴。"（表8-1）

表8-1　人迎寸口诊法

项目	人迎	寸口
一盛	手少阳	足厥阴
二盛	手太阳	足少阴
三盛	手阳明	足太阴

3. 阳盛则阴虚，阴盛则阳虚

阳经盛则与其相表里的阴经虚，阴经盛则与其相表里的阳经虚。《素问·血气形志篇第二十四》曰："足太阳与少阴为表里，少阳与厥阴为表里，阳明与太阴为表里，是为足阴阳也。"足少阳经盛则足厥阴经虚，足太阳经盛则足少阴经虚，足阳明经盛则足太阴经虚，足太阴经盛则足阳明经虚，足少阴经盛则足太阳经虚，足厥阴经盛则足少阳经虚。

（二）经脉病治疗

1. 阴阳表里两经同时治疗，阴经取 1 个穴位，阳经取 2 个穴位。阳经盛补 1 个阴经穴位，泻 2 个阳经穴位，阴经盛补

2 个阳经穴位，泻 1 个阴经穴位。《灵枢·始终第九》曰："人迎一盛，泻足少阳而补足厥阴，二泻一补，日一取之，必切而验之，疎取之上，气和乃止。人迎二盛，泻足太阳，补足少阴，二泻一补，二日一取之，必切而验之，疎取之上，气和乃止。人迎三盛，泻足阳明而补足太阴，二泻一补，日二取之，必切而验之，疎取之上，气和乃止。脉口一盛，泻足厥阴而补足少阳，二补一泻，日一取之，必切而验之，疎而取之上，气和乃止。脉口二盛，泻足少阴而补足太阳，二补一泻，二日一取之，必切而验之，疎取之上，气和乃止。脉口三盛，泻足太阴而补足阳明，二补一泻，日二取之，必切而验之，疎而取之上，气和乃止"（表 8-2 ）。

表 8-2 人迎寸口一二三盛刺法

项目		针刺经脉	针刺腧穴	次 数
人迎	一盛	泻足少阳 补足厥阴	泻二阳经穴 补一阴经穴	每日一次
	二盛	泻足太阳 补足少阴	泻二阳经穴 补一阴经穴	二日一次
	三盛	泻足阳明 补足太阴	泻二阳经穴 补一阴经穴	一日二次
寸口	一盛	泻足厥阴 补足少阳	补二阳经穴 泻一阴经穴	每日一次
	二盛	泻足少阴 补足太阳	补二阳经穴 泻一阴经穴	二日一次
	三盛	泻足太阴 补足阳明	补二阳经穴 泻一阴经穴	一日二次

2.先补后泻：所有病证皆先取虚弱经的穴位，后取实盛经的穴位，即先取需用补法的穴位，后取需用泻法的穴位。

《灵枢·始终第九》曰："阴盛而阳虚，先补其阳，后泻其阴而和之。阴虚而阳盛，先补其阴，后泻其阳而和之。"

3.治疗时间：一盛1日1次，二盛2日1次，三盛1日2次。

4.取穴必切而验之，寻找压痛等敏感点。《灵枢·背俞第五十一》曰："欲得而验之，按其处，应在中而痛解，乃其腧也。"《灵枢·刺节真邪第七十五》曰："用针者，必先察其经络之实虚，切而循之，按而弹之，视其应动者，乃后取而下之。"

（三）热厥、寒厥

刺治热厥的病，应当刺阴经2次，刺阳经1次，刺治寒厥的病，应当刺阳经2次，刺阴经1次。二阴的意思，是指在阴经针刺2次；一阳的意思，是指在阳经针刺1次。《灵枢·终始第九》曰："刺热厥者，二阴一阳；刺寒厥者，二阳一阴。所谓二阴者，二刺阴也；一阳者，一刺阳也。"

（四）治疗标准

1.以脉搏"坚"与"不坚"为治愈标准，不以症状是否缓解为标准。脉搏恢复正常，即使尚有症状，也为病愈，脉搏没有恢复"坚"与"不坚"，即使症状消失，也认为病不愈。《灵枢·始终第九》曰："所谓气至而有效者，泻则益虚，虚者脉大如其故而不坚也，坚如其故者，适虽言故，病未去也。补则益实，实者脉大如其故而益坚也，夫如其故而不坚者，适虽言快，病未去也。故补则实，泻则虚，痛虽不随针，病必衰去。"

2. 以气"至"与"不至"为标准。《灵枢·九针十二原第一》曰："刺之而气不至，无问其数。刺之而气至，乃去之，勿复针……刺之要，气至而有效。"

（五）经筋治疗

经筋病也属毫针治疗范围，"治在燔针劫刺，以知为数，以痛为输"（《灵枢·经筋第十三》）。《说文解字》曰："燔，热也。从火番声。热，温也，从火执声。"故燔一是炙、烤，二是焚烧。燔针即烧针。《说文解字》曰："劫，人欲去，以力胁止曰劫。"劫刺即快刺快出。

1."燔针劫刺"

将针烧热后快速进入，快速拔出，以取温热刺激，增强温经散寒作用，既非针刺后针柄加艾灸，也非火针焠刺。

2."以知为数"

以病人的感觉判断疾病的转归，决定治疗的次数。

3."以痛为输"

是以经筋病的痛点、压痛点为针刺腧穴。

经筋病的病痛部位为治疗腧穴，可为一点，也可为多点，可为一经，也可为多经，局部常规消毒，毫针烧热后刺入，行针后拔出，按压针眼，各腧穴依次治疗。

七、注意事项

1. 针刺不可过深，以防损伤内部脏器。
2. 妊娠妇女腹部、腰骶部禁用。

第九章　长　针

长针为调节深部筋骨，治疗深邪远痹的专用针具，为九针第八针。《素问·针解篇第五十四》曰："八针除风。"

一、概述

长针为《内经》治疗深邪远痹的针具，骨痹为深邪远痹，长针是刺骨的针具。《灵枢·九针论第七十八》曰："八者风也。风者人之股肱八节也。八正之虚风，八风伤人，内舍于骨解腰脊节腠之间，为深痹也。故为之治针，必长其身，锋其末，可以取深邪远痹……八曰长针，取法于綦针，长七寸，主取深邪远痹者也。"（图9-1）《灵枢·九针十二原第一》曰："长针者，锋利身薄，可以取远痹。"《灵枢·官针第七》曰："病在中者，取以长针。"长针的功效是祛除舍于"骨解腰脊节腠之间"八风，由于部位较深，故用长针，长针也用于骨痹。《素问·长刺节论篇第五十五》曰："病在骨，骨重不可举，骨髓酸痛，寒气至，名曰骨痹。深者刺，无伤脉肉为故。其道大分、小分，骨热病已止。"长针"长其身、锋其末"，"锋利身薄"，可以治疗较深部位疾病，针刺阻力较小，长于针刺深部筋骨，治疗"深邪远痹"病证。"深邪"即邪入较深，病变部位深，就皮肉脉筋骨五体而言，筋骨较深，骨部最深，"深

黄帝内经九针疗法

116

邪"侵入于筋骨，发为筋痹、骨痹；"远痹"即时间久远，病程较长，长久不愈，部位深又久，多为难证、重证，故长针除"深邪远痹"外，也可作为疑难病证等顽固性疾病的常用针具，疗效显著。

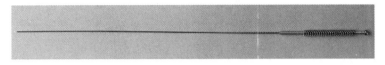

图 9–1 长针

二、作用

（一）祛除深邪，疏通经络

长针针体较长，可以祛除"内舍于骨解腰脊节腠之间"之"八风""深邪"。《素问·针解篇第五十四》曰："八针除风。"通行经络，疏通"深邪远痹"郁滞，则经络通畅。《灵枢·九针论第七十八》曰："八正之虚风，八风伤人，内舍于骨解腰脊节腠之间，为深痹也……八曰长针，取法于綦针，长七寸，主取深邪远痹者也。"《灵枢·九针十二原第一》曰："长针者，锋利身薄，可以取远痹。"

（二）深刺于骨，通行骨痹

长针通过"深内之至骨""致针骨所，以上下摩骨"等刺法，治疗"骨解腰脊"等骨病，具有通行骨痹、疏通在骨之郁滞的作用。《素问·调经论篇第六十二》曰："病在骨，调之骨。"《灵枢·官针第七》曰："短刺者，刺骨痹，稍摇而深之，

117

致针骨所，以上下摩骨也……输刺者，直入直出，深内之至骨，以取骨痹，此肾之应也。"《灵枢·官针第七》曰："病在中者，取以长针。"

小针刀是现在最为常用的针刺工具，尤其在治疗疑难病证方面临床取得了较好疗效。小针刀的作用主要是松筋，操作的特点多刺至骨面，在骨面上操作，松筋的同时，也多刺骨，或刺骨膜。长针也有短刺、输刺等刺骨治疗骨痹、深部病证的作用，是筋骨同治，起到了松筋、刺骨的双重作用，与小针刀有异曲同工之妙，故有较好疗效。

（三）疏通经脉，调节脏腑

长针皮下透刺，能疏通经脉，调节脏腑功能，尤其是腰骶、背部腧穴部位，治疗皮下经气不通、脏腑功能失调病证。由于长针"长其身、锋其末"，尖较锋利，皮下透刺不用锋针开皮，可直接刺入，先刺过皮肤，然后顺皮下平行延伸，针身长，可通透较大面积的部位。多用于背部，通透督脉、膀胱经，疏通脏腑背腧穴的郁滞。

也可直刺、斜刺腰骶部腧穴，深刺至骨，调节脏腑之气。《灵枢·癫狂第二十二》曰："内闭不得溲，刺足少阴、太阳，与骶上以长针。"

骨属肾，肾主骨，长针"深内之至骨"，可调节肾气，治疗肾脏病证。《灵枢·官针第七》曰："输刺者，直入直出，深内之至骨……此肾之应也。"

118

三、针刺部位组织结构

（一）骨筋（骨解腰脊节腠之间）

长针治疗邪客于"骨解腰脊节腠之间"病证，祛除"骨解腰脊节腠之间"之邪，疏通"骨解腰脊节腠之间"郁滞。"骨解腰脊节腠"即骨缝、腰背、股肱八节、腠理等部位较深者，以腰背、肩、肘、髋、膝等大关节为主，尤以脊柱及其周围最为常用。长针"锋其末"，可刺至骨，上下摩骨，刺激骨膜、骨，也可刺入深部腠理之间，疏通深部腠理之郁滞，也可简单认为针刺深部筋、骨，祛除风邪，治疗"深邪远痹"等病位深、病程长的病证。《灵枢·九针论第七十八》曰："八者风也。风者人之股肱八节也。八正之虚风，八风伤人，内舍于骨解腰脊节腠之间，为深痹也。故为之治针，必长其身，锋其末，可以取深邪远痹……八曰长针，取法于綦针，长七寸，主取深邪远痹者也。"

（二）腧穴

长针较长，用于需要深刺的腧穴，如腰骶部腧穴等。《灵枢·癫狂第二十二》曰："内闭不得溲，刺足少阴、太阳，与骶上以长针。"

（三）三关

三关即玉枕关、夹脊关、尾闾关（图9-2），是督脉腧穴，为小周天修炼者督脉上的主要穴位，也是经气容易郁滞之处。

《黄帝外经解要与直译·三关升降篇四十一》曰："巫咸问曰：人身三关在何经乎？岐伯曰：三关者，河车之关也，上玉枕，中肾脊，下尾闾。巫咸曰：三关何故关人生死乎？岐伯曰：关人生死，故名曰关……三关者，先天之气所行之径道也，气旺则升降无碍，气衰则阻，阻则人病矣。"可见三关在人体极其重要，为重中之重。玉枕关位于风府穴处，夹脊关为第七胸椎棘突处，尾闾关为骶中嵴处。三关每个部位均可治疗全身病证，全身病证皆可选取，同时也存在上部选上，中部选中，下部选下的对应关系。三关针刺要在骨面上进行，长针刺入三关之骨，上下摩骨，甚至刺入骨内，可调节骨及肾的功能，骨位五体最深部，尾闾关为元气汇聚之处，肾为先天之本，气血生化之源，久病及肾，骨与肾病是疾病的最后阶段，是疾病深重者，为长针的适应证，长针针刺三关治疗久病等疑难病证，疗效迅速。

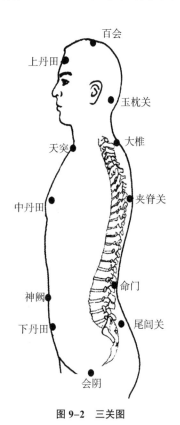

图 9-2　三关图

百会
上丹田
玉枕关
大椎
天突
夹脊关
中丹田
命门
神阙
尾闾关
下丹田
会阴

黄帝内经九针疗法

四、主治病证

（一）《灵枢》中长针主治病证

《灵枢》中长针治疗者有 4 处，治疗 3 个病。

1. 深邪远痹

《灵枢·九针十二原第一》曰："长针者，锋利身薄，可以取远痹。"《灵枢·九针论第七十八》曰："故为之治针，必长其身，锋其末，可以取深邪远痹……八曰长针，取法于綦针，长七寸，主取深邪远痹者也。"

2. 内闭不得溲

《灵枢·癫狂第二十二》曰："内闭不得溲，刺足少阴、太阳，与骶上以长针。"

3. 病位较深

病位较深者，长针治疗。《灵枢·官针第七》曰："病在中者，取以长针。"

（二）现在主治病证

1. 骨痹

《灵枢·官针第七》曰："短刺者，刺骨痹……输刺者，直入直出，深内之至骨，以取骨痹。"

2. 顽固性疼痛

顽固性疼痛多病程较长，我们认为其病位较深，需要深刺，才能解决。《灵枢·九针论第七十八》曰："八曰长针……主取深邪远痹。"

3. 疑难病证

病程较长、病位较深的疑难病证，非深刺不能解决。《灵枢·官针第七》曰："病在中者，取以长针。"

4. 筋肉疼痛

局部经脉不通而致疼痛，长针不用锋针开皮，可代替圆针疏通皮下郁滞，通行经脉，疏通经气，用以治疗筋肉疼痛等病证。

五、刺法

（一）短刺

《说文解字》曰："短，有所长短，以矢为正。从矢豆声。"短刺可以治疗骨痹病，局部常规消毒后，长针缓慢进针，同时稍稍摇动针体，使针渐渐深入骨部，再上下提插摩擦骨部，以加强刺激作用，强调刺激部位、手法，也可刺破骨，使骨内瘀血流出，疏通骨内瘀滞。也可刺两骨之间的关节，刺破关节囊释放压力，调节关节。《灵枢·官针第七》曰："凡刺有十二节，以应十二经……短刺者，刺骨痹，稍摇而深之，致针骨所，以上下摩骨也。"

（二）输刺

输刺是直入直出，刺入深到骨，可以治疗骨痹之证，这是与肾脏相应的刺法，局部常规消毒后，长针直接刺入至骨，加压增强对骨的刺激，增强疗效。《灵枢·官针第七》曰："凡刺有五，以应五脏……五曰输刺，输刺者，直入直出，深内

黄帝内经九针疗法

之至骨，以取骨痹，此肾之应也。"输刺与短刺都是刺骨的方法，但在手法上稍有不同。

（三）皮下透刺

长针由于"锋其末"，可直接透刺，不用锋针开皮，如现在芒针、莽针、巨针等，都可见到长针的影子，治疗筋肉疾病有很好的疗效。用长针只松解病变局部浅筋肉即可缓解症状，取得较好疗效。由于筋膜是一个多维网络，深筋膜也得到不同程度的放松，也有一定的治疗作用，故皮下透刺为常用的治疗方法。

（四）针刺腧穴

长针针刺有关的腧穴，尤其三关腧穴，治疗相关脏腑病证。《灵枢·癫狂第二十二》曰："内闭不得溲，刺足少阴、太阳，与骶上以长针。"

六、注意事项

1.严格消毒，以防感染。

2.浅表性疾病不宜长针针刺。

3.长针较长，操作时手指不要触及针身，以防污染。

第十章　大　针

大针为调节关节之筋，治疗机关之水的专用针具，为九针第九针。

一、概述

《灵枢·九针论第七十八》曰："九者野也。野者人之节解皮肤之间也，淫邪流溢于身，如风水之状而溜，不能过于机关大节者也。故为之治针，令尖如梃，其锋微圆，以取大气之不能过于关节者也……九曰大针，取法于锋针，其锋微圆，长四寸，主取大气不出关节者也。"（图 10-1）《灵枢·九针十二原第一》曰："大针者，尖如梃，其锋微圆，以泻机关之水也。"《灵枢·官针第七》曰："病水肿不能通关节者，取以大针。"筋痹阻不通，导致大气不能过于关节，关节之水蓄积不能上下流通而积聚，大针主要治筋，于关节内通透痹阻之筋，起到内引流的作用，具有疏通关节之气、祛除机关之水的作用，用于大气之不能过于关节、关节积液等治疗，尤其是髋、膝关节积液等，由于"其锋微圆"在筋之间穿行，对筋没有损伤，达到了《灵枢·官针第七》"慎无出血"的要求。

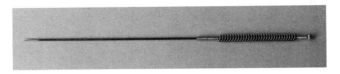

图 10-1 大针

二、作用

(一) 祛除外邪

大针可以祛除流溢于节解皮肤之间之淫邪，使邪外出。《灵枢·九针论第七十八》曰："野者人之节解皮肤之间也，淫邪流溢于身。"

(二) 通行经络，利水消肿

大针可以通利不通之经络，疏通肿胀之囊腔，"泻机关之水"，通利水道，利水消肿。《灵枢·官针第七》曰："病水肿不能通关节者，取以大针。"《灵枢·九针十二原第一》曰："大针者，尖如梃，其锋微圆，以泻机关之水也。"

(三) 皮下透刺，疏通郁滞

大针"其锋微圆"，对组织没有损伤，进行皮下等节解皮肤之间透刺，疏通郁滞，由于其针体较长，疏通范围较广，对于面积较大者，较为常用，可用于腰背，也可用于四肢。《灵枢·热病第二十三》曰："偏枯，身偏不用而痛，言不变，志不乱，病在分腠之间，巨针取之，益其不足，损其有余，乃可复也。"

三、针刺部位组织结构

（一）关节之筋

关节周围之筋瘀滞闭塞不通，可致"大气不出关节"，关节积水，大针可疏通关节之筋，使关节之气通顺、积水排出，瘀滞得通。《灵枢·九针十二原第一》曰："大针者，尖如梃，其锋微圆，以泻机关之水也。"《灵枢·九针论第七十八》曰："大针……主取大气不出关节者也。"

（二）节解皮肤之间（皮下）

"野"位"节解皮肤之间"。《灵枢·九针论第七十八》曰："野者人之节解皮肤之间也。"大针应"野"，长于疏通"节解皮肤之间"瘀滞，也就是皮下，尤其关节、骨骼处皮下，由于大针较长，也可针刺疏通背部等面积较大部位皮下。

（三）分腠

分腠即分肉和腠理等组织，分肉为肌肉之间者，腠理泛指皮肤、肌肉、脏腑的纹理及皮肤肌肉间隙交接处的结缔组织，大针可疏通治疗，可直刺，也可斜刺，由于大针"长四寸"，比圆针长，疏通范围较大。《灵枢·热病第二十三》曰："偏枯，身偏不用而痛，言不变，志不乱，病在分腠之间，巨针取之。"

黄帝内经九针疗法

126

四、主治病证

（一）《内经》中大针主治病证

《内经》中大针治疗者有 5 处，治疗 4 个病证，以关节积水为主。

1. 机关之水

《灵枢·九针十二原第一》曰："大针者，尖如梃，其锋微圆，以泻机关之水也。"

2. 水肿不能通关节

《灵枢·官针第七》曰："病水肿不能通关节者，取以大针。"

3. 气不能过于关节

《灵枢·九针论第七十八》曰："故为之治针，令尖如梃，其锋微圆，以取大气之不能过于关节者也……九曰大针，取法于锋针，其锋微圆，长四寸，主取大气不出关节者也。"

4. 虫瘕及蛟蛕

《灵枢·厥病第二十四》曰："肠中有虫瘕及蛟蛕，皆不可取以小针。心肠痛，侬作痛，肿聚，往来上下行，痛有休止，腹热喜渴涎出者，是蛟蛕也。以手聚按而坚持之，无令得移，以大针刺之，久持之，虫不动，乃出针也。怦腹侬痛，形中上者。"

5. 偏枯

《灵枢·热病第二十三》曰："偏枯，身偏不用而痛，言不变，志不乱，病在分腠之间，巨针取之，益其不足，损其有余，乃可复也。"张介宾曰："偏枯者，半身不随，风之类也，

127

其身偏不用而痛。若言不变、志不乱，则病不在脏而在于分肉腠理之间，可用巨针取之，即第九针（大针）也。察其虚实以施补泻，其元可复矣。"

（二）现在主治病证

1. 关节积液
主要是髋、膝关节积液。

2. 颈肩腰腿痛
颈椎病、肩周炎、腰椎间盘突出症、腰椎椎管狭窄、膝关节炎等。

3. 中风后遗症
脑卒中后遗症导致的肢体拘挛疼痛。

五、刺法

（一）关节透刺

大针透刺关节，局部常规消毒，锋针开皮，大针穿过皮肤后，纵行松解关节囊，主要用于膝关节、髋关节等积液的治疗，直刺关节囊上下、左右以通透关节囊，以通透下壁关节囊为主，使积液有通道外排于组织间，慢慢吸收，起到了内引流的作用。《灵枢·官针第七》曰："病水肿不能通关节者，取以大针。"既缓解了积液对滑膜刺激的恶性循环，又使病理产物积液流入组织间，通过吸收变成正气，消除了肿胀、疼痛。膝关节透刺从血海、梁丘进针，向下通透膝关节，刺破关节囊下壁，与下部软组织相通。髋关节在腹股沟韧带下 20mm 与股

黄帝内经九针疗法

动脉外下侧 20mm 的交点处进针，垂直刺破关节囊，使囊内外通透。也可在股骨大转子外上进针，垂直刺破关节囊，使囊内外通透。

（二）关刺

可代替圆利针关刺，刺激部位较深或较长，适用于面积较大的筋病，尤其是深部筋病，大针"其锋微圆"，没有尖，不会对筋造成损失，也不会出血。《灵枢·官针篇第七》曰："关刺者，直刺左右尽筋上，以取筋痹，慎无出血，此肝之应也。"

（三）皮下透刺（浮刺）

大针"其锋微圆"，局部常规消毒，锋针开皮，大针刺入穿过皮肤后，可以顺经络走行方向皮下通透，也可多个方向透刺，使皮下筋膜有疏通感，大针"长四寸"，远比圆针长，疏通面积较大，治疗高效，用于颈肩腰腿痛等浅筋膜粘连者。《灵枢·热病第二十三》曰："偏枯，身偏不用而痛，言不变，志不乱，病在分腠之间，巨针取之，益其不足，损其有余，乃可复也。"

大针在运针过程中，可有不同程度的串珠样的突破感，突破感有的较为明显，有的较轻，突破感的轻重预示郁结、粘连的轻重和病情的轻重，突破感较轻则说明郁结、粘连较轻，所用疏通力较小，突破感较重则说明郁结、粘连较重，所用疏通力较大，突破感也说明粘连已被解除，郁结已被通过、被消除、被疏通。

六、注意事项

　　避免损伤神经："枢合"深部有坐骨神经干，大针较长，可触及坐骨神经，大针"其锋微圆"，没有尖，针刺在组织间穿行，用力较大，机械压迫可造成神经损伤，故不用大针，圆利针较短，触及不到坐骨神经干，可用圆利针针刺"枢合"之筋。《灵枢·厥病第二十四》曰："足髀不可举，侧而取之，在枢合中，以圆利针，大针不可刺。"

黄帝内经九针疗法

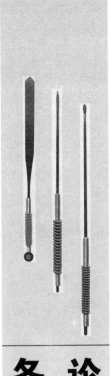

各 论

第十一章　骨伤科病

一、落枕

（一）概述

落枕是以颈部突然发生疼痛、活动受限为主的病证，又称"失枕"，是一种常见病，好发于青壮年，以冬春季多见。

（二）病因病机

1. 疲劳损伤，经脉瘀滞

多因夜间睡眠姿势不良，或头颈长时间处于过度偏转的位置，或因睡眠时枕头不合适，过高、过低或过硬，使头颈处于过伸或过屈状态，均可引起颈部一侧肌肉紧张、痉挛，时间较长即可发生损伤，使伤处肌筋强硬不和，气血运行不畅，不通则痛，肌肉痉挛则活动受限等。

2. 风寒侵袭，筋络痹阻

多因睡眠时不闭门窗，空调过低，风扇过大，衣被过少等，风寒侵袭颈背，气血凝滞，筋络痹阻，以致僵硬疼痛，动作不利。

本病病位在颈项经筋，为经筋受损，筋络拘急，气血运行不通所致。经脉与手足太阳、少阳经有关。

（三）诊断

1.症状

一般表现为起床后感觉颈后部、上背部疼痛不适，以一侧为多，或有两侧俱痛者，或一侧重，一侧轻，甚至累及肩部及胸背部，由于疼痛，使颈项活动不利，不能自由旋转，严重者俯仰也有困难，甚至头部强直于异常位置，使头歪向病侧。

2.体征

患处常有颈肌紧张、痉挛，胸锁乳突肌、斜方肌、菱形肌及肩胛提肌等处压痛，肌肉紧张处可触及肿块和条索状的改变。

3.病史

因睡眠姿势不良或感受风寒后所致。

（四）治疗

落枕为九针的适应证，也是优势病种，刚得者通过治疗多即刻缓解，症状消失，多日失治误治者或习惯性落枕者也有即时、远期疗效，但需坚持数次治疗。

1.镵针

（1）镵针半刺法：习惯性落枕于颈肩背部寻找反应点，褐色、红色反应点处行半刺法，以挑出白色纤维状物为度，多治疗1次即可。

（2）镵针毛刺法：根据患者症状辨证分经，选取足太阳膀胱经、足少阳胆经、手少阳三焦经、手太阳小肠经等颈背部穴位，用镵针行毛刺法，循经毛刺，每隔20～30mm选一针刺点，以不出血为度，1 日 1 次，新得者多 1 次治愈，顽固者 2～3 次治愈。

2. 锟针

顽固性落枕者，取大椎穴，锋针开皮后用锟针从大椎向风池、风府、天髎穴等浮刺通透，调节分气。颈部有脂肪垫堆积者在患处下方取穴，用锟针向脂肪堆积处呈扇形皮下浮刺，一般 1 次即可治愈。

也可用大针通透。

3. 锋针

大椎、委中、阿是穴等锋针刺血，加拔火罐，1 日 1 次。

4. 圆利针

取肩井、天髎、风池等穴圆利针关刺、合谷刺针法刺之，一般治疗 1 次。

5. 毫针

取颈夹脊、后溪、手三里、昆仑、束骨、外关、悬钟、阿是穴等，颈部活动不适者取颈夹脊穴平补平泻，留针 30 分钟。颈部不能左右旋转者取外关、悬钟、手三里行泻法，留针 30 分钟，1 日 1 次。颈部不能前后俯仰者取后溪、昆仑、束骨、后溪行泻法，留针 30 分钟。

二、颈椎病

（一）概述

颈椎病又称颈椎综合征，是因人体颈椎间盘逐渐发生退行性变、颈椎骨质增生，或正常生理曲线改变等造成颈椎管、椎间孔变形、狭窄，以致刺激、压迫颈部脊髓或神经根或交感神经或椎动脉或神经分支等而引起的一组综合征。为临床常见病、多发病，近年来患者有逐渐增多的趋势，属于中医学痹证、痿证、头痛、眩晕、项强等范围。

（二）病因病机

1. 内因

（1）先天畸形，易于发病：颈椎的先天畸形如颈椎隐裂、椎体融合、椎管狭窄等，使颈部代偿空间变小，代偿力降低，改变了颈椎的受力状态，加速了退变，较轻的外因即可形成椎管狭窄、棘突偏移、齿突偏移等颈椎结构的改变而影响神经、血管等出现颈椎病的症状。

（2）肝肾亏虚，筋骨衰退：先天肾气不足，或久病及肾，或年老肝肾亏虚，肝主筋，肾主骨，肝肾亏虚，筋骨失养，肾气虚，骨髓不充，则骨疲懈惰、松软无力。《素问·长刺节论篇第五十五》曰："病在骨，骨重不可举，骨髓酸痛，寒气至，名曰骨痹。"肝血虚，血不养筋，筋失所养，出现颈部筋脉拘急挛缩、屈伸不利、活动不灵等。

（3）气血亏虚，经脉失养：气血来源于水谷精微，由脾胃化生，由于老年体虚，脾胃虚弱，化源不足，或由于肾气不足，先天不能充养后天，而至后天不足，气血亏虚，颈部失于气的护卫则风寒湿邪侵袭，失于温煦则发凉怕冷，失于推动则血行迟缓、涩滞，失于滋润则拘急痉挛而发为颈椎病。

（4）七情内伤，气滞血瘀：七情即喜、怒、忧、思、悲、恐、惊，是人体的7种情志活动。七情是人们对于外在各种刺激所引起的不同心理状态，外界不同的刺激因素可引起相应的情志活动。七情是人体对外界的正常反应，不会令人致病。但如果外来的精神刺激突然而持久，使情志太过，就会导致疾病的发生，出现气机逆乱，血行失常，气滞血瘀，颈部经脉不通而发为颈椎病。

2. 外因

（1）外部损伤，瘀血停滞：颈椎位于头部、躯干之间，是人体脊柱活动最大部分，而且承担着头的重力，这就决定了颈椎易于损伤，形成局部瘀血停滞。有的外伤较为明显，瘀血较重，当时即出现颈椎疼痛、功能障碍，有的比较隐蔽，瘀血较轻，当时甚至以后很长时间内没有感觉，中、老年人代偿能力降低，临床症状就会表现出来。

（2）慢性劳损，瘀血内停：长期枕头过高过低、低头学习、工作、上网、玩游戏、超负荷的抬挑重物、不良的活动姿势及不良的体育锻炼姿势等使颈部的肌肉、韧带、关节过度劳累而损伤，颈椎的曲度发生改变，小关节退变、增生、移位等使颈椎周围神经、血管受到牵拉形成局部的瘀血内停，而产生颈椎病。

（3）外邪侵袭，痹阻经脉：由于久居风寒湿地，或汗出当风，风寒侵袭，或气温骤降，不加衣被，或衣领过低，颈部受凉，或空调温度过低、电扇风过大，时间又过长使风寒湿邪侵袭人体，损伤阳气，痹阻于颈部，使颈部气血不通而出现颈椎病。

可见外邪、外伤、慢性劳损等外部因素与七情内伤、脾胃虚弱、肝肾亏虚、精血不足等内部因素相合，导致督脉、手三阳经、手三阴经、足太阳经等经脉空虚或瘀滞，经脉不通、失养，不通或不荣而痛。

（三）诊断

1. 颈椎病的分型

颈椎病的发病部位、临床表现各种各样，根据病变受压组织的不同及病变部位、病变范围不同，临床症状也不相同，将颈椎病分为颈型、神经根型、椎动脉型、交感神经型、脊髓型颈椎病 5 种，其中以神经根型最为常见，约占颈椎病总数的60%。这是最常用、最传统的分类方法。

（1）颈型颈椎病

①症状：颈项疼痛、强直，肩背疼痛、僵硬，颈部屈伸、旋转等活动受限，颈部活动时，躯干多同时活动，头痛，头后部麻木，头晕，少数病人出现臂、手疼痛或麻木，但咳嗽、喷嚏不加重。

②体征：颈部强迫体位、活动受限，病变肌肉僵直、痉挛，局部压痛。

③X 线检查：颈椎曲度变直，小关节移位、增生，椎间隙变窄。

（2）神经根型颈椎病

①症状：颈、肩、臂疼痛，程度轻重不一，轻者仅酸痛，重者可剧痛难忍，彻夜不眠，疼痛呈阵发性加剧，多伴有麻木、无力，疼痛呈颈神经支配区域分布，部位固定，界限清楚。咳嗽、深呼吸、喷嚏、颈部活动时，患肢症状可诱发或加重，日久上肢肌肉可有萎缩。

②体征：颈部活动受限，病变棘突旁压痛并向患肢放射，

患肢也可反射性压痛。椎间孔挤压试验、臂丛神经牵拉试验阳性，受累神经支配区域皮肤感觉减退、肌肉可萎缩、肌力减弱。

③X线检查：颈椎生理曲度变直或消失、棘突偏歪、钩椎增生、椎间孔变小、椎间隙变窄。以上X线改变可部分或同时出现。

（3）椎动脉型颈椎病

①症状：眩晕呈旋转性、浮动性、一过性，有倾斜感、移动感，转动颈部诱发或加重，并伴有耳鸣、耳聋、视物模糊、记忆力减退等。猝倒前无预兆，多在行走、站立或颈部旋转屈伸时突然下肢无力而跌倒，瞬间即清醒，立即起身后可活动。头痛，多位于枕部、顶枕部，多为单侧，呈胀痛、跳痛，常因转头而诱发。极少部分伴有恶心、呕吐、上腹部不适、心悸、胸闷、多汗、尿频、尿急、声音嘶哑、吞咽困难等。

②体征：椎动脉旋转扭曲试验阳性。

③X线检查：可见钩椎增生、椎间孔狭窄、椎体不稳等。

（4）交感神经型颈椎病

①症状：颈枕痛或偏头痛，头晕、头沉、眼胀、视物模糊、流泪、眼睑无力、视力减退，咽部不适，有异物感，鼻塞、耳鸣、耳聋、舌尖麻木、牙痛、胸闷、心悸、心痛、失眠、腹泻、便秘、恶心、呕吐、哮喘、尿频、尿急、排尿困难，极少部分患者出现肢体麻木，遇冷加重，或呈间歇性皮肤发红、发热、肿胀，多汗或无汗。

②体征：颈部有压痛，易出现霍纳征：瞳孔缩小、眼睑下垂、眼球下陷等。

③X线检查：寰枢椎半脱位、颈椎旋转移位、骨质增生等。

（5）脊髓型颈椎病

①症状：疼痛多不明显，下肢出现麻木无力、沉重、发紫、怕冷、酸胀、水肿、站立不稳、步履蹒跚、闭目行走摇摆、脚尖不能离地、颤抖，重者腰背、腹部麻木，指鼻试验、跟膝颈试验阳性，可有尿急、排尿不尽、尿潴留、便秘或排便不畅。

②体征：屈颈试验阳性，浅反射迟钝或消失，深反射亢进。

③X线检查：颈椎生理曲度变直或向后成角、椎间隙变窄、椎体退变增生、后纵韧带钙化、先天性椎体融合等。

④CT检查：椎体后骨刺，椎间盘向后突出、脱出，后纵韧带钙化，黄韧带钙化等。

⑤磁共振成像（MRI）检查：脊髓受压明显，多因骨刺、椎间盘、黄韧带肥厚引起。

临床上此5型可单独出现，但多数情况下是2种或2种以上复合出现，多数症状较为典型，少数不典型，如交感神经型颈椎病可无颈部症状，只有内脏功能失调或五官症状，椎动脉型颈椎病有头部症状，临床上应仔细检查，综合考虑。

2. 颈椎病的辨证分经

颈、上肢为手三阴经、手三阳经、足太阳经、督脉等循行，根据颈椎病的症状进行辨证分经，循经治疗，使治疗更有针对性。临床上颈椎病可为一经病证，但多数为数经并病。

（1）督脉：头枕部及颈部疼痛、沉紧、麻木，颈屈伸不利，头枕后部、颈后正中部可有压痛。

（2）手阳明经：颈外侧、肩、上肢前外侧、食指疼痛麻木，颈侧屈不利，可向上肢放射，颈外侧、上肢前外侧压痛，上肢活动无力。

（3）手少阳经：颈外侧疼痛、压痛，颈侧屈不利，枕部可疼痛、沉重，向头侧放射，上肢外侧疼痛、麻木，可向中指、环指放射，上肢外侧中间可有压痛。

（4）手太阳经：颈后外侧疼痛、压痛，颈屈伸、侧屈不利，上背部酸楚疼痛、压痛，上臂后侧、前臂尺侧疼痛，可连及小指，头过伸时诸症加重，前臂尺侧及小指麻木、活动无力。

（5）手太阴经：肩前内侧疼痛酸楚，上及缺盆，下向上臂内侧前缘放射，可至拇指，上臂内侧、前臂桡侧、拇指麻木无力，肩前部可有压痛，颈部可有疼痛。

（6）手少阴经：肩前内侧疼痛酸楚，向下放射至上臂内侧后缘、前臂内侧后缘，前臂内侧后缘、掌、小指可出现疼痛、麻木、无力。

（7）足太阳经：颈部酸楚疼痛，头枕部疼痛、麻木，上臂疼痛，颈屈伸不利，头、颈后两侧可有压痛。

（四）鉴别诊断

1. 肩周炎

颈椎病尤其是神经根型颈椎病与肩周炎皆为老年多发，皆可因外伤、劳损、受凉而发，两者都可有肩、臂疼痛，有时较为相似。颈椎病有颈痛、活动不利，疼痛可到手，可伴有麻木、肌肉萎缩，椎间孔挤压试验、臂丛神经牵拉试验阳性，X线检查有骨质增生、椎间孔变窄等颈椎结构改变；肩周炎疼痛部位仅局限于肩、上臂，肩关节活动受限严重，无麻木、肌肉萎缩，X线检查无改变。

2. 颈椎结核

颈椎结核与颈椎病都有颈部疼痛、压痛，活动加重。颈椎结核有结核接触史，可有颈部痉挛，多伴有低热、盗汗，X线检查有颈椎骨质破坏，结核菌培养阳性；颈椎病有外伤、劳损、受凉史，无颈部痉挛、低热、盗汗，X线检查有颈椎骨质增生、颈椎结构改变，结核菌培养阴性。

3. 肿瘤

肿瘤（多为继发性，尤其是肺部肿瘤）与颈椎病都是中老年多发，都可出现上背、肩臂疼痛，临床易被误诊。但肿瘤疼痛多呈进行性加重，颈部、腋窝淋巴结多有肿大，伴有消瘦、乏力等，颈部、胸肺影像学检查及病理多能确诊，注意鉴别。

（五）治疗

颈椎病为九针较好适应证，也是优势病种，大部分证型通过九针治疗可治愈，最疑难的脊髓型颈椎病也有一定疗效，可避免手术之苦。

1. 颈型颈椎病

（1）镵针

①镵针半刺法：颈肩背部寻找反应点，褐色、红色反应点处行半刺法，以挑出白色纤维状物为度，1周1次。

②镵针毛刺法：根据患者症状辨证分经，选取足太阳膀胱经、督脉、手三阴经、手三阳经等，用镵针行毛刺法，循经毛刺，每隔 20～30mm 选一针刺点，以不出血为度，1 日 1 次，1 周为 1 个疗程。

（2）圆针：取斜方肌、胸锁乳突肌等颈肩背、上肢分间，锋针开皮后，圆针直刺、斜刺进针，行合谷刺法，1 周 1 次。

（3）鍉针：取大椎穴，锋针开皮后用 15mm 的鍉针从大椎向风池、风府、天髎穴等浮刺通透，调节分气。颈部有脂肪垫堆积者（即颈部大椎穴处局部肥厚、毛孔粗大、捏之坚硬）在患处下方取穴，用鍉针向脂肪堆积处成扇形皮下浮刺，1 周 1 次，一般 1 至 2 次即可治愈。

（4）锋针：大椎、委中、阿是穴等锋针刺血，加拔火罐，3 日 1 次。

（5）圆利针：取肩井、天髎、风池等圆利针关刺针法刺之，也可合谷刺，1 周 1 次，3 次为 1 疗程。

（6）毫针：选取足太阳膀胱经、手太阳小肠经等腧穴，如颈夹脊、后溪、束骨、太溪等，寒湿加肩井、腰阳关、昆仑、阿是穴；外伤瘀血加膈俞、阿是穴、三阴交；肾虚加肾俞、命门、志室等，1 日 1 次，留针 30 分钟。

2. 神经根型颈椎病

（1）镵针

①镵针半刺法：颈肩背部寻找反应点，褐色、红色反应点处行半刺法，以挑出白色纤维状物为度，1 周 1 次。

②镵针毛刺法：根据患者症状选取足太阳膀胱经、督脉、手三阴、手三阳经等，镵针行毛刺法，循经毛刺，每隔

20～30mm选一针刺点，以不出血为度，1日1次，1周为1个疗程。

（2）圆针：取斜方肌、胸锁乳突肌分间，肩背、上肢分间，锋针开皮后，圆针直刺、斜刺进针，行关刺、合谷刺法，1周1次。

（3）锟针：取大椎穴，锋针开皮后，锟针从大椎向风池、风府、天髎穴浮刺通透，调节分气，1周1次。手部井穴、后溪等锟针点按，1日1次。

（4）锋针：大椎、风门、天宗、委中、阿是穴等锋针刺血，加拔火罐，3日1次。

（5）圆利针：取颈夹脊、肩井、天髎等行关刺、合谷刺针法。上肢症状取天宗穴用圆利针行恢刺手法，以针感传导到上肢患处为佳。颈部取穴一般用圆利针关刺，合谷刺也可，1周1次，3次为1疗程。

（6）毫针：根据辨证分经选取穴位，多选手三阳经、手三阴经、足太阳膀胱经腧穴，如颈夹脊、患侧后溪透三间、液门透中渚等，行强刺激手法。寒湿加肩井、腰阳关、昆仑、阿是穴；肾虚加肾俞、命门、志室、太溪等。1日1次，留针30分钟。

（7）长针：病情较重、病程较久者C_4～T_1棘突旁开15～20mm，长针用输刺法直刺相应颈椎的关节囊，针尖到达关节囊后行短刺摩骨针法，1周1次，3次为1疗程。

3. 脊髓型颈椎病

（1）锟针

①锟针半刺法：上背颈肩部寻找反应点，褐色、红色反

应点处行半刺法，以挑出白色纤维状物为度，可以局部加拔罐排除瘀血，1周1次。

②镵针毛刺法：根据患者症状选取督脉、足太阳膀胱经等，用镵针行毛刺法，循经毛刺，每隔 20 ～ 30mm 选一针刺点，以不出血为度，1日1次，1周为1个疗程。

（2）圆针：取斜方肌、胸锁乳突肌分间，肩背、上肢、下肢等压痛分间，锋针开皮后，圆针直刺、斜刺进针，行合谷刺法，1周1次。

（3）锃针：大椎穴锋针开皮后锃针从大椎向风池、风府、天髎穴浮刺通透。筋缩穴锋针开皮后向至阳穴与命门穴浮刺通透。腰阳关穴锋针开皮后分别向悬枢与长强浮刺通透，以调节分间气。1周1次，3次为1疗程。

也可用大针通透。

（4）锋针：大椎、风门、天宗、委中、阿是穴等锋针刺血，加拔火罐，3日1次。

（5）圆利针：颈椎夹脊穴圆利针行关刺、合谷刺法。胸椎与腰椎夹脊穴找到毛孔粗大以及皮肤色素异常处，切诊发现条索或压痛处，用合谷刺针法，以解除局部经筋挛缩。1周1次，3次为1疗程。

（6）毫针：选取督脉、足太阳膀胱经、手阳明经、手少阳经等腧穴，如颈胸腰夹脊、后溪透三间、液门透中渚、四肢有关腧穴等，行强刺激手法，腧穴较多时可分组治疗，留针30分钟，1日1次，1周为1个疗程。

（7）长针：根据核磁共振或 CT 报告以及临床体检，选取压迫颈椎脊髓的颈椎阶段，一般常取 C_4 ～ T_7 棘突旁开

144

15 ～ 20mm，长针用输刺法直刺相应颈椎的关节囊，针尖到达关节囊后可以行短刺摩骨针法，1 周 1 次，3 次为 1 疗程。

4. 椎动脉型颈椎病

（1）镵针

①镵针半刺法：颈肩背部寻找反应点，褐色、红色反应点处行半刺法，以挑出白色纤维状物为度，1 周 1 次。

②镵针毛刺法：根据患者症状选取督脉、足太阳膀胱经等，镵针行毛刺法，循经毛刺，每隔 20 ～ 30mm 选一针刺点，以不出血为度，1 日 1 次，1 周为 1 个疗程。

（2）锟针：大椎穴锋针开皮后锟针从大椎向风池、风府、天髎穴浮刺通透，调节分气。颈部有脂肪垫堆积者在患处下方取穴，用锟针向脂肪堆积处成扇形皮下浮刺。1 周 1 次，一般 1 至 2 次即可治愈。

也可用大针通透。

（3）锋针：印堂、太阳、大椎、风府、风池、阿是穴等锋针刺血，加拔火罐，3 日 1 次。

（4）圆利针：风府、风池、天柱、肩井、天髎、$C_2 \sim C_3$ 夹脊等圆利针关刺，也可合谷刺。头晕症状明显者加风池透风池，用白虎摇头针刺手法。1 周 1 次，3 次为 1 疗程。

（5）毫针：根据症状辨证分经，随经取穴，多选督脉、足太阳膀胱经等腧穴，如颈夹脊、百会、风府、昆仑、太溪等，寒湿加肩井、腰阳关、阿是穴；肾虚加肾俞、命门、志室、太溪。1 日 1 次，留针 30 分钟。

（6）长针：取 C_2 棘突及玉枕关处，长针用输刺法直刺至骨，针尖到骨面后可以行短刺摩骨针法，1 周 1 次，3 次为 1

疗程。

5. 交感型颈椎病

（1）镵针

①镵针半刺法：颈背部督脉与膀胱经的颈胸段、心俞、至阳、筋缩、大椎等附近找到皮肤反应点，如白色、褐色、红色党参花样异点，行半刺法，以挑出白色纤维为佳，可以在局部拔罐排除局部瘀血。1周1次，3次为1个疗程。

②镵针毛刺法：根据症状涉及脏腑选取督脉、足太阳膀胱经等，用镵针行毛刺法，循经毛刺，每隔20～30mm选一针刺点，以不出血为度，1日1次，1周为1个疗程。

（2）锃针：大椎穴锋针开皮后锃针从大椎向风池、风府、天髎穴浮刺通透，以调节分间气，再根据有关脏腑症状，选取相应部位，锃针浮刺通透，一般1次即可明显改善症状。

也可用大针通透。

（3）锋针：印堂、太阳、大椎、委中、阿是穴等锋针刺血，加拔火罐，3日1次。

（4）圆利针：颈胸腰椎夹脊穴、肩井、天宗、心俞、厥阴俞、肺俞、胃俞等圆利针行关刺、合谷刺法，调节脏腑功能，1周1次，3次为1疗程。

（5）毫针：根据脏腑辨证、辨证分经选取穴位，主穴取颈夹脊、百会、风府、太溪、肺俞、心俞、厥阴俞、胃俞、脾俞等。寒湿加长强、腰俞、肩井、腰阳关、昆仑、阿是穴；肾虚加肾俞、命门、志室、太溪。1日1次，留针30分钟。

（6）长针：病程较长者根据有关症状，确定有关脏腑，选取相应背俞穴，长针用输刺法直刺至骨，针尖到骨面后可以

146

行短刺摩骨针法，1 周 1 次，3 次为 1 疗程。

三、肩周炎

（一）概述

肩周炎全称肩关节周围炎，为肩部逐渐产生疼痛，夜间为甚，逐渐加重，肩关节功能活动受限的病证，又称"冻结肩""五十肩""肩凝证"等，是发生于肩关节周围软组织的无菌性炎症。为临床常见病、多发病。

（二）病因病机

1. 内因

（1）肝肾不足，精血亏虚：多有素体虚弱，肝肾不足，精血亏虚，或久病不愈，耗伤肝肾，或房劳过度，损伤肝肾，或七情内伤，劳伤精血，经脉失养所致。本病 50 岁以后多发，与年老肝肾不足，精血亏虚相吻合。

（2）气血虚弱，筋失所养：多由于年老气血不足，或久病不愈，气血两伤，或因脾气虚，化源不足，不能生化而继见血少，以致气血两虚，或因失血，气随血耗，气血两虚所致。亦有因肾气不足，先天不能滋养后天，而致后天不足，气血亏虚，气血不足，经脉失养，肩部失于气的护卫则风寒湿邪侵袭，失于温煦则发凉怕冷，失于推动则血行迟缓、涩滞，失于滋润则紧张、拘急，屈伸不利。

（3）内伤七情，气滞血瘀：情志不调，精神紧张，气机运行失常，肝气郁滞，气滞则血瘀，为肩周炎的内在病理基础，稍有外因即可因肩部气滞血瘀不通则产生疼痛，或胀痛，或刺痛等。

（4）饮食失节，痰湿内生：脾胃主运化水湿，过食生冷、伤食，损伤脾胃，运化失职，水湿内停，日久湿聚而为痰，形成痰湿，痰浊水湿留于肩部经脉筋骨，壅滞气血，则肩部疼痛重着，湿性黏滞，故肩痛缠绵，长期不愈。

（5）少动不动，耗伤气血：《素问·宣明五气篇第二十三》曰："五劳所伤……久卧伤气，久坐伤肉。"卧和坐都是活动量小或不活动之意，长期不动或少动，就整体而言，肺活量减少，贯心脉、行气血功能减弱，就肩部来说，肩部血液运行缓慢，推动无力，久则气滞血瘀肌肉、经脉因而粘连，产生肩部疼痛、活动受限，故中风等患肢不动或少动患者，发病率明显提高。

2. 外因

（1）风寒湿邪的侵袭：风寒湿侵袭于肩，导致肩部筋脉挛缩，诸筋协同运动失调，筋肉间粘连，痹阻筋脉，则引起疼痛和功能障碍。

（2）外伤：肩部外伤，虽由外触，势必内伤，先及皮肉，次及筋骨，皮肉筋骨的损伤，必然导致血溢脉管之外。轻者见周围软组织肿胀、皮肤青紫、肩部疼痛、关节屈伸不利；重者造成肩关节周围韧带、肌腱的撕脱、断裂，肩部剧痛，肩关节功能活动严重受限等。

（3）慢性劳损：长年累月积劳损伤，或姿势不正，使人体持续劳累，超过了肩部皮肉筋骨的抵御能力和耐受范围，积劳成疾。肩关节周围某一筋被拉伤或部分断裂，其功能活动减

黄帝内经九针疗法

148

弱或丧失，日久必然导致其他筋因代偿而慢性损伤。血从损伤的筋肉多次微量溢于脉外而又不能被消散吸收，则形成瘀血、粘连。

可见外邪、外伤、慢性劳损等外部因素与七情内伤、脾胃虚弱、肝肾亏虚、精血不足等内部因素相合，痹阻手三阳经、手三阴经等，使经脉空虚或瘀滞、瘀结，导致肩部筋脉不通或失养而痛。

（三）诊断

1. 西医诊断

肩周炎好发于 40 岁以上，50 岁左右多发，女性多于男性，多为单侧发病，部分患者可为双肩，起病缓慢，部分有外伤史、劳损史、受凉史，主要症状和体征如下：

（1）疼痛：初期为轻度肩部酸楚、冷痛、酸痛，可持续痛也可间歇痛，部位局限于肩峰下，逐渐加重，部位发展成整个肩关节周围。严重者，稍一触碰或活动不慎，即疼痛难忍，故多采用防护姿势，将患侧上肢紧靠于体侧，并用健手托扶。夜间疼痛较重，或夜不成眠，或半夜疼醒，不敢卧向患侧。疼痛多遇热减轻，遇寒加重，可牵涉到颈部、肩胛部、胸部、上臂或前臂外侧。

（2）活动受限：为肩周炎的主要特征，肩关节开始不敢活动，随着肩周粘连的加重，逐渐活动受限，主要是外展、上举、前屈、后伸、外旋、内旋等。表现为手不能插布袋、扎腰带，不能梳头、摸背、洗脸、刷牙、穿脱衣等，出现扛肩现象。注意记录活动受限的方向、范围、度数，以便与治疗后对比。

（3）压痛：多在喙突、肩峰下、大结节、小结节、结节间沟、三角肌止点等处有压痛，在冈下窝、肩胛骨外缘（小圆肌起点）、冈上窝等可触及硬性索条，并有明显压痛，冈下窝压痛可放射到上臂内侧及前臂背侧，患者胸外上部也可出现压痛。

（4）肩部肌肉萎缩：肩周炎晚期，因患者惧怕疼痛，患肩长期活动减少，肩部肌肉可发生不同程度的失用性萎缩，特别是肩外侧的三角肌萎缩，可使肩部失去原有的丰满外形，出现肩峰突起现象，加重了肩关节的运动障碍程度，从而产生上臂上举不利、后伸困难等症状。病愈后可恢复。

（5）全身表现：部分患者可出现心烦、失眠、心悸、眩晕、饮食不节、或冷或热等症状。

（6）肌肉受阻试验：主要发生病变的肌肉，不仅在其起止点、肌腹及肌腱衔接处有明显压痛，且其抗阻试验阳性。如内旋抗阻试验阳性，是病及胸大肌、肩胛下肌，外展抗阻试验阳性是病及三角肌等。

（7）X 线检查：多无异常。

2. 辨证分经

肩周炎肩部疼痛、活动受限方向多以一个方向为重，其他方向较轻，根据肩部疼痛、活动受限方向、压痛不同，四诊合参，辨证归一经或几经，以便循经选穴。

（1）手太阴经：肩前内侧酸痛，痛引缺盆，向上肢内侧前缘放射，甚至放射至拇指，肩关节受限以后伸最明显，肩部前内侧、胸外上部、肩腋前缘压痛。为肩周炎最常见者。

（2）手阳明经：肩峰及上臂外侧偏前疼痛，连及肘部，肩关节活动以外展、上举障碍为主，肩臂外侧压痛。

（3）手少阳经：肩关节外侧疼痛，上连及颈项，下连及前臂甚至环指，肩关节外展受限，肩臂外侧压痛。

（4）手太阳经：肩臂后外侧及肩胛牵掣痛，上连颈部、肩胛部，下连及肘臂后外侧及小指，肩关节活动受限以内收为主，肩胛部、肩臂后侧压痛。

部分患者，还涉及手厥阴经、手少阴经等。

（四）鉴别诊断

1. 肩部挫伤

（1）病史：肩部有明显外伤史

（2）症状与体征：肩部疼痛肿胀轻重不一，轻者瘀肿较轻，部位小，易消散吸收而愈；重者部位较深较广，可有组织纤维的断裂、局部瘀肿、皮下青紫、肿胀、压痛等。

（3）活动范围：肩关节活动受限多为暂时性，个别患者可见局部组织纤维断裂，或并发小的撕裂，或并发小的撕脱性骨折损伤，症状迁延数日或者数周。

2. 颈椎病

颈椎病多发生于 40 岁以上患者，与肩周炎都属于中老年人的常见病、多发病，发病年龄相仿，神经根型颈椎病，尤其是 C_4 椎以下者，可产生一侧或两侧颈、肩臂部疼痛不适，肩周炎患者，疼痛亦可放射到同侧颈、上臂、前臂等，因此，两者疼痛均有可能在颈肩部，易混淆。颈椎病（主要是神经根型）主要多伴有麻木、颈部活动不利、压痛，击顶实验阳性，臂丛神经牵拉试验阳性，椎间孔挤压试验阳性，影像学检查颈椎生理曲度变直、颈骨质增生、椎间孔变小、椎间盘突出等。肩周炎肩周压痛，肩关节活动受限，搭肩试验阳性，影像学检查多无异常改变。应注意部分颈椎病合并肩周炎的情况。

3. 肱二头肌长头腱鞘炎

（1）病史：慢性劳损、受凉史。

（2）症状：肩关节前外侧间歇或持续性疼痛，肩关节活动后加重，后伸时最痛，前屈或外展60°出现持续性疼痛，疼痛可沿肱二头肌向下放射到肘关节，亦可牵涉肩关节周围。患肘屈曲90°固定于胸前的休息位，疼痛减轻。

（3）压痛：肱骨结节间沟处压痛，有时可触及变粗的肌腱，肘关节活动时，有时能触及轻微的摩擦感。

（4）肩关节活动受限：早期因疼痛使肩关节后伸、前屈、外展受限，病人常将肘关节屈曲90°，置于胸前来减轻疼痛，晚期由于腱鞘的粘连，活动进一步受限，关节周围的肌肉有不同程度的萎缩。

（5）肱二头肌长头抗阻实验：患肘关节屈曲90º，腕关节背伸，前臂旋转后并克服医生给予的阻力，肱骨结节间沟出现疼痛则为阳性。

（6）肱二头肌长头腱断裂：是肌腱炎病理变化的一种表现，常因轻微外力或毫无外力情况下就发生肱二头肌长头腱断裂，断裂的部位恰好在肱骨结节间沟处。当某次上臂用力时，突然感到肩关节前外侧尖锐疼痛、肿胀、皮下血斑，待肿胀消退后，上臂前方上段呈现典型空虚凹陷，下段饱满隆起，肱二头肌肌力减弱。

（7）X线：可发现肱骨头萎缩、肩肱关节间隙变窄、钙质沉着。若做腱鞘内造影，对诊断更有帮助。

4. 肩峰下滑囊炎

（1）疼痛：起初为肩峰下局限的间歇性隐痛，疼痛较轻，渐发展成三角肌止点的持续性疼痛，三角肌主动收缩时疼痛加重。肩外展、外旋时，将发炎滑囊挤入狭窄的肩峰下，因肱骨大结节与肩峰间摩擦而加剧疼痛，并可放射到前臂、手指及颈部，病人常取肩内收内旋位以缓解压痛。

（2）压痛：肩峰下弥漫性压痛。

（3）肿胀：因滑囊肿胀积液，肩部轮廓增大，可在三角肌前上缘鼓出圆形肿块。

（4）运动受限：开始畏痛不敢活动，但活动范围尚可，继则因滑液囊壁增厚，毗邻组织炎性变及粘连致肩关节外展、外旋、上举不同程度受限。

（5）肌肉萎缩：晚期三角肌发生失用性萎缩，出现肩关节不丰满及无力等表现。

（五）治疗

肩周炎是九针疗法的优势病种，无论各期、各经均可运用，早期可防止粘连或减轻粘连程度，中晚期利于粘连的松解、功能的恢复，对顽固性肩周炎也有较好疗效。

1. 镵针

（1）镵针毛刺法：根据临床症状，辨证分经，循手三阳经、三阴经等，用镵针行毛刺法，每隔 20～30mm 选一针刺点，以不出血为度，1 日 1 次，1 周为 1 个疗程。

（2）镵针半刺法：病程较长者于肩部、颈部、上背部寻找反应点，褐色、红色反应点处行半刺法，以挑出白色纤维状物为度，1周1次。

2. 圆针

肩部、上背部、上臂等肌肉间锋针开皮后，圆针行分刺法、合谷刺法，调节分肉，1周1次。

3. 锟针

病程较久或合并颈椎病者大椎穴锋针开皮后，锟针从大椎向风池、风府、天髎穴浮刺通透。大、小结节间嵴锋针开皮后向大、小结节间浮刺通透，以调节分间气，1周1次，3次为1疗程。

也可用大针通透。

4. 锋针

（1）点刺放血：压痛处锋针刺血，也可循经取穴刺血，行赞刺法或豹纹刺法，3日1次。

（2）刺骨：病程较长、较为顽固者，尤其夜间症状加重的患者，在肱骨大、小结节处用锋针加压针刺，刺至骨内，疏通骨气，1周1次，一般1次即可有明显疗效。

5. 圆利针

肩部、上背部、上臂、颈部等部位用圆利针行关刺、合谷刺针法，以大小结节、结节间沟为主，调节筋及肌肉，1周1次。

6. 毫针

根据症状辨证分经，循经选穴，多选手三阳经、手三阴经腧穴，以手太阴经、阳明经、少阳经、太阳经为主，也可辨证分型，配合足阳明经、足少阳经，选取相应的穴位，多选肩髃、肩髎、肩贞、臑俞、合谷、曲池、手三里、阳陵泉、阴陵泉、条口、阿是穴等，腧穴较多时可分组治疗，留针30分钟，也可燔针焠刺，1日1次，1周为1个疗程。

7. 长针

顽固性肩周炎于 $C_4 \sim T_1$ 椎旁、肱骨大结节处长针刺入，直刺至骨，加压摩骨，1周1次。

四、网球肘

（一）概述

网球肘又称肱骨外上髁炎，为临床常见病，是肘关节外侧，前臂伸肌起点处肌腱发炎而产生疼痛的病证。网球肘是过劳性综合征的典型例子，网球、羽毛球运动员较常见，故称"网球肘"。家庭主妇、厨师、砖瓦工、木工等长期反复用力做肘部活动者，也易患此病。属于中医学肘痛、痹证、伤筋等范畴。

（二）病因病机

1. 慢性损伤，血瘀阻滞

长期劳累，慢性损伤，如网球运动员、家庭主妇、厨师、砖瓦工、木工等长期反复用力做肘部活动者。因腕伸肌的起点反复受到牵拉刺激，局部少量多次血溢脉外，瘀阻经脉，气血不通，不通则痛。亦有外伤失治误治，瘀血内停，不能及时消散吸收，瘀阻于肘，发为疼痛。既病之后，遇肘部活动可使症状加重。症状缓解后，遇肘部活动等慢性损伤，也可诱发。

2.气血不足，筋失所养

可见于素体不足，局部发育异常者，或体质虚弱，气血不足者，或整体体质较好，但局部气血不足者，多为局部气血虚弱，血不荣筋，肌肉失于温煦，筋骨失于濡养，不荣则痛。

本病系慢性损伤，迁延日久，气滞血瘀，经脉不通，不通则痛，或气血不足，经脉失养，不荣则痛。经脉为手阳明大肠经、手少阳三焦经病。

（三）诊断

1.病史

多见于劳动强度过大的青壮年工人，并有肘部急性损伤或腕关节的反复屈伸劳损病史。

2.症状

主要表现为肘关节肱骨外上髁部局限性的疼痛，持续性的酸痛，可向肩部或前臂放射，部分病例夜间疼痛明显，轻者不敢拧毛巾，不能端重物，严重者端水杯或扫地均引起疼痛。

3.体征

肘部检查时发现肱骨外上髁、桡骨小头、环状韧带以及肱桡关节间隙处有明显的压痛，局部无明显肿胀，腕伸肌紧张。

4.X线检查

早期多无明显异常，中期可出现肱骨外上髁骨密度增高，后期可见骨质吸收，甚至破坏。

（四）鉴别诊断

1. 颈椎病

网球肘与颈椎病都有上臂疼痛，向前臂放射。颈椎病有颈肩部疼痛，颈部压痛，上臂可有麻木、肌肉萎缩，椎间孔挤压试验、臂丛神经牵拉试验阳性，肱骨外上髁处无压痛。网球肘疼痛虽有放射，但放射较轻，无颈肩部疼痛，无颈部压痛、上臂麻木、肌肉萎缩，椎间孔挤压试验、臂丛神经牵拉试验阴性，肱骨外上髁压痛明显。

2. 肩周炎

网球肘与肩周炎都有上臂疼痛，活动加重。肩周炎多发于中老年人，疼痛在肩部、上臂，很少涉及前臂，肩前部压痛，肩部活动受限，愈后不复发。网球肘多发于中年人，疼痛在肘部，可上下放射，很少至肩部，肘部压痛，活动不受限，愈后易复发。

（五）治疗

肱骨外上髁炎多为反复发作，缠绵难愈，九针治疗疗效明显，肱骨内上髁炎也可同样治疗。

1. 镵针

（1）镵针毛刺法：循手少阳经、阳明经等疼痛经脉及附近经脉，用镵针行毛刺法，每隔 20～30mm 选一针刺点，以不出血为度，1 日 1 次，1 周为 1 个疗程。

（2）镵针半刺法：顽固性网球肘于颈肩背部寻找反应点，褐色、红色反应点处行半刺法，以挑出白色纤维状物为度，1

周 1 次。

2. 圆针

肘部、前臂伸侧、肩背部等肌肉间压痛处锋针开皮后，圆针行分刺法、合谷刺法，调节分肉，1 周 1 次。

3. 锋针

（1）点刺放血：大椎、天宗、局部阿是穴等锋针刺血，也可加拔火罐，3 日 1 次。

（2）刺骨：病程较长、较为顽固者，可以在肱骨外上髁压痛处用锋针加压针刺刺骨，刺入骨内，也可加拔火罐,1 ～ 2 周 1 次，一般 1 次即可有明显疗效。

4. 圆利针

选取肱骨外上髁阿是穴、手三里、上廉、下廉等穴位，肱骨内上髁炎选手少阴经筋压痛、条索处，圆利针行关刺、合谷刺针法，1 周 1 次，3 次为 1 疗程。

5. 毫针

选取手少阳经、手阳明经腧穴，如曲池、肘髎、天宗、阿是穴等，毫针刺入，多留针 30 分钟，也可燔针焠刺，1 日 1 次，1 周为 1 个疗程。

五、腰椎间盘突出症

（一）概述

腰椎间盘突出症是因腰椎间盘髓核、纤维环及软骨板等发生不同程度的退行性改变，在外力等因素的作用下，椎间盘的纤维环破裂，髓核从破裂之处突出、脱出于后方椎管内，导致脊神经根等受到刺激、压迫，从而产生腰部疼痛，下肢麻木、疼痛等一系列临床症状。腰椎间盘突出症以 $L_{4/5}$、L_5/S_1 椎间盘发病率最高，约占 95%。属于中医学腰痛、痹证等范畴。

（二）病因病机

1. 外因

外部致病因素，为腰椎间盘突出症产生的主要原因，主要有外伤、劳损、风寒湿邪等。

（1）外伤：外伤为腰椎间盘突出症产生的最主要原因，尤其是青壮年患者。腰椎为人体负重最大的椎体，又是用力活动最大者，活动幅度较大，易于造成外伤。腰椎间盘损伤，多为间接损伤，如扭伤、闪伤，甚至咳嗽、打喷嚏等也可引起损伤，也可见于直接损伤，如创伤、压伤等直接作用于腰部。有人统计，约半数腰椎间盘突出症与外伤有关。

腰椎间盘外伤，虽有外触，势必内伤，先及皮肉，次及筋脉，皮肉筋脉的损伤，导致血溢脉管之外，形成局部气滞血瘀，导致腰部的疼痛、活动障碍等。影响下肢筋脉，可产生下肢后侧、外侧、臀部的疼痛，不敢活动、麻木等。

腰椎间盘外伤，如损伤部位没有影响及筋脉，或治疗及时得当，离经之血，得以消散吸收，经脉畅通，气血畅达，则腰痛消失，不会产生下肢疼痛、麻木等，故有些腰椎间盘突出可没有临床症状。如失治、误治，血脉损伤，血外溢于肌肉筋脉，得不到及时消散吸收，留滞日久，瘀滞不通而产生腰部疼痛。也有损伤较重，经脉瘀阻，或损伤不太重，但伤及经脉较重，气血运行不通，亦可产生腰腿疼痛。

（2）慢性损伤：慢性损伤即慢性长期积累性损伤，多由于长期弯腰工作、长期坐位、床垫过软等腰部长期姿势不良所致。

腰部负重，活动量又大，决定腰部易于慢性损伤，长期腰部姿势不良，或持续的劳累，超过了腰部肌肉筋骨耐受范围和抵抗能力，某一筋、肌肉被积劳损伤，功能活动减退或部分丧失，由其他筋、肌肉来代偿，造成其他筋、肌肉的负担过重，引起其他筋、肌肉的慢性损伤，如此恶性循环，导致腰部筋、肌肉积累损伤，引起腰椎间盘突出症而出现腰痛、活动障碍等。

（3）风寒湿邪侵袭：多由于久居风寒湿地，或汗出当风，风寒侵袭，或气温骤降，不加衣被，或穿衣过短，腰部受凉，或夜卧午休，盖被不严，空调温度过低，电风扇风力过大等使风寒湿邪侵袭机体，痹阻于腰，腰腿气血不通，不通则痛，出现腰、下肢酸楚疼痛。

风寒湿邪侵袭人体，因病人禀赋不同，体质、寒热有别，发病的季节及主气不同，腰椎间盘突出症临床表现各不相同，有的以风为主，腰腿疼痛游走不固定；有的以寒为主，疼痛剧烈，固定不移，遇寒加重，遇热减轻；有的以湿为主，腰腿疼痛困重，缠绵难愈。临证中，风寒湿邪可单独致病，但多夹杂出现，或风湿并重，或寒湿并存，或以风为主，兼见寒湿，或以寒为主，兼见风湿，或以湿为主，兼见风寒等，亦有患者，素体有热，或风湿郁久化热而形成湿热，痹阻腰腿而为湿热型腰椎间盘突出症。

2. 内因

内因为腰椎间盘突出症产生的根本原因，是腰椎间盘突出症产生的基础，主要有肝肾不足、七情内伤、气血虚弱、腰部发育异常等。

（1）肝肾不足，精血亏虚：多由于先天不足，肾精亏虚，发育不良，或老年肾气已虚，或劳欲过度，伤及肝肾，或久病及肾，肾精不足所致。人体尤其是筋骨的生长、发育、衰弱都与肝肾的盛衰有着密切的关系，先天肾气不足，年老肝肾两虚，精血亏虚，肝血虚，筋不能动，肾气衰，骨惫懈惰。故《素问·脉要精微论篇第十七》曰："腰者肾之府，转摇不能，肾将惫矣。"

肝肾不足，精血亏虚，筋骨失养，痿软无力，弹性、韧性、坚固性不足，腰椎部筋骨易于损伤而出现腰椎间盘突出。

（2）气血虚弱，筋失所养：多由于先天不足，先天不能充养而致后天不足，气血两亏，或脾胃虚弱，化源不足，不能化生而见气血虚少，或病后失养，气血亏虚，或久病虚弱，气血两虚等。腰、腿失于营养、滋润则痿软无力，失于护卫防御则风寒湿邪侵袭，失于温煦则发凉怕冷、腰腿冷痛，失于推动则血行迟缓、涩滞，甚则瘀阻，而发为腰腿的疼痛。

（3）七情内伤，气滞血瘀：工作过度紧张，长期压力过大，或工作生活环境不和，长期郁闷不畅，或长期思虑过度，或情绪过激，恼怒过度，或受意外打击，惊恐失措，或为生活所困，忧愁过度等七情内伤，使人体气机运行紊乱，脏腑气血失调，情志疏泄失职，肝气郁结，气滞则血瘀，形成气滞血瘀证。气滞血瘀于腰腿则腰腿部胀痛、刺痛，并随情绪的波动而病情加重，瘀血内停，新血内阻而不达，筋脉失养则腰腿麻木，活动不利。

内因为腰椎间盘突出的根本，外因为其条件，外因通过内因而诱发起病，如《杂病源流犀烛·腰脐病源流》曰："腰痛，精气虚而邪客病也……则肾虚其本也，风寒湿热痰饮，气滞血瘀闪挫其标也。"经脉与督脉、足三阳、三阴经有关，尤其与足太阳膀胱经、足少阳胆经关系密切。

（三）诊断

1. 西医诊断

青壮年多发，男性多于女性，常有腰部外伤史。

（1）腰痛：腰痛为腰间盘突出症最常见的症状，95%以上患者都有这种症状，为突出的椎间盘刺激外层纤维环、后纵韧带的窦椎神经所致。腰痛可出现在腿痛之前，也可出现在腿痛之中或之后，主要见于下腰部或腰骶部，疼痛性质多为慢性钝痛，也可为急性剧痛，腰部疼痛每于活动后加重，休息后可减轻。

（2）坐骨神经痛：80%以上腰椎间盘突出症可出现坐骨神经痛。疼痛的性质常为麻痛、针刺样痛、烧灼样痛、刀割样痛，疼痛程度差别较大，疼痛多为一侧，极少数表现为双侧。疼痛多起于臀部，向下放射，少数可出现由下向上放射，疼痛可因咳嗽、打喷嚏、大便而加重。疼痛严重者需采取各种被动体位以减轻痛苦，如屈腰、屈髋、屈膝等使椎管容积增大，坐骨神经因松弛而疼痛减轻。

高位腰椎间盘突出使 L_1、L_2、L_3 椎神经根受累而出现相应神经分布区，如腹股沟、大腿前内侧疼痛，下位腰椎间盘突出症由于刺激了交感神经也可引起下腹部、大腿前内侧、会阴部疼痛。

（3）间歇性跛行：患者行走一定距离后感腰腿部疼痛、麻木无力加重，无法行走，取坐位或蹲位后，症状缓解或消失，可继续行走，为间歇性跛行。由于行走时椎管内受阻的静脉丛逐渐充血，加重了神经根的充血和受压程度，则症状加重，坐位或蹲位使椎管容积扩大，静脉血流畅通，则症状减轻。部分腰椎间盘突出症伴椎管狭窄者可出现间歇性跛行。

（4）下肢麻木、发凉：部分腰椎间盘突出症可出现患肢麻木，且与神经分布区一致，为突出椎间盘压迫或刺激了神经根本体感觉和触觉纤维所致。也可出现患肢发凉，为突出的椎间盘组织刺激了椎旁的交感神经纤维或窦椎神经的交感神经纤维，反射性地引起了下肢血管收缩所致。

（5）下肢肌力减弱：腰间盘突出症压迫神经根严重或时间过久，可引起该神经根分布区域肌力减弱。

（6）马尾神经综合征：中央型或中央旁型腰椎间盘突出，巨大的突出物压迫平面以下马尾神经，出现马尾神经综合征，表现为肛门括约肌、尿道括约肌和性功能障碍，如会阴部麻木、便秘、排尿困难、二便失禁、阳痿等，也可见双侧严重坐骨神经痛。

（7）腰部畸形、活动受限、腰椎生理曲度变小或消失：为减轻突出的髓核压迫神经所引起的疼痛，腰椎间隙后方张力和后韧带张力增加，使突出的髓核回纳或部分回纳，故腰椎生理前凸变浅。为减轻疼痛，骶棘肌痉挛，限制腰椎活动范围，

163

以减轻神经根的张力，故产生脊柱侧弯，腰椎活动受限，且各方向活动都会受到不同程度的限制。

（8）压痛：腰椎间盘突出症并发神经根炎，出现椎旁20～30mm处压痛，棘突间、棘突上压痛，叩击痛，并可见沿神经走行向下肢放射痛。臀部及下肢后侧、外侧、内侧也可出现压痛。

（9）步态变化：突出症状较重者可出现拘谨姿态，前倾或跛行，常以双手扶腰，需扶拐或他人扶持才可行走。

（10）下肢肌肉萎缩：突出椎间盘压迫神经根，患肢不敢用力，引起下肢不同程度的肌力减弱，肌肉萎缩，甚至踝关节、踇趾失去背屈能力。

（11）神经功能障碍：感觉神经障碍可出现下肢麻木、感觉减退，为腰椎间盘突出压迫神经所致，对椎间盘突出定位有一定意义。运动神经障碍，可出现肌力减弱，但因肌神经受多个神经根支配，对定位意义不大。反射功能障碍，腱反射减弱或消失，如 $L_{3/4}$ 椎间盘突出，膝反射减弱，L_5/S_1 椎间盘突出，跟腱反射减弱或消失。

（12）特殊检查：直腿抬高试验阳性。仰卧挺腹试验阳性。屈颈试验阳性。股神经牵拉试验阳性。

（13）影像学检查：X线片示腰椎生理曲度变直、侧弯、间隙变窄、双侧不等宽、椎间孔变小、骨质增生。CT示腰椎间盘膨出、突出或脱出，神经根或硬膜囊受压、移位，腰椎管狭窄、黄韧带肥厚、侧隐窝狭窄等。MRI示硬膜囊、脊髓、神经根受压等。

黄帝内经九针疗法

164

2. 辨证分经

腰椎间盘突出症其症状多在腰部、臀部、下肢，为督脉、足三阳、足三阴经的循行范围，根据症状而辨别经脉分类可提高治疗效果。《灵枢·卫气第五十二》曰："能别阴阳十二经者，知病之所生。"

（1）督脉经：腰背疼痛、僵硬、屈伸不利，腹肌紧张，腰部正中压痛等。《素问·骨空论篇第六十》曰："督脉为病，脊强反折。"

（2）足太阳经：腰、臀后部及患肢后侧疼痛，也可向患侧下肢、脚放射，患肢麻木无力，腰、臀后部及下肢后侧压痛，活动受限或不利，严重者不敢活动。

（3）足少阳经：腰痛，臀部疼痛，大腿外侧中线、小腿外侧疼痛，活动加重，腰部可有歪斜，小腿外侧麻木无力，腰部、患肢外侧正中压痛。

（4）足阳明经：腰痛，臀部痛，大腿前外侧、小腿前外侧疼痛麻木，腰部、臀外侧、患肢前外侧压痛，活动不灵。

（5）足少阴经：腰痛，腹股沟内侧疼痛，小腿内侧后缘疼痛、麻木，腰部压痛，活动不利或受限，小腿内侧压痛。

（6）足厥阴经：腰痛，活动时加重，腹股沟处疼痛，患肢内侧中线疼痛、麻木、压痛，痛重者不敢活动。

（四）鉴别诊断

1. 腰椎滑脱症

腰椎滑脱症可出现腰痛、下肢疼痛、间歇性跛行等，与腰椎间盘突出症相似。腰椎滑脱症多发于中老年，腰痛、腰部压痛较轻，多无放射痛，多有间歇性跛行，检查腰骶部有阶梯感，X线片椎弓根峡部不连，椎体滑脱。腰椎间盘突出症多发于中青年，腰痛、腰部压痛较重，多有放射痛，多无间歇性跛行，腰骶部无阶梯感，X线片椎间隙多变窄。

2. 腰椎椎管狭窄症

腰椎椎管狭窄症表现为腰部不适、疼痛，下肢疼痛、麻木、无力等，行走加重，与腰椎间盘突出症相似。腰椎椎管狭窄症的特点是间歇性跛行，稍下蹲即可行走，骑车没有症状，腰部症状较轻。而腰椎间盘突出症多个体位都有疼痛，疼痛一般较重。腰椎椎管狭窄症可为长期腰椎间盘突出较重的进一步发展，压迫脊髓引起，也可由其他原因引起，影像学检查可确诊。

3. 梨状肌综合征

梨状肌综合征有臀部、下肢放射性疼痛，应与腰椎间盘突出症相鉴别。梨状肌综合征没有腰痛，直腿抬高试验阴性，但梨状肌紧张试验阳性。

4. 第三腰椎横突综合征

第三腰椎横突综合征表现为腰痛，早晨起床前尤其明显，有时可出现患侧下肢前外侧的疼痛、麻木，应与腰椎间盘突出症相鉴别。第三腰椎横突综合征放射痛不超过膝关节，不伴有麻木，疼痛较轻，臀部、下肢无压痛，直腿抬高试验阴性，影像学检查第三腰椎横突稍长，其余无明显改变。

（五）治疗

腰椎间盘突出症为九针疗法的适应证，也是优势病种，对于各个部位的突出，无论病程长短都有一定疗效，通过九针治疗多能治愈，可免除手术之苦。

1. 镵针

（1）镵针毛刺法：根据症状辨证分经，多选足太阳膀胱经、少阳胆经、督脉等腰背部及下肢经脉，用镵针行毛刺法，每隔20～30mm选一针刺点，以不出血为度，1日1次，1周为1个疗程。

（2）镵针半刺法：病程较长者于腰背部、臀部等寻找反应点，褐色、红色反应点处行半刺法，以挑出白色纤维状物为度，1周1次。

2. 圆针

腰背部、臀部、下肢等肌肉间压痛处锋针开皮，圆针行分刺法、浮刺法，调节分肉，1周1次。

3. 锓针

骶部锋针开皮后，锓针向命门及脊柱两侧、病变臀部浮刺通透，臀部、下肢疼痛部位也可浮刺通透，以调节经气，1周1次，3次为1疗程。

也可用大针通透。

4. 锋针

腰部、臀部、下肢疼痛处、络脉瘀滞处锋针刺血，也可循经取穴刺血，行赞刺法或豹纹刺法，加拔火罐。病程较长、麻木者可井穴放血。3日1次。

5. 铍针

腰臀部尤其髂后上棘处及周围紧张、疼痛者铍针纵行切开松解，深度不超过5mm，一般1次即可。

167

6. 圆利针

腰臀部、下肢疼痛处圆利针行关刺、合谷刺针法，调节筋及肌肉。病变较久者、腰背屈伸困难者也可下腹部外下针刺，调节髂腰肌、腹内外斜肌等。1 周 1 次。

7. 毫针

根据症状辨证分经，循经取穴，多选足太阳膀胱经、少阳胆经等腧穴，也可辨证分型，选取相应的穴位，病变较久者配合腹部腧穴，以调节髂腰肌、腹内外斜肌，多选肾俞、气海俞、大肠俞、环跳、风市、承扶、殷门、秩边、委中、承山、飞扬、足三里、丰隆、三阴经、太溪、昆仑、丘墟、侠溪、束骨等，腧穴较多时可分组治疗，多留针 30 分钟，也可燔针焠刺，1 日 1 次，1 周为 1 个疗程。

8. 长针

根据核磁共振或 CT 报告以及临床体检选取椎间盘突出部位，一般常取 $L_3 \sim S_1$ 棘突旁开 15 ~ 20mm，长针用输刺法直刺相应腰椎的关节囊，针尖到达关节囊后行短刺摩骨针法，也可于臀部压痛处行短刺摩骨针法，1 周 1 次，3 次为 1 疗程。

9. 大针

$L_4 \sim S_1$ 夹脊穴、骶髂关节处，锋针开皮后大针直刺至腰椎小关节处、骶髂关节处，通透关节，针刺时可有症状复制现象发生，1 周 1 次，3 次为 1 疗程。

六、腰椎椎管狭窄症

（一）概述

腰椎椎管狭窄症，全称腰椎椎管狭窄综合征，是指各种原因引起腰椎椎管各径线缩短，压迫硬膜囊、脊髓或神经根，从而导致相应神经功能障碍的一类疾病。静止或休息时常无症状，站立、行走一段距离后出现下肢疼痛、麻木、无力等症状，蹲下或坐下休息后症状缓解，方能继续行走，随病情加重，行走的距离越来越短，需休息的时间越来越长。多发于40岁以上的中老年人，属于中医学腰痛、痹证范畴。

（二）病因病机

1. 慢性劳损，气滞血瘀

多见于搬运工人、土建工人以及长时间弯腰工作的机械工人，因长时间保持一种姿势工作，造成筋脉的劳损，或长时间坐位工作的人群，腰背部长时间的后屈，筋脉紧张，形成慢性劳损，少量多次损伤，血溢脉外，瘀血停滞，筋膜增厚，甚至筋骨错位，经脉受阻，久而久之可发生本病。

2. 外伤未复，瘀血阻滞

腰部受到比较严重的扭伤、挫伤、摔伤、撞伤，使腰部肌肉、韧带、椎体、椎间盘损伤，可出现筋骨错位，血溢脉外，瘀血内停，痹阻于腰，而导致本病。

3. 外邪侵袭，经脉痹阻

多因素体阳虚，阴寒内盛，不耐邪侵，或久居潮湿、寒凉之地，寒湿侵袭，或在夏天长时间的使用风扇、空调，腰部受凉，后背及腰部长时间受到风寒湿邪的侵袭，发生经脉闭阻，造成本病。

4. 肝肾亏虚，经脉失养

肾主骨，肾脏亏虚，则肾脉失养，脉络空虚，酸软无力。

肝主筋，肝血不足，筋失所养，或松软无力，或脆弱易损，再加上外邪的入侵易发生本病。

本病由于气血不足、肝肾亏虚，经脉失养或外邪、瘀血痹阻经脉所致。经脉与督脉、足太阳膀胱经、足少阳胆经等有关。

（三）诊断

多为中老年人，男性多于女性，多见于 L_5、S_1 椎之间，偶尔发生于 L_4、L_5 椎。

1. 腰痛及腿痛

大多数患者都有腰痛的病史，进而发展为从臀部向下肢的放射痛，站立、行走或活动后症状加重，而坐位、腰椎前屈或蹲位时症状可缓解。

2. 间歇性跛行

病人步行一段距离后，出现逐渐加重的下肢沉重、腰酸、腿痛、下肢麻木及乏力，以致被迫改变姿势或停止行走，稍弯腰休息或蹲坐数分钟后症状缓解；再走一段距离后又出现相似症状，不得不重复休息后再行走，行走距离越来越短，而休息时间越来越长。对本病的诊断具有重要意义。

3. 神经体征

部分患者可有下肢麻木、冷感、乏力、某些肌肉萎缩以及鞍区麻木、大小便失禁或尿急或排尿困难等症状。

4. 腰部过伸动作

可引起下肢麻痛加重，此为过伸试验阳性，是诊断腰椎椎管狭窄症的重要体征。直腿抬高试验少数为阳性。

5. 影像检查

X 线片：正位常显示腰椎轻度侧弯，关节突间、关节间距离变小，有退行性改变。侧位片显示椎管中央矢状径变小，小于 15mm 就说明有狭窄的可能。脊髓造影正位片如出现有条纹状或须根状阴影，表示马尾神经根有受压现象，如影柱呈节段性狭窄或中断，表示为多发性梗阻或全梗阻。

CT、MRI 检查：鞘膜囊和骨性椎二者大小比例改变，鞘膜囊和神经根受压，硬膜外脂肪减少或消失，关节突肥大使侧隐窝和椎管变窄，三叶状椎管，弓间韧带、后纵韧带肥厚等。

（四）鉴别诊断

1. 腰椎间盘突出症

腰椎间盘突出症多见腰痛，或下肢疼痛，伴或不伴有麻木，一般不具备间歇性跛行，屈颈试验和直腿抬高试验多为阳性，如有间歇性跛行，可诊断为腰椎椎管狭窄。腰椎椎管狭窄症有间歇性跛行，屈颈试验和直腿抬高试验均为阴性。

2. 血栓闭塞性脉管炎

脉管炎可见缺血性跛行、疼痛、麻木、运动障碍、苍白、无脉，多发于青壮年男性，表现为行走后足及小腿疼痛，平躺及上抬下肢时加重，足背动脉搏动减弱或消失，袜套式感觉障碍，足趾变暗，影像检查腰部无异常。腰椎椎管狭窄症有间歇性跛行，步行距离随病程延长而逐渐缩短，可有节段性感觉障碍，但足背动脉搏动正常，足趾颜色正常，影像检查腰部异常明显。

3. 马尾部肿瘤

马尾部肿瘤早期难以鉴别，中后期主要表现为以持续性双下肢疼痛及膀胱、直肠症状为特点，疼痛呈持续性加剧，尤以夜间为甚，应用强效止痛剂方可入眠。腰穿多显示蛛网膜下隙梗阻、蛋白定量升高及潘氏试验阳性等，MRI检查可确诊。

（五）治疗

腰椎椎管狭窄症为临床疑难病证，多难治愈，治疗方法与腰椎间盘突出症相似，但多用重手法，通过九针治疗可减轻症状、恢复功能，有一定疗效，多数可免除手术之苦。

1. 镵针

（1）镵针毛刺法：根据症状辨证分经，多选足太阳膀胱经、足少阳胆经、督脉等腰背部、下肢经脉，用镵针行毛刺法，每隔20～30mm选一针刺点，以不出血为度，1日1次，1周为1个疗程。

（2）镵针半刺法：常规治疗，于腰背部、臀部等处寻找反应点，褐色、红色反应点处行半刺法，以挑出白色纤维状物为度，1周1次。

2. 圆针

腰背部、臀部、下肢等肌肉间压痛处锋针开皮，圆针行分刺法、浮刺法，调节分肉，1周1次。

3. 锓针

骶部锋针开皮后，锓针向命门及脊柱两侧、病变臀部浮刺通透，以调节经气，1周1次，3次为1疗程。

4. 锋针

腰部、臀部、下肢疼痛处、络脉瘀滞处锋针刺血，也可循经取穴刺血，行赞刺法或豹纹刺法，加拔火罐。病程较长、麻木者可井穴放血。3 日 1 次。

5. 铍针

腰臀部尤其髂后上棘处及周围紧张、疼痛者铍针纵行切开松解，深度不超过 5mm，一般 1 次即可。

6. 圆利针

腰臀部、下肢压痛等处圆利针行关刺、合谷刺针法，调节筋及肌肉。病变较久者、腰背屈伸困难者也可于下腹部外下方圆利针针刺，调节髂腰肌、腹内外斜肌等。1 周 1 次。

7. 毫针

根据症状辨证分经，循经取穴，选足太阳膀胱经、足少阳胆经、督脉等腧穴，也可辨证分型，选取相应的穴位，多选肾俞、气海俞、大肠俞、腰阳关、环跳、风市、承扶、殷门、秩边、委中、承山、飞扬、足三里、丰隆、三阴交、太溪、昆仑、丘墟、侠溪、束骨等，病变较久者配合腹部腧穴，以调节髂腰肌、腹内外斜肌，腧穴较多时可分组治疗，留针 30 分钟，也可燔针焠刺，1 日 1 次，1 周为 1 个疗程。

8. 长针

为腰椎椎管狭窄症主要治疗方法，根据核磁共振或 CT 报告以及临床体检选取腰椎椎管狭窄部位，一般常取 $L_4 \sim S_1$ 夹脊穴、棘突旁开 15 $\sim$ 20mm、臀部压痛处，长针用输刺法直刺相应腰椎的关节囊，针尖到达关节囊后行短刺摩骨针法，刺激骨膜、骨质，1 周 1 次，3 次为 1 疗程。

也可在尾闾关部长针行短刺摩骨针法，刺入骨内，针刺骨络，出针加拔火罐，可有瘀血流出，1周1次。

9. 大针

$L_4 \sim S_1$ 夹脊穴、骶髂关节处，锋针开皮后大针直刺至腰椎小关节处、骶髂关节处，疏通关节，针刺时可有症状复制现象发生，1周1次，3次为1疗程。

七、第三腰椎横突综合征

（一）概述

第三腰椎横突综合征是以第三腰椎横突部明显疼痛为特征的慢性腰痛。多见于体型瘦长的青年人。

（二）病因病机

1. 急性损伤，气滞血瘀

第三腰椎是腰椎活动的中心，横突最长，活动所受的应力较大，不耐外力，腰部突然前屈或侧屈时，因外力作用，使附着于第三腰椎横突上的肌肉、筋膜超过其承受力量而引起损伤，形成局部气滞血瘀。

2. 慢性劳损，筋脉瘀阻

长期从事弯腰工作者，腰背部肌肉反复收缩而使肥大的第三腰椎横突周围软组织被牵拉，附于横突上的深筋膜被多次微量损伤，经脉瘀阻，积久发为疼痛。

3. 风寒侵袭，经脉瘀滞

风寒湿外邪侵袭，局部可出现肌肉、筋膜痉挛，经脉拘急凝滞，气血运行郁滞不通，造成本病。

急性损伤、慢性劳损、风寒湿外邪侵袭等各种原因共同作用，更易形成本病。

（三）诊断

1. 病史

腰部有外伤史和劳损史。

2. 症状

腰部酸痛或钝痛，多数为单侧，少数为双侧。以腰部慢性间歇性的酸痛、乏力为主，部位较广泛，疼痛可达臀部及大腿前方。

3. 检查

在第三腰椎横突外缘，相当于第三腰椎棘突旁40mm处，有明显压痛，并可触及条索状或结节状物，有弹响感。

X线平片可见第三腰椎横突较长。

（四）治疗

第三腰椎横突综合征为九针疗法的适应证，通过九针治疗多能获得满意疗效，单侧病变只治疗单侧，双侧病变当同时治疗。

1. 镵针

（1）镵针毛刺法：多选腰背部足太阳膀胱经、督脉、足少阳胆经等，用镵针行毛刺法，每隔20～30mm选一针刺点，以不出血为度，1日1次，1周为1个疗程。

（2）镵针半刺法：病程较长者腰背部寻找反应点，以

$L_2 \sim L_3$ 椎旁为主，褐色、红色反应点处镵针行半刺法，以挑出白色纤维状物为度，1 周 1 次。

2. 圆针

腰背部肌肉间压痛处锋针开皮后，圆针行分刺法、浮刺法，调节分肉，1 周 1 次。

3. 锟针

下背部朝下、下腰部朝上锋针开皮后，锟针向命门及脊柱两侧浮刺通透，以调节经气，1 周 1 次，3 次为 1 疗程。

4. 锋针

$L_2 \sim L_3$ 椎旁处锋针刺血，行赞刺法或豹纹刺法，加拔火罐，3 日 1 次。

5. 铍针

$L_2 \sim L_3$ 椎患侧棘突旁铍针纵行切开松解，深度不超过 5mm，一般 1 次即可。

6. 圆利针

$L_2 \sim L_3$ 椎旁、压痛点等处圆利针行关刺、合谷刺针法，调节筋及肌肉，1 周 1 次。

7. 毫针

选取足太阳膀胱经、足少阳胆经、督脉、臀部等腧穴，如肾俞、志室、居髎、环跳、委中、五枢、维道、阿是穴等，多留针 30 分钟，也可燔针焠刺，1 日 1 次，1 周为 1 个疗程。

八、股骨头缺血坏死症

（一）概述

股骨头缺血性坏死症，又名股骨头无菌性坏死，主要病变是股骨头骨骺坏死，死骨吸收后为肉芽组织所代替，最后股骨头失去其原有的密度而塌陷成扁平畸形，韧带中心之血管多呈闭锁不通的病理变化。表现为髋部及周围疼痛、僵硬、活动受限等，当属中医学骨蚀、骨痿、骨痹等范畴。

（二）病因病机

1. 内因

内因为发生股骨头缺血坏死症的根本原因，中医认为与肝肾不足、脾胃虚弱、气血亏虚、七情内伤、饮食失调、过量饮酒、过服激素等因素有关。

（1）肝肾不足，精血亏虚：多由于先天禀赋不足，肾精亏虚，髋部发育不良，或久病及肾，肾精不足，或劳欲过度，伤及肝肾，或老年肾气已虚，精血亏虚所致。

人体尤其是筋骨的生长、发育、盛衰都与肝肾的盛衰有着密切的关系，先天肾气不足，肝肾两虚，劳欲过度，伤及肝肾，肝血虚，筋不能动，肾气衰，骨惫懈惰。

（2）气血亏虚，筋骨失养：多由于素体衰弱，气血不足，或久病不愈，或年老体衰，脾胃气虚，不能化生气血而致气血两虚，或病后失养，气血亏虚，或因失血，气随血耗，气血两虚所致。

脾胃虚弱，气虚功能不足，则化生血液不足，血虚不能载气，气得不到水谷精微的持续补充而致血虚，最终形成气血两虚，髋部失于气的防御则风寒湿邪易于侵袭，失于气的温煦则发冷肢凉，失于气的推动则血行迟缓、涩滞。气血虚弱，筋肉、肌腱失于濡润滋养则紧张拘急、屈伸不利等。后天失养，

177

后天之本在于脾，先天之本在于肾，后天失养脾胃运化功能失调，水谷精微不生，无以濡养机体，先天肾精得不到后天水谷精微充养，则肾精不足，肾主骨生髓，肾精不足骨失所养，易发生本病，即所谓"不荣则痛"。股骨头局部气血亏虚、筋骨失养，是形成股骨头缺血坏死症直接原因。

（3）内伤七情，气滞血瘀：或怒，或忧，或思虑过度，精神紧张等内伤七情，使人体气机运行紊乱，脏腑气血失调，气机郁结、郁滞，气为血之帅，气行则血行，气滞则血瘀，故形成气滞血瘀证。全身症状可见或烦躁易怒，或抑郁寡饮，或胀痛，或刺痛，并随精神刺激加重。局部髋周可因气滞血瘀而疼痛，瘀血内停，新血则不达，筋脉失养而拘急、屈伸活动不利等。

（4）过用激素，药毒所伤：筋骨相连，是肝肾之外合，肝血肾精充盈，筋骨得养则关节功能正常。过用激素，药毒内侵，肝脾肾受损，脏腑功能紊乱，久之肝肾亏损，肾阳不足，脾失于温煦，气血生化无源，骨无以生长。阴阳互根互用，肾阳不足，阴精化生无由，致使肝肾阴精亏虚，肝血亏虚，筋失所养，肾虚则骨枯槁而不用，久之形成髋部冷痛，活动不利，发生股骨头坏死。研究证实，长期大量使用激素可导致体内免疫功能低下，引起气虚血滞，导致筋骨失养，发为本病或诱发本病，为形成股骨头缺血坏死症的主要原因。

（5）过度饮酒，痰湿内生：《素问·痹论篇第四十三》曰："食饮居处，为其病本也。"饮食是保证人体生命和健康的基本条件，饮食化生的水谷精微是化生气血，维持机体生长、发育，完成各种生理功能的物质基础，脾胃主运化水谷水湿，脾气健运则运化正常，痰湿无从产生。若过度饮酒，湿热之邪直入，或酒湿困脾，皆可损伤脾胃，导致脾胃的腐熟、运化功能失常，引起消化机能障碍，水谷水湿内停，日久湿聚为痰为饮，日久郁而化热，湿热内蕴，消灼阴津，致使骨髓失充，发为骨痿、骨蚀。酒浊水湿痹阻于髋部经络筋骨，壅滞气血，则气血不达，筋骨失养，而致髋部疼痛、活动不利。可见长期过度饮酒，也是形成股骨头缺血坏死症的主要原因。《脾胃论》也指出："脾病则下流乘肾……则骨乏无力，是为骨蚀，令人骨髓空虚，足不能履地。"

2.外因

外因为股骨头缺血坏死症产生的重要条件，主要有风寒湿邪的侵袭、外伤、劳损等。

（1）风寒湿邪的侵袭：多由于久居风寒湿地，或汗出当风，风寒侵袭，或遇雨湿所淋，或睡卧不当，踢被当风，或气候骤变，不加衣被，或过食生冷，风寒入侵等原因使风寒湿之邪乘虚侵袭人体，痹阻于髋，气血运行不畅，不通则痛，出现髋部疼痛等。

（2）外伤：由于髋关节为下肢运动的枢纽，具有活动量较大，负重多的生理特点，很容易造成外伤，髋部外伤有2种：一种是直接外伤，如挫伤、创伤、压伤等直接作用于髋部，另一种是间接外伤，如闪伤、扭伤、撕裂伤等。

髋部外伤，虽由外触，势必内伤，先及皮肉，次及筋骨，皮肉筋骨的损伤，必然导致血溢脉管之外。轻者髋部软组织肿胀、皮肤青紫、髋部疼痛、关节屈伸不利，重者造成髋部韧带、肌腱的撕脱、断裂，髋部剧痛、瘀紫漫肿，关节内积血，髋关节活动受限等。严重者还可出现股骨颈等部的骨折，导致局部瘀血内阻，新血不达，而出现股骨头缺血坏死症。

（3）慢性劳损：股骨头缺血坏死症患者长期站立，负荷增加，症状明显加重，可见活动过度、慢性劳损也是股骨头缺血坏死症的主要致病原因。《素问·宣明五气篇第二十三》曰："五劳所伤……久立伤骨，久行伤筋。"久立、久行即长期慢性劳损，从时间讲，过长过久，以程度上说，过重过大，从耐受力上论，超过了髋部的自我代偿范围，造成了髋部筋骨的损伤。

本病由于脾胃虚弱、气血不足、肝肾亏虚、精血亏损、筋骨失养，不荣则痛，或七情内伤、外伤、劳损、气滞血瘀、饮酒过度、激素药毒损伤、痰浊壅滞、外邪侵袭、痹阻经脉，不通则痛等原因所致，与足三阴经、足三阳经等有关。

（三）诊断

1. 西医诊断

（1）病史：髋部有明显外伤史。有激素类药物使用史。有长期酗酒史。

（2）症状

①疼痛：髋部周围疼痛，可为间歇性或持续性，早期疼痛为隐痛、钝痛、间歇痛，活动时间过长疼痛加重，休息可以缓解或减轻。后疼痛逐渐加重呈持续性，疼痛多为针刺样、钝痛或酸痛不适等，常向腹股沟区、大腿内侧、臀后侧、膝内侧放射，并有该区麻木感，有的以膝痛为主要症状。晚期股骨头塌陷、碎裂、变形，有的可造成髋关节半脱位，此时疼痛与髋关节活动、负重有直接关系。活动时关节内因骨性摩擦而疼

痛，静止时头臼之间不发生摩擦，疼痛不明显。行走、活动疼痛加重，动则即痛，静则痛止或减轻。

②压痛：腹股沟、股骨大转子上、大转子内上、大转子下局部深压痛，内收肌起止点压痛，部分患侧腰部压痛。

③关节僵硬与活动受限：患侧髋关节屈伸不利，下蹲困难，不能久站，行走鸭步。早期症状为外展、外旋活动受限明显。

④跛行：为进行性短缩性跛行，由于髋痛及股骨头塌陷，或晚期出现髋关节半脱位所致，儿童患者则更为明显。

（3）体征：患肢外展、外旋或内旋活动受限，缩短，肌肉萎缩，可有半脱位体征。

①4字实验阳性：患肢屈髋屈膝，与对侧大腿成"4"字，骶髋关节疼痛为阳性。

②托马斯征阳性：又称髋关节屈曲挛缩试验，患者取仰卧位，充分屈曲健侧髋膝关节使大腿贴近腹壁，并使腰部贴于床面，若患肢自动抬高屈膝离开床面或迫使患肢与床面接触则腰部前凸时，称托马斯征阳性。

③艾利斯征阳性：仰卧屈膝，两膝不等高为阳性。

（4）影像检查：X线表现：骨纹理细小或中断，股骨头囊肿、硬化、扁平或塌陷。CT较X线片可以早期发现微小的病灶和鉴别是否有骨塌陷存在及其延伸的范围。初级压力骨小梁和初级张力骨小梁的内侧部分相结合形成一个明显的骨密度增强区，在轴位像上呈现为放射状的影像，称之为星状征，是早期骨坏死的诊断依据。晚期轴位CT扫描中可见中间或边缘的局限的环形的密度减低区。磁共振成像（MRI）对骨坏死有明显的敏感性和特异性，较 CT 更能早期发现病变，能区分正常的、坏死的骨质和骨髓，以及修复区带，T1 和 T2 加权像中坏死的骨质与骨髓都有高信号强度，而关节软骨下骨质表现为黑暗的条纹，形成有波状或锯齿状图形。

2. 辨证分经

股骨头缺血坏死症症状多在髋部、臀部、大腿，为足三阳、足三阴的循行范围，根据疼痛、压痛部位等而辨别经络分类可提高治疗效果。

（1）足太阴经病：髋部疼痛，腹股沟外侧疼痛，髋部、腹股沟外侧压痛，活动不利或受限，大腿内侧前缘压痛。

（2）足厥阴经：髋部疼痛，活动时加重，腹股沟处疼痛，患肢内侧中线疼痛、压痛，收肌结节前部压痛，痛重者不敢活动。

（3）足少阴经：髋部疼痛，腹股沟内侧疼痛，髋部压痛，活动不利或受限，大腿内侧后缘、收肌结节后部压痛。

（4）足阳明经：髋部疼痛，臀部痛，大腿前外侧、髋部、臀外侧、患肢前外侧压痛，活动不灵。

（5）足少阳经：髋部疼痛，臀部疼痛，大腿外侧中线大转子下疼痛，股骨大转子上、内上、下压痛，大腿外侧压痛。

（6）足太阳经：髋、臀后部、大腿后侧疼痛，髋、臀后部、大腿后侧压痛，活动不利或受限。

（四）鉴别诊断

1. 强直性脊柱炎

常见于 20 ～ 40 岁男性，起病缓慢，最多见于骶髂关节和腰椎，其次为髋、膝、胸椎、颈椎。多表现为不明原因的腰痛及腰部僵硬感，晨起重，活动后减轻，部分病人出现坐骨神经痛症状，以后腰腿痛逐渐向上发展，胸椎及胸肋关节出现僵硬，颈椎活动受累时，头部活动受限，整个脊柱严重僵硬，病人表现为驼背畸形。早期骶髂关节可有局部压痛，血沉增快，CRP 增高，HLA-B27（＋），X 线片股骨头囊变、整体增大、基部外侧孤立性骨赘，髋臼软骨下囊变、碎裂、变形，髋臼骨侵蚀、白线中断。股骨头缺血坏死症有外伤、饮酒、过服激素史，各年龄段都有，表现为髋痛、髋部压痛，短缩性跛行，腰以上脊柱无症状，无变形，血沉正常，CRP 正常，HLA-B27（－），X 线片骨纹理细小或中断，股骨头囊肿、硬化、扁平，股骨头塌陷、碎裂、变形。

2. 髋关节退行性骨关节病

髋关节骨关节病亦称之为肥大性关节炎、增生性关节炎、老年性关节炎、退行性关节炎、骨关节病等，多见于５０岁以上肥胖患者。有劳损史，表现为轻度髋痛、压痛、髋活动受限，但较轻，X 线片关节间隙狭窄，股骨头变扁、肥大，股骨颈变粗变短，头颈交界处有骨赘形成。股骨头缺血坏死症有外伤、饮酒、过服激素史，各年龄段都有，表现为髋痛、髋部压痛较重，短缩性跛行,X 线片骨纹理细小或中断，股骨头囊肿、硬化、扁平，股骨头塌陷、碎裂、变形。

3. 髋关节结核

髋关节结核也有髋部疼痛、活动受限、短缩性跛行，血沉增快等，与股骨头缺血坏死症相似，但髋关节结核多有结核病接触史，多见于儿童、青壮年，伴有低热、盗汗，可有髋关节肿胀，晚期有髋关节处窦道，组织活检有结核杆菌，X 线片股骨头骨质疏松，骨小梁变细，骨皮质变薄、晚期关节软骨面破坏，软骨下骨板完全模糊。股骨头缺血坏死症有外伤、饮酒、过服激素史，各年龄段都有，表现为髋痛、髋部压痛、短缩性跛行，血沉正常，组织活检无结核杆菌，X 线片骨纹理细小或中断，股骨头囊肿、硬化、扁平，股骨头塌陷、碎裂、变形。

4. 髋关节滑膜炎

髋关节滑膜炎发病与外伤有关，表现为髋关节的疼痛，多较轻，严重时可有局部的肿胀，髋关节活动受限，核磁共振检查可提示髋关节腔内有积液，骨质无明显改变。股骨头缺血坏死症影像学检查骨纹理细小或中断，股骨头囊肿、硬化、扁平，股骨头塌陷、碎裂、变形。

（五）治疗

股骨头缺血坏死症为临床疑难病证，是九针疗法的适应证，治疗越早效果越好，晚期也有一定疗效，通过九针治疗可较快缓解症状，部分患者长期坚持治疗可达到临床治愈。

1. 镵针

（1）镵针毛刺法：根据症状辨证分经，多选足三阴经、足三阳经、督脉等腰背部、臀部、下肢经脉，用镵针行毛刺法，每隔 20 ~ 30mm 选一针刺点，髋部、大腿部要密，以不出血为度，1 日 1 次，1 周为 1 个疗程。

（2）镵针半刺法：病程较长者于腰背部、臀部、股骨大转子周围等处寻找反应点，褐色、红色反应点处行半刺法，以挑出白色纤维状物为度，1 周 1 次。

2. 圆针

腰背部、臀部、下肢等肌肉间压痛处锋针开皮后，圆针行分刺法、浮刺法，调节分肉，1 周 1 次。

3. 锟针

锋针开皮后，骶部向上，臀部向下，锟针向命门及脊柱两侧、大转子周边，下肢向腹股沟方向等浮刺通透，以调节经气，1 周 1 次，3 次为 1 疗程。

也可用大针通透。

4. 锋针

（1）刺络：腰部、臀部、下肢疼痛处局部找到瘀络，锋针刺血，也可循经取穴刺血，行赞刺法或豹纹刺法，加拔火罐，3 日 1 次。

（2）刺骨：病程较长、较为顽固者尤其夜间症状加重的患者，可以在股骨大转子处用锋针加压针刺，刺到骨膜、骨质、骨络，疏通骨气，1 周 1 次，一般 1 次即可有明显疗效。

5. 圆利针

腰臀部、下肢用圆利针行关刺、合谷刺针法，调节筋及肌肉，1 周 1 次。

6. 毫针

根据症状辨证分经，循经取穴，多选足三阴经、三阳经等腧穴，也可辨证分型，选取相应的穴位，病变较久者配合腹部腧穴，以调节髂腰肌、腹内外斜肌，多选阴廉、足五里、中封、曲泉、箕门、血海、阴陵泉、三阴交、阴谷、太溪、髀关、足三里、居髎、环跳、风市、阳陵泉、丘墟、大杼、三焦俞、肾俞、大肠俞、气海俞、昆仑、阿是穴等，腧穴较多时可分组治疗，留针30分钟，也可燔针焠刺，1日1次，1周为1个疗程。

7.长针

为股骨头缺血坏死症主要治疗方法，一般常取 $L_2 \sim L_5$ 棘突旁开15～20mm，长针用输刺法直刺相应腰椎的关节囊，针尖到达关节囊后可以行短刺摩骨针法；大转子周围压痛点针刺刺骨；腹股沟压痛点等长针用输刺法穿过关节囊直刺至骨，上下摩骨，1周1次，3次为1疗程。

也可在尾闾关部长针行短刺摩骨针法，刺入骨络，多有瘀血流出，可出针加拔火罐。

8.大针

为股骨头缺血坏死症主要治疗方法，锋针开皮后，大针从腹股沟、股骨大转子内上等直刺或斜刺刺入髋关节囊，通透疏通髋关节，释放压力，1周1次。

九、膝关节骨性关节炎

（一）概述

膝关节骨性关节炎也称膝关节骨质增生症，又叫退行性膝关节炎，是因膝关节软骨面的退行性变和继发性的骨质增生而导致膝关节疼痛、活动加重等的慢性膝关节疾病，属于中医学痹证、老寒腿等范畴，为中老年常见病、多发病。

（二）病因病机

1. 内因

内因为发生膝关节骨性关节炎的根本原因，与肝肾不足、气血亏虚、七情内伤、饮食失调、形体肥胖等因素有关。

（1）肝肾不足，精血亏虚：多由于年老肾气已虚，或先天不足，肾气亏虚，或久病及肾，肾精不足而致。肝肾亏虚，精血不足，筋骨失于充养，筋脉肌肉松弛，骨质疏松，血液循环、新陈代谢之浊气蓄积，因虚致瘀，痹阻于膝部经脉、筋骨，出现疼痛、拘挛、屈伸不利等。

（2）气血虚弱，筋失所养：多由于年老体衰，或素体衰弱，气血不足，或久病不愈，气血两伤，或脾气虚，不能化生气血，以致气血两虚，或病后失养，气血亏虚，或因失血，气随血耗致气血两虚所致，亦有因肾气不足，先天不能滋养后天，而致后天不足，气血亏虚。气虚功能不足，则化生血液不足，血虚不能载气，气血得不到水谷精微的持续补充而致血虚，最终形成气血两虚。膝部失于防御则风寒湿邪侵袭，失于温煦则发冷肢凉，失于推动则血行迟缓、涩滞，气血虚弱，筋肉、肌腱失于濡润、滋养则紧张拘急，膝关节屈伸不利等。

（3）内伤七情，气滞血瘀：情志不调，或怒，或忧，或思虑过度，精神紧张等内伤七情，使人体气机运行紊乱，脏腑气血失调，气机郁结、郁滞，气滞则血瘀，故形成气滞血瘀之证，膝周气血阻滞可见疼痛，瘀血内停，新血不达，筋脉失养而拘急，屈伸活动不利等。

（4）形体肥胖，负担较重：膝部为下肢运动的枢纽，为负重量较大的关节之一，也是运动量比较大的关节，这就决定了膝部易于损伤，产生痹阻不通之证，形体肥胖者，更是如此。正常的机体筋肉，是人体运动的物质基础和动力来源，但形体过于肥胖，则加重机体负担，成为产生疾病的原因之一。形体肥胖者，一是体重较大，给膝部造成负荷更大，长期的膝部超负荷工作和生活，使膝部积劳成疾，产生筋骨等各种慢性劳损性疾病。有些肥胖者，因减肥而超负荷运动，造成膝部损伤、疼痛。二形体肥胖者，多形盛气弱，气的功能不足，推动、温煦、卫外功能减弱，筋脉得不到气的温煦营养而易于损伤，得不到气的推动而气血运行缓慢涩滞，瘀血内停，失于卫外则寒湿之邪易于侵入。三形盛之人，多蕴痰湿，痰湿内停，气机被阻，经脉被涩，血运障碍，易致血瘀，所以形体肥胖者，为膝部损伤、血瘀痹阻准备了内在病理基础，其负重多运动量大，又提供了外在损伤的发病条件，这些因素导致了肥胖之人膝部损伤机会多、发病率高，且治愈之后，易于复发。

（5）饮食失节，痰湿内生：若饮食不节，或饮食偏嗜，或过食生冷，寒邪直中，皆可损伤脾胃，导致脾胃的腐熟、运化功能失常，水谷水湿内停，日久湿聚为痰为饮，形成痰湿，或过食肥甘厚味，嗜酒无度，内蓄痰湿，痰浊水湿痹阻于膝部经络筋骨，壅滞气血，则膝部疼痛、重着、肿胀，湿性黏滞，故膝痛缠绵，长期不愈。

2. 外因

外因为膝关节骨性关节炎产生的重要条件，主要有风寒湿邪的侵袭、外伤、劳损等。

（1）风寒湿邪的侵袭：多由于久居风寒湿地，或汗出当

黄帝内经九针疗法

风，风寒侵袭，或遇雨湿所淋，或睡卧不当，踢被当风，或气候骤变，不加衣被，或过食生冷，风寒入侵等原因使风寒湿之邪乘虚侵袭人体，痹阻于膝，气血运行不畅，不通则痛，出现膝部疼痛等。膝部疼痛冬春发病率远高于夏秋两季，因冬春两季，为风、寒主气，风寒之邪易乘虚入侵，膝部疼痛者，此时易诱发或加重。

（2）外伤：膝关节为下肢运动的枢纽，具有活动量较大，负重多的生理特点，很容易造成外伤，膝部外伤有2种：一种是直接外伤，如挫伤、创伤、压伤等直接作用于膝部，另一种是间接外伤，如闪伤、扭伤、撕裂伤等。外伤后关节的组织结构无法得以完全修复，膝关节的软组织形成了不同程度的疤痕、粘连、挛缩，可遗留或引起膝关节僵直、功能活动受限等。

（3）慢性劳损：长期站立工作者，膝关节骨性关节炎发病率明显增多，可见活动过度、慢性劳损也是膝关节骨性关节炎的主要致病原因。《素问·宣明五气篇第二十三》曰："五劳所伤……久立伤骨，久行伤筋。"

膝关节骨性关节炎以风寒湿三气杂至、慢性劳损、外伤、形体肥胖等为主要致病原因，但"邪之所凑，其气必虚"，因此也与患者身体虚弱，腠理空疏，或年老肝肾虚弱，精血不足，或脾胃虚弱，饮食劳倦等因素而致气血虚弱、精气不足，不耐邪侵有关，故《济生方·痹》曰："皆因体虚，腠理空疏，受风寒湿气而成痹也。"

本病由于外伤、劳损、七情内伤、气滞血瘀、痰浊内蕴、外邪侵袭、痹阻经脉，不通则痛，或脾胃虚弱、气血不足、肝肾亏虚、精血亏损，筋骨失养，不荣则痛等原因所致。形体肥胖，负重过大，易于发病。经脉与足三阴经、足三阳经等有关。

（三）诊断

1. 西医诊断

膝关节骨性关节炎为中老年常见病，女性多于男性，肥胖者、重体力劳动者多发。

（1）膝痛：膝痛为膝关节骨性关节炎最常见的症状，疼痛可轻可重，轻者仅有酸楚不适，也可出现酸痛，重者可因疼痛而影响睡眠，甚至彻夜难眠，可呈酸痛、冷痛、胀痛、刺痛、跳痛等，极少数也可出现热痛。起初活动时即感疼痛，上下楼加重，下蹲更为明显，疼痛多在阴雨天或受凉时加重，疼痛部位多位于髌下、髌骨内侧等。

（2）压痛：膝关节骨性关节炎皆有压痛，甚至没有出现疼痛或疼痛不明显时也可出现压痛，压痛多位于髌骨内下、髌下、髌内，也可位于髌骨外下、髌上、外上等，较重者可位于膝内侧关节间隙、腘窝，压痛可以较轻，也可以较重、拒按。髌骨活动时或有摩擦感时压痛较为明显。

（3）肿胀：膝关节骨性关节炎多无肿胀，尤其是症状较轻或者初期者，较重者或者后期由于滑膜炎性增生、肿胀，产生积液，可引起关节肿胀，也可由于髌下脂肪的炎症而出现肿胀。肿胀可出现在局部，如在髌骨内下，也可整个膝关节肿胀，肿胀可以较轻，也可比较明显，甚至按压有波动感。

（4）变形：膝关节骨性关节炎较轻者多形态正常，年老、

190

后期可出现关节变形，呈"O"型腿、"K"型腿等，以"O"型腿多见。如有滑囊炎症，可出现膝关节肿胀变形，股四头肌萎缩可出现萎缩变形。膝关节由于屈伸活动受限而出现走路变形或呈跛行。

（5）功能障碍：膝关节骨性关节炎时间较长者可出现下蹲困难，或不能下蹲，较重者可因疼痛而不敢行走、上下楼，髌骨活动范围变小，膝关节屈伸受限。

（6）摩擦感：膝关节骨性关节炎活动时，可出现髌骨与股骨髁的摩擦感，并发出摩擦音。屈伸膝关节时出现，伸直下肢，髌骨在股骨髁间沟中活动时也可出现。

（7）活动弹响：膝关节骨性关节炎活动时可有弹响声，弹响声可出现在早期疼痛不明显者，也可出现在后期疼痛较重者，响声出现在膝关节屈伸活动中。

（8）晨僵：晨起后开始活动、长时间行走、剧烈运动或久坐起立开始行走时膝关节疼痛僵硬，稍活动后好转，膝关节骨性关节炎晨僵一般不超过半小时。

（9）查体：髌骨研磨试验阳性。浮髌试验多阴性，有关节积液者阳性。

（10）特殊检查：血、尿常规一般都在正常范围。关节滑液检查可见白细胞增多，偶尔见红细胞，血沉正常，抗"O"及类风湿因子阴性，关节液为非炎性。

（11）影像检查：X光片关节间隙不均匀狭窄，内侧狭窄多较明显，髁间嵴变尖，髌骨后缘和外侧缘增生形成骨刺，上下两极增生较重，关节边缘骨赘逐渐增大，皮质下骨质囊性变，较重者可出现膝关节内、外翻畸形等。MRI检查，膝关节 MRI 能显示骨性关节炎的关节软骨、半月板、韧带、滑膜、游离体及骨质的改变。

2. 辨证分经

膝关节骨性关节炎症状在下肢膝关节及其附近，为足三阳、足三阴经的循行范围，根据症状而辨别经络分类可提高治疗效果。《灵枢·卫气第五十二》曰："能别阴阳十二经者，知病之所生，候虚实之所在者，能得病之高下。"

（1）足太阴经：膝内侧偏前疼痛、肿胀，压痛明显，疼痛较重者可上下牵扯，影响功能活动，此处多为膝关节骨性关节炎最初发病部位，也多为发病过程中膝部疼痛较重部位，也是涉及上下范围最大者，重症者膝关节变形也多从此处开始。

（2）足厥阴经：膝内侧偏后疼痛，活动时加重，腹股沟处疼痛，痛重者不敢活动。

（3）足少阴经：膝关节内后侧疼痛、压痛，可有肿胀，活动不利或受限，可牵扯小腿内侧后缘疼痛。

（4）足阳明经：膝部外侧前缘疼痛，髌骨外下缘、外缘、外上缘压痛，局部可有肿胀，活动不灵，可上下牵扯。

（5）足太阳经：患膝后侧疼痛，也可向患侧上下牵扯，膝后侧压痛，活动受限或不利，下蹲困难或不能下蹲，严重者不敢活动。

（6）足少阳经：膝部外侧中线疼痛，局部也可有压痛，为足三阳经较少发病者。

临床上，早期可为一经病，中后期多为一经为主，二经或多经并病，足三阴经发病多于足三阳经，故内侧较外侧多且重，足三阴经病以足太阴经病为多为重，足三阳经病以足阳明经病为多。

（四）鉴别诊断

1. 类风湿关节炎

膝关节骨性关节炎与膝关节类风湿关节炎都有膝部疼痛、压痛、活动加重、晨僵等，但膝关节类风湿关节炎晨僵持续时间长，多见于儿童和成人，伴有全身其他关节的肿痛等全身表现，ESR 增快，WBC 增高，RF（＋），X 线膝部软组织肿胀、骨稀疏、关节间隙变窄，关节变形、半脱位，强直。膝关节骨性关节炎晨僵持续时间短，多见于老年人，ESR、WBC 均正常，RF（－），X 线膝关节间隙变窄、骨赘、骨硬化、囊性变，无强直。

2. 髌骨软化症

髌骨软化症与膝关节骨性关节炎皆有膝痛，一般认为髌骨软化症是骨质增生早期而尚未出现骨质增生者，膝关节骨性关节炎是髌骨软化症的进一步发展，二者应注意鉴别。

3. 膝关节急性滑囊炎

膝关节急性滑囊炎与膝关节骨性关节炎都有膝痛，部分膝关节骨性关节炎有膝部肿胀，但膝关节急性滑囊炎青中年多发，多有急、慢性损伤史，起病较快，膝关节肿胀较重，积液较多，影像学检查骨质无异常。膝关节骨性关节炎中老年多发，多无明显原因，呈进行性加重，影像学检查膝关节骨质增生。

（五）治疗

膝关节骨性关节炎为九针疗法的适应证，早期较易治愈，久病患者关节软骨损伤较重、关节变形，九针可缓解症状，有一定疗效，可推迟手术时间，甚至免除手术之苦。

1. 镵针

（1）镵针毛刺法：根据症状辨证分经，多选足太阴脾经、足阳明胃经、足太阳膀胱经、足少阳胆经等腰背部、下肢经脉，用镵针行毛刺法，每隔 20 ～ 30mm 选一针刺点，以不出血为度，1 日 1 次，1 周为 1 个疗程。

（2）镵针半刺法：病程较长者于腰背部、臀部等寻找反应点，褐色、红色反应点处行半刺法，以挑出白色纤维状物为度，1 周 1 次。

2. 圆针

腰背部、臀部、下肢肌肉间压痛处锋针开皮后，圆针行分刺法、浮刺法，调节分肉，1 周 1 次。

3. 锟针

骶部锋针开皮后，锟针向命门及脊柱两侧、病变臀部浮刺通透，以调节经气，1 周 1 次，3 次为 1 疗程。

4. 锋针

（1）点刺放血：腰部、臀部、膝部等锋针刺血，双侧下肢血络刺血，也可循经取穴刺血，行赞刺法或豹纹刺法，加拔火罐，1 周 1 次。

（2）刺骨：夜间疼痛较重或顽固者，内外膝眼胫骨平台下 15mm，胫骨粗隆内侧 25mm 处定点，或者局部痛点，锋针顺时针加压刺入，行短刺法、输刺法，刺入深度 10 ～ 20mm，出针后有大量瘀血流出，可加拔火罐，1 周 1 次。

5. 铍针

髌骨两侧支持带紧张、疼痛者铍针在髌骨内、外侧缘纵行切开松解，有突破感即可，不可过深，一般 1 次即可。

6. 圆利针

L_1 ～ L_5 夹脊穴、髀关、伏兔、承扶、殷门，太阴经、阳明经、少阳经、太阳经等经筋筋节点、压痛点圆利针行关刺、合谷刺针法，1 周 1 次。

7. 毫针

根据症状辨证分经，循经取穴，多选足太阳膀胱经、足阳明胃经、足太阴脾经、足少阳胆经等腧穴，也可辨证分型，选取相应的穴位，多选肾俞、气海俞、梁丘、血海、大杼、委中、足三里、阳陵泉、内外膝眼、阴陵泉、尺泽、内关、三阴交等，腧穴较多时可分组治疗，留针 30 分钟，也可燔针焠刺，1 日 1 次，1 周为 1 个疗程。

8. 长针

夜间疼痛较重或顽固患者长针刺骨，于股骨、胫骨距关节面约 15mm 处长针刺入，上下摩骨，刺入骨内，出针后多有瘀血流出，也可尾闾关刺骨，上下摩骨，1 周 1 次。

9. 大针

锋针开皮后，大针从血海、梁丘等刺入，向下疏通关节，疏通关节之气，关节积液者多用，1 周 1 次。

十、慢性膝关节滑囊炎

（一）概述

慢性膝关节滑囊炎是指膝关节附近的滑囊发生了炎症，急性期过后，膝关节长期疼痛、肿胀，时轻时重，缠绵难愈，反复发作的病证。属于中医学痹证范畴。

（二）病因病机

1. 内伤七情，气滞血瘀

情志刺激，内伤七情，使人体气机运行紊乱，脏腑气血失调，气机郁结、郁滞，气滞则血瘀，形成气滞血瘀。或肝郁脾虚，脾失健运，水湿内停，下注于膝，皆可致膝部疼痛、肿胀、屈伸活动不利等。

2. 饮食失节，水湿内生

若饮食不节，或饮食偏嗜，或过食生冷，寒邪直中，皆可损伤脾胃，导致脾胃的腐熟、运化功能失常，水谷水湿内停，日久湿聚为痰为饮，形成痰湿，或过食肥甘厚味，嗜酒无度，内蓄湿热，痰浊湿热痹阻于膝部经络筋骨，壅滞气血，则膝部疼痛重着、肿胀，湿性黏滞，故膝痛缠绵、长期不愈。

3. 外邪侵袭，痹阻气血

多由于久居风寒湿地，或汗出当风，风寒侵袭，或遇雨湿所淋，或睡卧不当，踢被当风，或气候骤变，不加衣被，或过食生冷，风寒入侵等原因使风寒湿之邪乘虚侵袭人体，痹阻于膝，气血运行不畅，不通则痛，出现膝部疼痛等。

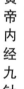

4. 慢性劳损，瘀血阻络

膝部慢性损伤或急性损伤失治误治，瘀血内停，痹阻经络，经络不通，水液运行停止，水湿内停，瘀积于膝，形成膝部水湿、瘀血阻滞，发为疼痛、肿胀等。

慢性膝关节滑囊炎以风寒湿三气杂至、急性损伤、慢性劳损、饮食失节等为主要致病原因，但"邪之所凑，其气必虚"，也与患者身体虚弱、腠理空疏、脾胃虚弱、饮食劳倦内伤，而致气血虚弱、精气不足不耐邪侵有关，故《济生方·痹》曰："皆因体虚，腠理空疏，受风寒湿气而成痹也。"经脉与足三阴经、足三阳经等有关。

（三）诊断

1. 症状

多无明显外伤史，主要表现膝关节肿胀、疼痛、发软、活动受限，肿胀持续不退，不敢下蹲，活动增多时加重，休息后减轻，久病者，可扪及膝关节囊肥厚感。

2. 体征

膝部压痛。浮髌试验阳性。

3. 辅助检查

（1）血液检查：无异常。

（2）核磁共振（MRI）：观察滑囊等软组织的病变。

（3）超声：观察受累滑囊的肿胀情况。

（四）治疗

慢性膝关节滑囊炎易反复发作、缠绵难愈，九针疗法可快速止痛、消肿，远期也有较好的疗效。

1. 镵针

（1）镵针毛刺法：根据症状辨证分经，多选足阳明胃经、足太阴脾经、足太阳膀胱经、督脉等腰背部、下肢经脉，用镵针行毛刺法，每隔 20 ～ 30mm 选一针刺点，以不出血为度，1 日 1 次，1 周为 1 个疗程。

（2）镵针半刺法：病程较长者于腰背部、臀部等处寻找反应点，褐色、红色反应点处行半刺法，以挑出白色纤维状物为度，1 周 1 次。

2. 圆针

腰背部、臀部、下肢等肌肉间压痛处锋针开皮后，圆针行分刺法、浮刺法，调节分肉，1 周 1 次。

3. 鍉针

骶部锋针开皮后，鍉针向命门及脊柱两侧、病变臀部浮刺通透，以调节经气，1 周 1 次，3 次为 1 疗程。

也可用大针通透。

4. 锋针

腰部、臀部、下肢疼痛处锋针刺血，患肢血络刺血，也可循经取穴刺血，行赞刺法或豹纹刺法，加拔火罐，病程较长者可并穴放血。

5. 铍针

髌骨两侧支持带紧张、疼痛者铍针切开松解，有突破感即可，一般 1 次即可。

6. 圆利针

L_2 ～ L_4 夹脊穴、髀关、伏兔、承扶、殷门，太阴经、阳明经、少阳经经筋寻找筋节点、压痛点，圆利针行关刺、合谷刺针法，1周1次。

7. 毫针

根据症状辨证分经，循经取穴，多选足太阳膀胱经、足阳明胃经、足太阴脾经、足少阳胆经等腧穴，也可辨证分型，选取相应的穴位，选取 $L_2 \sim L_5$ 夹脊、髀关、伏兔、承扶、殷门、水分、中脘、气海俞、关元俞、肾俞、委中、膝阳关、阳陵泉、阴陵泉、足三里、三阴交、太溪、阿是穴等，腧穴较多时可分组治疗，留针30分钟，也可燔针焠刺，1日1次，1周为1个疗程。

8. 长针

于股骨、胫骨距关节面约 $15 \sim 30mm$ 处长针刺入，上下摩骨，针刺骨膜、骨质，疏通骨气，也可玉枕关、尾闾关刺骨，上下摩骨，1周1次。

9. 大针

锋针开皮后，大针从血海、梁丘等刺入关节，也可从髌骨内外侧缘中点刺入，向下通透膝关节囊下壁，使膝关节积液有外排通道，疏通膝关节之气，术毕弹力绷带加压包扎，1周1次，3次为1疗程。

十一、跟痛症

（一）概述

跟痛症是足跟疼痛，早晨起床下地痛不可挡，行走一段时间症状减轻为主的病证。多见于中老年人。

（二）病因病机

本病内因为年老体衰，肝肾亏虚，气滞血瘀，外因为风寒湿邪侵淫，以及外伤、劳损等，分述如下：

1. 肝肾亏虚，筋骨失养

肾主藏精，主骨生髓，肾精充足则机体强健，肝主藏血，主筋束骨利关节，肝血充足则筋脉强劲。若年老肾精亏虚，肝血不足，或久病及肾，肾精不足，则筋骨失养，不荣则痛。

2. 慢性劳损，气滞血瘀

走路过多、站立时间过长，承受超强度的外力劳损，可引起受力最集中的跟部发生微量多次出血，严重的导致筋损骨伤，血液不循常道而溢于脉外形成瘀血凝滞，致使足跟疼痛。

3. 外感风寒，气血凝滞

感受风寒、久居潮湿之地、冒雨涉水等，外邪乘隙侵犯肌表经络，客于足跟，导致足跟部气血运行阻滞，经脉痹阻，筋骨失养，渐成骨痹。

（三）诊断

1. 症状

足跟疼痛，疼痛轻重不一，严重者无法行走，多数早晨起床下地痛甚，行走一段时间症状减轻，劳累后疼痛又会加重，如走路或下楼梯时，足部着地用力过猛，会引起剧烈疼痛。

2. 体征

足跟中央稍内下压痛，用手指触压疼痛剧烈。

3. 辅助检查

X 线侧位片跟骨增生或正常。

（四）治疗

九针疗法治疗跟痛症有一定疗效，多能治愈。

1. 镵针

（1）镵针毛刺法：多选足太阳膀胱经、足少阴肾经等腰骶部、下肢后侧经脉，用镵针行毛刺法，每隔 20～30mm 选一针刺点，以不出血为度，1 日 1 次，1 周为 1 个疗程。

（2）镵针半刺法：病程较长、顽固性跟骨痛于腰背部、骶部等寻找反应点，褐色、红色反应点处行半刺法，以挑出白色纤维状物为度，1 周 1 次。

2. 圆针

腰背部、骶部、下肢后侧等有压痛的肌肉间锋针开皮后，圆针行分刺法、浮刺法，调节分肉，1 周 1 次。

3. 锋针

（1）刺络：腰部、臀部、下肢压痛处锋针刺血，行赞刺法或豹纹刺法，加拔火罐，3 日 1 次。

（2）刺骨：病程较长、较为顽固者尤其夜间症状加重的患者，可以在跟骨内外侧避开神经、血管处用锋针加压针刺，刺到骨膜下，疏通骨气，1 周 1 次，一般 1 次即可有明显疗效。

4. 铍针

跟骨痛点即阿是穴处避开神经、血管处用铍针加压针刺，

201

刺到骨膜下，疏通骨气，1 周 1 次，一般 1 次即可有明显疗效。

5. 圆利针

腰臀部、下肢后侧、跟部等压痛部位用圆利针行关刺、合谷刺针法，调节筋及肌肉，1 周 1 次。

6. 毫针

多选足太阳膀胱经、足少阴肾经等腧穴，如太溪、照海、昆仑、申脉、悬钟、阿是穴、小腿压痛点等，留针 30 分钟，1 日 1 次，1 周为 1 个疗程。

黄帝内经九针疗法

第十二章　内科病

一、头痛

（一）概述

头痛又称头风，是指持续性的头部闷痛、压迫感、沉重感、紧箍感的统称。疼痛部位多为两颞侧、后枕部、头顶部或全头部，大部分病人为两侧头痛。头痛为临床常见病、多发病，头痛病因繁多，如神经痛、颅内感染、颅内占位病变、脑血管疾病、颅外头面部疾病以及全身疾病如急性感染、中毒等均可导致头痛。九针疗法主要治疗功能性头痛、颈椎病头痛等，多由精神紧张、生气、受凉等引起，对于其他原因引起的头痛，也有临时或较长期止痛效果。

（二）病因病机

1. 感受外邪，阻塞头部

多因起居不慎，坐卧当风，或气候骤变，衣被不适，或涉水淋雨，感受风寒等。风、寒、湿、热等外邪均可致头痛，主要以风邪为主。"伤于风者，上先受之"，外邪自肌表侵袭经络，上犯巅顶，使清阳之府受阻，气血凝滞，阻遏络道，而致头痛。风为百病之长，多夹时气而发病，若风夹寒邪，寒凝血滞，阻遏脉络，血郁于内而生头痛；若风夹热邪，火热上炎，侵扰清窍，气血逆乱而发头痛；若风夹湿邪，蒙蔽清窍，清阳不升，亦致头痛。

2. 七情内伤，肝气郁结

多因情志郁怒，或长期精神紧张、压力过大，肝失疏泄，气机失调，肝气郁结，气滞血瘀，瘀阻于头部而致头痛。或肝气郁结，气郁化火，日久肝阴被耗，肝阳失敛而上亢，气血上冲，清阳受扰而头痛。或气郁化火，灼伤阴液，肝肾阴亏，精血不能上荣于头，清窍失养而致头痛。亦有肝气郁结，肝郁脾虚，脾失健运，水湿内停，聚湿成痰，痰浊上蒙清窍而致头痛。

3. 饮食不节，痰浊上蒙

素嗜肥甘厚味，内蕴痰湿，或暴饮暴食，损伤脾胃，或劳力过度，损伤脾胃，皆可致脾胃虚弱，脾阳不振，脾失健运，脾不能运化转输水津，聚而痰湿内生，以致浊阴内阻，清阳不升，清窍为痰湿所蒙而致头痛。或脾胃损伤，化源不足，气血生化无权，而致气血虚弱，不能充营脑海，不荣则痛。或痰阻脑脉，血行受阻，痰瘀痹阻，气血不畅，均可致脑失清阳，精血失充，脉络失养而痛。如《丹溪心法·头痛六十八》曰："头痛多主于痰。"

4. 精血不足，不荣则痛

头为神明之府，诸阳之会，脑为髓海，五脏精华之血，六腑清阳之气皆能上注于头，即头与五脏六腑之阴精、阳气密切相关，凡能影响脏腑之精血、阳气的因素皆可成为头痛的病因，先天禀赋不足，或劳欲伤肾，阴精耗损，或年老体虚，气血衰败，或久病不愈，脾胃虚弱，或产后失血，营血亏损，气血不能上营于脑，髓海不充而致头痛。

5.头部外伤，血瘀内阻

外伤跌仆，或久病入络则络行不畅，血瘀气滞，脉络被阻，头部失养而致头痛。亦有瘀血、痰浊相互胶结，阻塞脉络，使头痛顽固难愈。

头痛病位虽在头，脏腑与肝、脾、肾密切相关，经脉与任督二脉、手足三阳经、足厥阴经关系密切，督脉为阳脉之海，故与督脉最为密切。风、火、痰、瘀、虚为致病之主要因素。邪阻脉络，任督二脉、手足三阳经、足厥阴经郁滞，清窍不利，精血不能上承或不足，脑失所养，为头痛之基本病机。

（三）诊断

1.症状

疼痛性质可呈胀痛、刺痛、冷痛、闷痛、压迫感、沉重感。头痛部位为两侧、后枕部、头顶部、前额或全头部。两侧颞部、后枕部等多有压痛。程度可分为隐痛、微痛，也可剧痛。可呈阵发性，也可持续性。

伴有症状头晕、恶心、呕吐、烦躁易怒、心慌、气短、恐惧、耳鸣、失眠、多梦、颈部僵硬等。

2.头痛辨证分经

根据疼痛部位，进行辨证分经，为循经选穴治疗打下基础。

（1）阳明头痛：疼痛部位在前额、眉棱、鼻根部。

（2）少阳头痛：疼痛部位在头侧部。

（3）太阳头痛：疼痛部位在后枕部，下连于项。

（4）厥阴头痛：疼痛部位在巅顶部，下连于目。

3.诱因

疲劳、生气、失眠、焦虑、忧郁、受凉等可诱发或加重头痛。

（四）治疗

九针疗法对各种头痛都有一定疗效，尤其是因精神紧张、生气、受凉等引起的功能性头痛、颈椎病头痛等，即时就可缓解疼痛，远期也有较好疗效，头痛新病者疗效较快、较好，病久、顽固性头痛也有较好疗效，故头痛多选择九针疗法治疗。

1.镵针

（1）镵针毛刺法：临床各种头痛都可运用，循督脉、手足三阳经等，以头部、颈背部为主，用镵针行毛刺法，每隔 20～30mm 选一针刺点，以不出血为度，1日1次，1周为1个疗程。

（2）镵针半刺法：病程较长者于颈部、上背部等寻找反应点，褐色、红色反应点处行半刺法，以挑出白色纤维状物为度，1周1次。

2.圆针

锋针开皮后，C_2～T_2椎旁圆针行分刺法、浮刺法，调节分肉，1周1次。

3.锋针

（1）点刺放血：太阳穴、风池、印堂，根据疼痛部位取相关穴位锋针刺血，可局部刺血，也可循经取穴刺血，行点刺

黄帝内经九针疗法

法、赞刺法或豹纹刺法，3 日 1 次。

（2）刺骨：头痛病程较长、较为顽固者，可以在乳突、玉枕关处用锋针加压针刺，刺激骨膜骶，针刺不可过深，以免发生意外，1～2 周 1 次，一般 1 次即有明显疗效。

4. 圆利针

颈椎病引起头痛，$C_2 \sim T_2$ 夹脊穴用圆利针行关刺、合谷刺针法，调节筋及肌肉，1 周 1 次。

5. 毫针

选取督脉、手足三阳经、足厥阴肝经等腧穴，可辨证分经，循经取穴，也可辨证分型，选取相应的穴位，如头维、印堂、太阳、丝竹空、风池、天柱、后顶、百会、四神聪、合谷、内庭、外关、侠溪、后溪、申脉、太冲、中冲等，腧穴较多时可分组治疗，留针 30 分钟，也可燔针焠刺，1 日 1 次，1 周为 1 个疗程。

二、中风后遗症

（一）概述

中风后遗症是由脑中风急性期治疗后遗留的以半侧肢体障碍、肢体麻木、偏盲、失语、记忆力下降、口眼歪斜、吞咽困难、呛食呛水、共济失调、头晕头痛等为主要症状的病证。多发生于 50 岁以后，男性略多于女性。中风后遗症既为脑部病变，也为督脉病变，九针疗法治疗中风后遗症疗效较好，是主要的康复治疗方法，对于新发病者，也有较好疗效。

（二）病因病机

1. 七情内伤，气机郁滞

七情内伤，肝失疏泄，气机郁滞，肝气郁结，气滞则血瘀，瘀血结于脑络而发病。或恼怒伤肝，肝阳上亢，引动心火，火盛生风。或五志过极，郁而化火，肝风内动，肝火上扰，风火上扇，气血上冲。或肝火伤阴，肝肾阴虚，水不涵木，肝风妄动，发为本病。

2. 饮食不节，痰浊内生

饮食不节，暴饮暴食，损伤脾胃，脾失健运，水湿内停，聚湿为痰，痰郁化热。或过食肥甘厚味，内蕴湿热，痰浊内生，痰浊上蒙清窍。或脾失健运，化源不足，气血亏虚，脑失所养。

3. 劳欲过度，精血亏损

劳则气耗，劳力过度，损伤中气，中气不足，气血推动无力，脑神失养。或烦劳过度，耗气伤阴，阴虚阳亢，引动内风，风动于上，气血上逆，壅塞清窍。或纵欲过度，房事不节，耗伤肾精，肾阴亏虚，水不制火，阳亢风动。

可见本病病位在脑，脏腑与心、肝、肾密切相关，经脉与督脉关系密切，风、火、痰、瘀等循督脉上扰清窍，气血逆乱，导致督脉瘀阻，中风发生。既病之后，虽然疾病已发，但各种病理基础仍在，督脉仍然瘀阻，加之肝肾阴虚，水不涵木，则肢体麻木，气血不足，推动无力，则肢体无力或力量减弱，瘀血痰浊内阻，血脉涩滞，运行不畅，影响清阳上升，脑髓失养则发为本病。《灵枢·刺节真邪第七十五》曰："虚邪偏客于身半，其入深，内居荣卫，荣卫稍衰，则真气去，邪气独

208

留，发为偏枯。"

（三）诊断

脑中风后遗症的轻重，因病人发病轻重、体质和并发症而异。常见的后遗症表现如下：

1. 偏瘫

一侧肢体肌力减退、活动不利或完全不能活动。麻木、冷热不知、疼痛不觉等，有时还可伴有同侧的口眼歪斜、吞咽困难等。

2. 失语

运动性失语表现为病人能听懂别人的话语，但不能表达自己的意思。感觉性失语则无语言表达障碍，但听不懂别人的话，也听不懂自己所说的话，表现为答非所问。命名性失语则表现为看到一件物品，能说出它的用途，但却叫不出名称。

3. 精神和智力

脑中风范围较大或多次复发可留有精神和智力障碍，如性格改变、消极悲观、郁抑寡欢、精神萎靡、易激动等。

4. 其他症状

头痛、眩晕、恶心、失眠、多梦、注意力不集中、耳鸣、眼花、多汗、心悸、步伐不稳、颈项酸痛、疲乏、无力、食欲不振、记忆力减退、不能耐受噪声等。

（四）鉴别诊断

1. 痉证与中风鉴别

痉证是以项背强直，四肢抽搐，甚则角弓反张为主症的病证，并可见于多种疾病的过程中。而中风可有筋脉拘急的抽搐症状，同时可见口眼歪斜，半身不遂，清醒后多有后遗症。

2. 颅内占位性病变

颅内肿瘤或脑脓肿也可急性发作，引起局灶性神经功能缺损，类似于脑梗死，脑脓肿可有身体其他部位感染或全身性感染的病史。头部 CT 及 MRI 有助于明确诊断。

（五）治疗

中风后遗症为九针疗法的适应证，也是优势病种，对于肢体的康复有较好疗效，治疗越早疗效越好，久病患者也有一定疗效，但治疗时间较长，应坚持治疗。

1. 镵针

（1）镵针毛刺法：多选督脉、病变侧躯干、上下肢经脉用镵针行毛刺法，每隔 20～30mm 选一针刺点，头颈部密度要高，以不出血为度，1 日 1 次，1 周为 1 个疗程。

（2）镵针半刺法：于颈背部等寻找反应点，褐色、红色反应点处行半刺法，以挑出白色纤维状物为度，1 周 1 次。

2. 圆针

锋针开皮后，颈腰背部、臀部、上下肢等肌肉间用圆针行分刺法、浮刺法，调节分肉，1 周 1 次。

3. 锟针

骶部锋针开皮后，锟针沿督脉、脊柱两侧浮刺通透，以调节经气，从骶部至颈部较长，可多点接力通透，1 周 1 次，3 次为 1 疗程。

4. 锋针

（1）点刺放血：肢体僵硬处锋针刺血，病程较长、麻木者可井穴放血，3 日 1 次。

（2）刺骨：风府、脑户、百会等督脉腧穴锋针直刺至骨，上下摩骨，刺激骨膜、骨质，每次 1 ～ 2 点，2 日 1 次。

5. 圆利针

$C_2 \sim L_2$ 夹脊穴圆利针行关刺、合谷刺针法调节脏腑，1 周 1 次。

中风时间长而出现局部关节挛缩固定者，可以在局部挛缩关节附近，相关挛缩痉挛的肌肉圆利针行关刺、合谷刺，调节筋及肌肉，一般选 3 ～ 5 个治疗点，1 周治疗 1 次。

6. 毫针

十二经脉、督脉腧穴皆可选取，以水沟、百会、内关、极泉、尺泽、委中、三阴交等为主，四肢腧穴配合，腧穴较多时可分组治疗，留针 30 分钟，1 日 1 次，1 周为 1 个疗程。

7. 长针

长针在上下肢感觉、运动不利处通透针刺，以疏通经气。环跳穴行输刺法或短刺法，多有强烈的触电感，1 周 1 次。

三、眩晕

（一）概述

眩是指眼花或眼前发黑，晕是指头晕甚或感觉自身或外界景物旋转。二者常同时并见，故统称为"眩晕"。轻者闭目即止；重者如坐车船，旋转不定，不能站立，或伴有恶心、呕吐、汗出，甚则昏倒等症状，又称头眩、掉眩、冒眩、风眩等，为各种原因所致经脉不通、不畅，脑失所养所致。本病证多见于现代医学中的内耳性眩晕（梅尼埃病、晕动症等）、脑性眩晕（高血压、低血压、动脉硬化等）、神经官能症、贫血、颈椎病（椎动脉型、交感神经型）等病。

（二）病因病机

1. 情志失调，肝阳上亢

忧郁恼怒太过，肝失条达，肝气郁结，气郁化火，肝阴耗伤，风阳易动，上扰头目，发为眩晕。或素体阴虚阳盛，肝阳上亢，发为眩晕。或肾阴素亏，肝失所养，以致肝阴不足，肝阳上亢，发为眩晕。《素问·至真要大论篇第七十四》云："诸风掉眩，皆属于肝。"

2. 气血亏虚，清窍失养

久病不愈，耗伤气血，导致气血不足，或失血之后，没能及时补充，虚而不复，或脾胃虚弱，运化失职，气血生化乏源，以致气血两虚，气虚则清阳不展，血虚则脑失所养，因而发生眩晕。《灵枢·口问第二十八》"故上气不足，脑为之不满，耳为之苦鸣，头为之苦倾，目为之眩。"明·李中梓《医宗必读》曰："一有此身，必资谷气，谷入于胃。洒陈于六腑而气至，和调于五脏而血生，而人资之以为生者也。故曰后天之本在脾。"

3. 肾精不足，髓海空虚

肾为先天之本，藏精生髓，若先天不足，肾阴不充，髓海空虚，或老年肾亏，或久病伤肾，或房劳过度，导致肾精亏耗，肾虚不能生髓，而脑为髓之海，髓海不足，上下俱虚，清窍失养，发生眩晕。《灵枢·海论第三十三》曰："髓海不足，则脑转耳鸣，胫酸眩冒。"

4. 痰湿中阻，蒙蔽清窍

嗜酒肥甘，饥饱劳倦，伤于脾胃，健运失司，水湿内停，聚湿生痰，痰湿中阻，则清阳不升，浊阴不降，引起眩晕。七情所伤，木乘土，肝郁脾虚，脾失健运，水湿内停，痰浊内生，蒙蔽清窍，发为眩晕。《素问·气交变大论篇第六十九》言："岁木太过，风气流行，脾土受邪。民病飧泄食减……甚则忽忽善怒，眩冒巅疾。"

5. 瘀血内停，阻塞清窍

跌仆所伤，血溢脉外，瘀血内阻，阻塞经脉，气血不能布达，清窍失养，或情志内伤，气滞血瘀，瘀血阻窍，清窍失养，即可出现眩晕。亦有痰湿阻塞日久形成瘀血者。《医宗必读》曰："瘀血停蓄，上冲作逆，亦作眩晕。"

本病病位在脑，脏腑与肝、脾、肾三脏关系密切，经脉与督脉、足三阴经、足太阳经等相关。眩晕的病性以虚者居多，张景岳谓"虚者居其八九"，如肝肾阴虚，肝风内动，或气血亏虚，清窍失养，或肾精亏虚，督脉空虚，脑髓失充。眩晕实证多由痰浊阻遏，气血阻塞，督脉升降失常，或痰火气逆，顺经上犯清窍所致。

（三）诊断

1. 症状

头晕目眩，视物旋转，轻者闭目即止，重者如坐车船，甚则仆倒。可伴有恶心呕吐，眼球震颤，耳鸣耳聋，汗出，面色苍白等。

2. 病史

多慢性起病，反复发作，逐渐加重。也可见急性起病者。

3. 辅助检查

测血压，血红蛋白、红细胞计数、心电图、颈椎 X 线片、头部 CT、头部 MRI 等项检查，有助于明确诊断。排除颅内肿瘤、血液病等

（四）治疗

眩晕为九针疗法的适应证，要分清引起眩晕的原因及标本虚实，有针对性地进行治疗，多有较好疗效。

1. 镵针

（1）镵针毛刺法：根据症状辨证分经，多选督脉、足太阳膀胱经、足三阴经等，镵针行毛刺法，每隔 20～30mm 选一针刺点，以不出血为度，1 日 1 次，1 周为 1 个疗程。

（2）镵针半刺法：病程较长者于颈背部等寻找反应点，褐色、红色反应点处行半刺法，以挑出白色纤维状物为度，1 周 1 次。

2. 圆针

锋针开皮后，头后、颈部等肌肉间用圆针行分刺法、浮刺法，调节分肉，1 周 1 次。

颈椎病引起的眩晕，圆针 $C_2 \sim T_2$ 椎旁用分刺法、浮刺法，调节颈部分肉，1 周 1 次。病程较长患者可以用圆针风池透风池，行白虎摇头针刺手法，1 周 1 次。

3. 锟针

大椎锋针开皮后，锟针向风府、风池、天髎穴浮刺通透，调节分气，1周1次。

颈部有脂肪垫堆积者（即颈部大椎穴、风府穴处局部肥厚、毛孔粗大、捏之坚硬）在患处下方取穴，用锟针向脂肪堆积处呈扇形皮下浮刺，1周1次，一般1至2次即可治愈。也可用大针通透。

4. 锋针

（1）点刺放血：太阳、百会、印堂、头维、颈部压痛点等锋针刺血，3日1次。

（2）刺骨：病程较长者风府、百会、脑户等督脉腧穴锋针直刺至骨，上下摩骨，2日1次。

5. 圆利针

风府、风池、天柱、肩井、天髎、$C_2 \sim C_5$ 夹脊等圆利针行关刺法，也可行合谷刺法。头晕症状明显者加风池透风池，用白虎摇头针刺手法，1周1次，3次为1疗程。

6. 毫针

根据症状辨证分经，循经取穴，也可辨证分型，选取相应的穴位，多选百会、风池、风府、天柱、内关、太冲、丰隆、肾俞、肝俞、脾俞、足三里、太溪、昆仑等，腧穴较多时可分组治疗，留针30分钟，也可燔针焠刺，1日1次，1周为1个疗程。

四、不寐

（一）概述

不寐又称"失眠"，是因阳不入阴所引起的经常不能获得正常睡眠为特征的病证，轻者入寐困难，有寐易醒，醒后不能再寐，时寐时醒，甚至整夜不能入寐，表现为睡眠时间和深度不足，不能消除疲劳，恢复体力、精力，也称为"目不眠""不得卧"。

（二）病因病机

1.情志所伤，心神不宁

由情志不遂，七情所伤，肝失疏泄，气机郁结，肝郁化火，邪火上扰心神，心神不宁而不寐。或由五志过极生火，心火内炽，心神扰动而不寐。或由思虑太过，损伤心脾，一方面心血暗耗，血不养心，心神失养，神不守舍，另一方面脾虚生化乏源，气血化生不足，营血亏虚，不能奉养心神，导致失眠。亦有因心虚胆怯，暴受惊恐，神魂不安，以致夜不能寐或寐而不酣。

2.饮食不节，心神不安

过饮过食，食滞不化，宿食停滞，湿浊内生，酿生痰热，上扰心神，而卧寐不安。或饮食不节，脾胃受损，宿食停滞，壅遏于中，胃气失和，阳气浮越于外而卧寐不安，《素问·逆调论篇第三十四》曰："阳明者胃脉也……《下经》曰：'胃不和则卧不安'。"《张氏医通·不得卧》云："脉数滑有力不眠者，

黄帝内经九针疗法

216

中有宿滞痰火，此为胃不和则卧不安也。"也有饮食不节，脾胃受伤，脾失健运，气血生化不足，心血亏虚，心失所养而失眠。有些饮料如酒、咖啡、浓茶也是造成失眠的直接原因。

3. 病后血虚，心神失养

久病血虚，或产后失血，或年迈血少，皆可引起心血不足，心失所养，心神不安而不寐。《景岳全书·不寐》曰："无邪而不寐者，必营气之不足也，营主血。血虚则无以养心，心虚则神不守舍。"

4. 阴虚火旺，扰动心神

素体阴虚，阴不制阳，或房劳过度，肾阴耗伤，不能上奉于心，水火不济，心火独亢，或肝肾阴虚，肝阳偏亢，火盛神动，心肾失交而神志不宁。《景岳全书·不寐》所说："总属真阴精血之不足，阴阳不交而神有不安其室耳。"

失眠的基本病机是阴阳失调，营卫不和，阳不入阴，脑髓失养，心神不宁。由于心、肝胆、脾胃、肾等脏腑的气血失和，阴阳失调，进而导致心失所养，或因心火偏亢、肝郁、痰热、胃失和降而导致心神不安。其病位在心和脑，但与肝、胆、脾、胃、肾关系密切，经脉与督脉、阴阳跷脉手三阴经、手足少阳经、足太阳经等相关。《灵枢·大惑论第八十》曰："卫气不得入于阴，常留于阳。留于阳则阳气满，阳气满则阳跷盛，不得入于阴则阴气虚，故目不瞑矣。"

（三）诊断

1. 症状

轻者为入睡困难，或寐而不酣，时寐时醒，或过早睡醒，醒后不能再寐,严重者彻夜难眠。

2. 伴有症状

伴有心悸、健忘、多梦、头痛、头晕、神疲乏力等。

3. 病史

多有不寐病史,常因情绪波动、精神紧张而诱发或加重。

4. 辅助检查

未见有影响睡眠的器质性病变。

(四)治疗

不寐为九针疗法的适应证,有一定疗效,可配合心理治疗。

1. 镵针

(1)镵针毛刺法:根据症状辨证分经,多选手少阴心经、手厥阴心包经、督脉、阴阳跷脉等,用镵针行毛刺法,每隔20~30mm选一针刺点,以不出血为度,1日1次,1周为1个疗程。

(2)镵针半刺法:病程较长、顽固性失眠者于颈背部等寻找反应点,褐色、红色反应点处行半刺法,以挑出白色纤维状物为度,1周1次。

2. 锋针

背俞穴锋针刺血,可加拔火罐,也可在太阳、照海、水泉找到瘀络,小号锋针刺血,3日1次。

3. 圆利针

病情较重者背俞穴、风池、风府用圆利针行关刺、合谷刺针法,调节脏腑,1周1次。

4. 毫针

根据症状辨证分经，循经取穴，也可辨证分型，选取相应的穴位，多选督脉、阴阳跷脉、足太阳经、手足少阳经腧穴，如申脉、照海、神门、三阴交、风池、心俞、脾俞、肾俞、四神聪百会等，留针30分钟，1日1次，1周为1个疗程。

五、郁证

（一）概述

郁病是因情志不舒、气机郁滞所致，以心情抑郁、情绪不宁、胸部满闷、胁肋胀痛，或易怒易哭，或咽中如有异物梗塞等症为主要临床表现的一类病证。

（二）病因病机

1.七情内伤，肝气郁结

七情所伤，恼怒伤肝，导致肝失疏泄，气机郁滞，肝气郁结，发为郁证。肝气郁结，失于条达，郁而化火，形成肝火，火性上炎，扰动心神，神不得安。肝气郁结，木克土，肝气乘脾，脾失健运，水湿内停，聚而成痰，形成痰郁。忧思伤脾，也可导致脾失健运，水湿内停，聚湿成痰，形成痰郁，痰蒙心神。

2. 阴血不足，心神失养

生活的不良情绪，或个人精神紧张、忧愁、悲哀等精神因素，损伤心神，暗耗心血，血虚而不能濡养于心，以至心失所养而心神不宁，从而引发抑郁、悲伤等情绪。心血暗耗，心阴亏虚，心火亢盛，肾阴耗损，不能引水济心，从而导致肾水、心火不济，以至心神不交而神志不宁，引发抑郁。

郁证的发生与肝气郁结、脾失健运、心失所养、身体虚弱等因素有关，督脉络属于脑、循行于脑，与脑关系密切，故郁证与督脉相关，还与手足厥阴经、手少阴心经、手厥阴心包经有关，七情喜、怒、忧、思、悲、恐、惊表现过度或不及，都会对人体五脏造成不利作用，而五脏亏虚或不足亦可导致人体的情志变化，督脉郁滞或空虚也可导致脑失所养，形成郁证。郁证可出现许多症状，元代医学家朱震亨："气血冲和，万病不生，一有怫郁，诸病生焉。"故人身诸病，多生于郁。

（三）诊断

1. 临床表现

情绪低落，抑郁悲观。轻者闷闷不乐、无愉快感、兴趣减退，重者痛不欲生、悲观绝望、度日如年、生不如死。思维迟缓，思维速度缓慢，反应迟钝，思路闭塞，言语减少，语速明显减慢，声音低沉，对答困难，严重者交流无法顺利进行。意志活动减退，意志活动呈显著持久的抑制，行为缓慢，生活被动、疏懒，不想做事，不愿和周围人接触交往，常独坐一旁，或整日卧床，闭门独居、疏远亲友、回避社交，严重时连吃、喝等生理需要和个人卫生都不顾，蓬头垢面、不修边幅，甚至发展为不语、不动、不食等。认知功能损害，近事记忆力下降、注意力障碍、反应时间延长、抽象思维能力差、学习困难、语言流畅性差，空间知觉、眼手协调及思维灵活性等能力减退。

躯体症状有睡眠障碍、乏力、食欲减退、体重下降、便秘、咽中如有异物梗塞、性欲减退、阳痿、闭经、恶心、呕吐、心慌、胸闷、出汗等。

2. 病史

多有忧虑、焦躁、悲哀、恐惧、愤怒等情志内伤史。病情随情志变化而波动。

（四）治疗

郁证为心因性病证，治疗时要配合暗示，九针疗效较好。

1. 镵针

（1）镵针毛刺法：根据症状辨证分经，多选督脉、足厥阴肝经、手少阴心经、手厥阴心包经等胸背部、上下肢经脉，用镵针行毛刺法，每隔 20～30mm 选一针刺点，以不出血为度，1 日 1 次，1 周为 1 个疗程。

（2）镵针半刺法：病程较长者于背部寻找反应点，褐色、红色反应点处行半刺法，以挑出白色纤维状物为度，1 周 1 次。

2. 鍉针

锋针开皮后，局部僵硬难受处鍉针浮刺通透，以调节经气，1 周 1 次，3 次为 1 疗程。

3. 锋针

心俞、肝俞、胆俞、太阳、中冲、大椎等锋针刺血，可加拔火罐，3 日 1 次。

4. 圆利针

病情较重者于背俞部用圆利针行关刺、合谷刺针法，调节筋及肌肉，1 周 1 次。

5. 毫针

根据症状辨证分经，循经取穴，也可辨证分型，选取相应的穴位，多选百会、印堂、太冲、神门、内关、心俞、肝俞、合谷等，腧穴较多时可分组治疗，留针 30 分钟，1 日 1 次，1 周 1 个疗程。

六、老年痴呆

（一）概述

老年痴呆又称阿尔茨海默病（AD），是一种起病隐匿的进行性发展的神经系统退行性疾病。临床以记忆障碍、失语、失用、失认、视空间技能损害、执行功能障碍以及人格和行为改变等全面性痴呆表现为特征，也称呆病。多 65 岁以后发病。本病的病位在脑，经脉与督脉、手足少阴经有关，与五脏关系密切。

（二）病因病机

1. 七情内伤，瘀痰阻脑

七情内伤，肝失疏泄，气机不畅则气血津液不行，气滞血瘀痰结，蒙蔽清窍，或瘀血内阻，脑脉不通，脑气不得与脏器相接，痰瘀阻滞脑髓失养。

2. 年迈体虚，脑失所养

久病耗损，或年迈体虚，而致气血不足，肾精亏耗，脑髓失养，脑为元神之府，神机之源，一身之主。脑髓空虚则心无所虑，神无所依而使理智活动、记忆减退。

3. 脑、心、肝、脾、肾功能失常

老年性痴呆是一种全身性疾病，病位在脑，与心、肝、脾、肾功能失常有关。

（1）脑与老年性痴呆：脑又名髓海、元神之府，由脑髓汇聚而成，是精髓和神明汇集之地，支配精神意识思维活动，若脑的功能失常，在生命活动方面表现为脏腑组织失其所主，生命活动障碍；在精神方面表现为思维迟钝，情志异常；在感觉运动方面表现为语言謇涩，运动障碍。以上都是老年性痴呆的常见病证。

（2）肝与老年性痴呆：肝主疏泄，调节人体全身气机，使之畅达而无瘀滞。若疏泄功能失常，则情志失调，肝郁气滞，血瘀阻络，脑络硬化而发为痴呆。《素问·生气通天论篇第三》曰："大怒则形气绝，而血菀于上，使人薄厥。"肝肾阴虚、髓海失充，会出现思维、情感、语言意识等功能衰退，病发则为痴呆。

（3）心与老年性痴呆：心的功能是主血脉和主藏神。心主血脉，一方面是心气推动血液运行，流注全身；另一方面是心生血，起营养和滋润的作用。血虚者，血不养心，神不守舍。心血瘀阻，心神受损。心主藏神，人体之神藏于心。《素问·灵兰秘典论篇第八》谓："心者，君主之官也，神明出焉。"与脑的功能相符。若老年人思虑太过，耗伤心脾，心虚则神无所主，故《灵枢·大惑论第八十》曰："心者，神之舍也。"

（4）肾与老年性痴呆：肾藏精，精生髓，脑为髓海，肾精充足，则脑髓得养，思维敏捷，如肾精不足，脑髓失养，则

223

思维迟钝，发为痴呆。如心气不足，心火不能下降于肾，使心肾阴阳失调，心肾不交，亦可引起脑神功能异常，老年人多肾虚，故老年人多发。

（5）脾与老年性痴呆：脾为后天之本，气血生化之源，脾气健运，则气血充足，脑神得养，思维敏捷，脾虚则中焦化源不足，水谷之精微不能化生为血，血少而心失所养，造成心血不足，心神、脑神失养，发为痴呆。

总之，本病的发生，脏腑与心、肾、脾、肝有关，脏腑功能失调，产生虚、痰、瘀，并且三者互为影响。虚指气血亏虚，脑脉失养，阴精亏空，髓减脑消。痰指痰浊中阻，蒙蔽清窍，痰火互结，上扰心神。瘀指瘀血阻痹，脑脉不通，脑髓失养。虚为本，痰浊、瘀血为标，经脉与督脉、手足少阴经、足太阳经有关，与督脉关系密切。

（三）诊断

1.症状

起病缓慢或隐匿，常说不清何时起病，多见于70岁以上老人，女性较男性多。主要表现为认知功能下降，精神症状和行为障碍，日常生活能力逐渐下降。根据认知能力和身体机能的恶化程度分成3期：

①轻度痴呆期（1～3年）：记忆减退，对近事遗忘突出；判断能力下降，病人不能对事件进行分析、思考、判断，难以处理复杂的问题；工作或家务劳动漫不经心，不能独立进行购物、经济事务等；社交困难；情感淡漠，偶尔易激惹，常有多疑；出现时间定向障碍，对所处的场所和人物能做出定向，对

所处地理位置定向困难，复杂结构的视空间能力差；言语词汇少，命名困难。

②中度痴呆期（2～10年）：远近记忆严重受损，简单结构的视空间能力下降，时间、地点定向障碍；在处理问题、辨别事物的相似点和差异点方面有严重损害；不能独立进行室外活动，于穿衣、个人卫生以及保持个人仪表方面需要帮助；计算不能；可见失语、失用和失认；情感由淡漠变为急躁不安，常走动不停，可见尿失禁。

③重度痴呆期（8～12年）：完全依赖照护者，严重记忆力丧失，仅存片段的记忆；日常生活不能自理，大小便失禁，呈现缄默，肢体僵直，查体可见锥体束征阳性，有强握、摸索和吸吮等原始反射。最终昏迷，一般死于感染等并发症。

2. 神经影像学检查

用于排除其他潜在疾病和发现 AD 的特异性影像学表现。头 CT 和 MRI 检查，可显示脑皮质萎缩明显，特别是海马及内侧颞叶。与 CT 相比，MRI 对检测皮质下血管改变和提示有特殊疾病改变方面更敏感。

（四）治疗

老年痴呆为进行性加重病证，九针疗法有一定疗效，可控制病情、延缓发展，甚至减轻症状。

1. 镵针

（1）镵针毛刺法：根据症状辨证分经，多选督脉、足太阳膀胱经、手足少阴经等，用镵针行毛刺法，每隔20～30mm选一针刺点，以不出血为度，1日1次，1周为1个疗程。

（2）镵针半刺法：于颈部、上背部等处寻找反应点，褐色、红色反应点处行半刺法，以挑出白色纤维状物为度，1周1次。

2. 圆针

锋针开皮后，$C_2 \sim T_5$ 椎旁肌肉间圆针用分刺法、浮刺法，调节分肉，1周1次。

3. 锟针

大椎锋针开皮后，锟针向风府、风池、天髎穴浮刺通透，调节分气，1周1次。

4. 锋针

（1）点刺放血：头颈部锋针刺血，也可循经取穴刺血，行赞刺法或豹纹刺法，1周1次。

（2）刺骨：风府、百会、脑户等督脉腧穴直刺至骨，上下摩骨，1周1次。

5. 圆利针

$C_2 \sim T_5$ 夹脊穴圆利针用关刺、合谷刺针法，调节筋及脏腑，1周1次。

6. 毫针

多选督脉、足太阳膀胱经、手少阴心经、足少阴肾经等腧穴，如百会、神门、四神聪、风府、肾俞、心俞、太溪、足三里、悬钟等，留针30分钟，1日1次，1周为1个疗程。

七、面瘫

（一）概述

面瘫又称周围性面瘫、周围性面神经麻痹，是指面神经核以下病变所致的面部肌肉瘫痪、口眼歪斜的病证，常发生于一侧。本病属"口眼㖞斜""吊线风""口僻"范畴，为阳经病证，九针疗法治疗本病疗效显著。

（二）病因病机

1.气血亏虚，筋脉失养

劳作过度，劳则气耗，正气损伤，正气不足，气血虚弱，或素体脾虚，气血化生不足，不能滋养筋脉，络脉空虚，面部失养，亦有肾气不足，不能温养于脾，脾虚化生气血不足，或肾阴不足，水不涵木，致肝阴血不足，筋脉失所养而发病。

2.外邪阻滞，阻滞筋脉

头为诸阳之会，百脉之宗，风属阳邪，具有向上、向外散发的作用，风寒、风热之邪乘虚入侵于面部经络，气血阻滞，经脉失养，以致肌肉弛缓不收。《素问·太阴阳明论篇第二十九》曰："故伤于风者，上先受之。"《灵枢·经筋第十三》曰："足阳明之筋……上颈，上挟口，合于頄，下结于鼻，上合于太阳，太阳为目上网，阳明为目下网；其支者，从颊结于耳前。其病……卒口僻，急者目不合，热者筋纵，目不开。颊筋有寒，则急引颊移口；有热则筋弛纵缓，不胜收故僻。"《灵枢·邪气脏腑病形第四》曰："诸阳之会，皆在于面。中人也，方乘虚时，及新用力，若饮食汗出腠理开，而中于邪。中于面则下阳明，中于项则下太阳，中于颊，则下少阳。"

可见面瘫为劳作过度，正气不足，风寒、风热乘虚而入，气血痹阻，经络失养所致。经脉多涉及诸阳经，为手足三阳经受邪所致。《灵枢·经筋第十三》曰："足之阳明，手之太阳筋急，则口目为僻。"

（三）诊断

1. 症状

可见于风吹、受凉史。

多数患者往往于清晨洗脸、漱口时突然发现一侧面颊动作不灵、口眼歪斜。病侧面部瘫痪，前额皱纹消失、眼裂扩大、鼻唇沟平坦、口角下垂。病侧不能做皱额、蹙眉、闭目、鼓气和噘嘴等动作。鼓腮和吹口哨时，因患侧口唇不能闭合而漏气。进食时，食物残渣常滞留于病侧的齿颊间隙内，并常有口水自该侧淌下。由于泪点随下睑外翻，使泪液不能按正常引流而外溢，部分患者可有舌前2/3味觉障碍，外耳道疱疹等，可伴有头痛，以患侧耳后为主。周围性面瘫发病率很高，而最常见者为面神经炎或贝尔麻痹。

2. 检查

茎乳突多疼痛，额部皮肤皱纹变浅或消失，眼裂变小，上眼睑下垂，下眼睑可外翻，鼻唇沟变浅、消失，面部萎缩，人中偏斜，额部平坦，皱纹一般消失或明显变浅，眉目外侧明显下垂。

（四）鉴别诊断

中枢性面瘫：中枢性面瘫与周围性面瘫都有面部歪斜，应主要鉴别。中枢性者哭笑时不表现瘫痪，闭眼、扬眉、皱眉均正常，额纹与对侧深度相等，眉毛高度与睑裂大小均与对侧无异。周围性者哭笑时瘫痪更加明显，闭眼、扬眉、皱眉等均有异常。

（五）治疗

面瘫为九针疗法的适应证，也是优势病种，治疗越早效果越好，早期宜浅刺、轻手法，对于时间较长、顽固性面瘫要用重手法，也有较好疗效、面瘫后遗症也有一定疗效。

1. 镵针

（1）镵针毛刺法：根据症状辨证分经，多选督脉、手足三阳经等，以头颈、面部为主，用镵针行毛刺法，每隔20～30mm选一针刺点，以不出血为度，1日1次，1周为1个疗程。

（2）镵针半刺法：面瘫后遗症、病程较长者于颈部、上背部等寻找反应点，褐色、红色反应点处行半刺法，以挑出白色纤维状物为度，1周1次。

2. 圆针

锋针开皮后，头颈、面部等肌肉间圆针行分刺法、浮刺法，调节分肉，眼睑症状选耳门透阳白，面部症状选听宫透巨髎，嘴部症状选下关透地仓，1周1次。

3. 锃针

面瘫后遗症、病程较长者大椎锋针开皮后，锃针向风府、风池、天髎穴浮刺通透，调节经气，1周1次。

4. 锋针

（1）点刺放血：热型、久病患者健侧内颊车（第二磨牙咬合线处）、患侧乳突部、面部刺血，行赞刺法或豹纹刺法，也可循经取穴刺血，并穴缪刺放血，3日1次。

（2）刺骨：风府、脑户、乳突锋针直刺至骨，上下摩骨，刺激骨膜、骨质，每次1～2点，2日1次。

5. 铍针

病情较长者患侧口腔黏膜上有一条咬合白线，多有瘀紫，为治疗部位，局部常规消毒，铍针于咬合白线上每隔10mm上下纵行划割1次，出少量瘀血，盐水漱口或无菌干棉球清洁口腔，1周1次。

6. 圆利针

面瘫后遗症选择运用，头颈部、面部圆利针行关刺、合谷刺针法，调节筋，1周1次。

7. 毫针

根据症状辨证分经，循经取穴，也可辨证分型，选取相应的穴位，多选风池、翳风、阳白、鱼腰、攒竹、丝竹空、太阳、下关、颊车、四白、地仓、迎香、人中、承浆、曲池、合谷、足三里、井穴等，腧穴较多时可分组治疗，留针30分钟，也可燔针焠刺，1日1次，1周为1个疗程。

八、面肌痉挛

（一）概述

面肌痉挛又称面肌抽搐，是以阵发性、不规则的一侧面部肌肉不自主抽搐为特征的病证，表现为一侧面部不自主抽搐，抽搐呈阵发性且不规则，程度不等，可因疲倦、精神紧张及自主运动等而加重。起病多从眼部开始，然后涉及整个面部。本病多在中年后发生，常见于女性，属面风、风痉、筋惕肉瞤、中风等范畴，为筋病。

（二）病因病机

1. 精血亏虚，筋脉失养

素体脾虚，或久病脾虚，气血生化无源，或肾阴不足，水不涵木致肝阴不足，或肝血不足，肝阳偏亢，侵及肝之经络可致阳亢风动，肝主藏血，在体合筋，开窍为目，若肝血虚不能养筋，则筋脉失养可导致面肌拘急。《素问·至真要大论篇第七十四》曰："诸风掉眩，皆属于肝。"《灵枢·经脉第十》曰："肝足厥阴之脉……夹胃，属肝，络胆……连目系，上出额，与督脉会于巅。其支者，从目系下颊里，环唇内。"

2. 风邪阻滞，壅遏筋脉

风为百病之长，善行而数变，风性善动，巅顶之上，唯风可到，体质虚弱，外感风邪，风邪循经上扰头面，阻滞经络，气血不能上达，面部筋肌气血失和，筋脉失养则致面肌痉挛。

本病的病位在肝，为精血亏虚、筋脉失养，或风邪阻滞、壅遏筋脉，客于手足阳明、手足少阳等经，面部经脉失养，引动肝风，肝风内动所致。《灵枢·经筋第十三》曰："足之阳明，手之太阳，筋急则口目为僻。"

（三）诊断

中年以上女性多见。

初起多为一侧眼轮匝肌阵发性不自主的抽搐，逐渐缓慢扩展至一侧面部的其他面肌，严重者可累及同侧的颈阔肌，但额肌较少累及。抽搐的程度轻重不等，为阵发性、快速、不规律的抽搐。初起抽搐较轻，持续仅几秒，以后逐渐延长，可达数分钟或更长，而间歇时间逐渐缩短，抽搐逐渐频繁加重。严重者呈强直性，致同侧眼不能睁开，口角向同侧歪斜，无法说话，常因疲倦、精神紧张而加剧。入眠后多数抽搐停止。可伴有心烦意乱、同侧头痛、耳鸣等。

各种检查多无异常。

（四）鉴别诊断

面肌抽搐：面肌抽搐以往有明显的面瘫史，由于面瘫恢复不全发生轴索再生错乱所遗留，患侧多有不同程度的面肌无力和麻痹现象，而面肌痉挛不发作时一切正常。

（五）治疗

面肌痉挛为九针疗法的适应证，治疗越早效果越好，早期可迅速缓解、消除症状，病程较长者也有较好疗效，平时要绝对忌酒。

1. 镵针

（1）镵针毛刺法：循督脉、手足阳明、手足少阳经等，用镵针行毛刺法，每隔 20 ～ 30mm 选一针刺点，头颈、面部可以点刺密集些，以不出血为度，1 日 1 次，1 周为 1 个疗程。

（2）镵针半刺法：久病患者于颈部、上背部寻找反应点，褐色、红色反应点处行半刺法，以挑出白色纤维状物为度，1 周 1 次。

2. 圆针

锋针开皮后，圆针头颈部，尤其斜方肌与胸锁乳突肌之间用分刺法、浮刺法，调节分肉，1 周 1 次。

3. 锟针

面肌痉挛病程较长、顽固患者，大椎锋针开皮后，锟针向风府、风池、天髎穴浮刺通透，调节分气。

4. 锋针

久病患者风池、翳风、面部等锋针刺血，也可循经取穴刺血，1 周 1 次。

5. 圆利针

$C_2 \sim T_2$ 夹脊穴圆利针行关刺、合谷刺针法，以调节筋，1 周 1 次。

6. 毫针

根据症状辨证分经，循经取穴，多选风池、风府、翳风、阳白、攒竹、太阳、下关、颊车、四白、地仓、迎香、曲池、合谷、足三里、太冲等，腧穴较多时可分组治疗，留针 30 分钟，1 日 1 次，1 周为 1 个疗程。

九、三叉神经痛

（一）概述

三叉神经痛是以一侧面部三叉神经分布区内反复发作的阵发性剧烈疼痛为主要表现的病证，呈闪电样、刀割样、烧灼样、顽固性、难以忍受的剧烈性疼痛，发病骤发骤停，说话、洗脸、刷牙或微风拂面，甚至走路都会导致阵发性的剧烈疼痛。疼痛历时数秒或数分钟，疼痛呈周期性发作，发作间歇期同正常人一样。本病女性略多于男性，发病率可随年龄而增

233

长，三叉神经痛多发生于中老年人，右侧多于左侧，与诸阳经有关。属于面风痛、面颊痛等范畴。

（二）病因病机

1. 外感风邪，经脉凝滞

外感风寒或风热，风寒侵犯阳明，风阳升发，易犯头面，而寒为阴邪，其性凝滞，易伤阳气，致血脉收引，气血闭塞不通则痛，或外感风热，邪热犯胃，胃火熏蒸，产生疼痛。

2. 七情内伤，肝火上炎

因情志不遂，内伤七情，肝失疏泄，气机失常，肝气郁结，郁而化火，肝火上炎，或因肾阴不足，水不涵木，阴不制阳，阴虚阳亢，肝胆之火升腾，内风上扰，肝火循经上扰面颊，阻遏血脉而发病。

3. 胃热上攻，清窍被扰

过食肥腻辛热之物，致胃中积热，胃热偏盛，循经上攻头面，致头面火郁内停，发为面痛。

4. 痰瘀阻络，络脉不通

多因病程长久，脾虚运化失常，水湿内停，湿聚成痰，痰浊内盛，阻塞脉络，或久病入络入血，瘀血内阻，络脉不通，不通则痛，痰瘀互结，使病情缠绵难愈。

5. 劳倦内伤，经脉失养

工作疲劳，劳力过度，脾胃损伤，耗伤气血，或劳心思虑过度，损伤心血，睡眠不足，暗耗心血，导致气血、阴液不足，经脉失养，不荣则痛。

本病的病位在头面部三叉神经分布区域内，也是阳经循行部位，由风寒入客，或外感风热，循经入里，或肝郁化火，或阳明热盛上攻，清窍被扰，或痰浊凝滞，或血瘀内阻，经脉不通，或阴虚阳亢，煎灼经络等所致。中老年多见，中老年体质虚弱，气血不足，精血亏虚，面部失荣，发为疼痛。本病涉及经脉为手足阳明经、少阳经等。《张氏医通·面痛》云："忽一日连口唇颊车发际皆痛，不能开口言语，饮食皆妨，在额与颊上常如糊，手触之则痛。此足阳明经络受风毒，传入经络，血凝滞而不行。"

（三）诊断

1. 发病人群
高发于中老年患者，女性多于男性。

2. 三叉神经痛的疼痛特点
疼痛多为撕裂性、刀割样、烧灼样疼痛，难以忍受。而且发作前没有征兆。

3. 疼痛的部位
疼痛由面部、口腔或下颌的某一点开始扩散到三叉神经某一支或多支，以第二支、第三支发病最为常见，第一支少见。疼痛范围绝对不超越面部中线，亦不超过三叉神经分布区域。偶尔有双侧三叉神经痛者。

4. 扳机点
扳机点亦称触发点，常位于上唇、鼻翼、齿龈、口角、舌、眉等处。轻触或刺激扳机点可激发疼痛。

5. 诱发因素
说话、吃饭、洗脸、剃须、刷牙以及风吹等均可诱发疼痛，以致病人精神萎靡不振，行动谨小慎微，甚至不敢洗脸、刷牙、进食，说话也小心，唯恐引起发作。

6. 疼痛发作的频率

疼痛会反复发作，尤其是发作频繁的患者，其疼痛会持续几个小时或者整天，可自行缓解，一段时间后又会发作。

7. 疼痛的伴随症状

伴有出汗、流泪、瞳孔增大、皮肤肿胀或温度升高等症状。

（四）鉴别诊断

1. 牙痛

第二、三支的三叉神经痛早期很容易被误诊为牙痛，常常多次拔牙，疼痛不得缓解，但牙科检查无病变。而牙痛无明显的阵发性发作及触发点，但与冷热食物刺激关系较大。

2. 舌咽神经痛

疼痛特征与三叉神经痛有相似之处，都有剧烈、难以忍受的疼痛，但舌咽神经痛疼痛部位更多见于舌根、扁桃体窝和耳。

3. 颞颌关节病

疼痛位于耳前颞颌关节处并可由此放射，但疼痛多较轻，颞颌关节活动范围变小，运动时有弹响声，关节囊有压痛。

（五）治疗

三叉神经痛为顽固性剧痛病证，九针疗法有较好疗效，多能消除症状，但需坚持治疗。

黄帝内经九针疗法

1. 镵针

（1）镵针毛刺法：循督脉、手足阳明、手足少阳经等，用镵针行毛刺法，每隔 20～30mm 选一针刺点，头颈、面部为主，以不出血为度，1 日 1 次，1 周为 1 个疗程。

（2）镵针半刺法：于头颈部、上背部寻找反应点，褐色、红色反应点处行半刺法，以挑出白色纤维状物为度，1 周 1 次。

2. 圆针

锋针开皮后，头颈部肌肉间圆针行分刺法、浮刺法，调节分肉，三叉神经第一支疼痛选耳门透阳白，第二支疼痛选听宫透巨髎，第三支疼痛选下关透地仓，1 周 1 次。

3. 鍉针

三叉神经痛病程较长、顽固者，大椎锋针开皮后，鍉针向风府、风池、天髎穴浮刺通透，调节分气，1 周 1 次。

4. 锋针

（1）点刺放血：太阳穴刺血 2～3ml，合谷穴刺血 3～5 滴。第一支加刺攒竹，第二支加四白，第三支加人迎、下关各刺血 3～5 滴，发作期 1 日 1 次，间歇期 3～5 天 1 次，也可循经取穴刺血。

（2）刺骨：风府、脑户、乳突锋针直刺至骨，上下摩骨，刺激骨膜、骨质，每次 1～2 点，2 日 1 次。

5. 圆利针

头颈部、压痛点等圆利针用关刺、合谷刺针法，调节筋及脏腑，临床中应用翳风穴圆利针直刺行白虎摇头手法，多取得较好效果，1 周 1 次。

6. 毫针

根据症状辨证分经，循经取穴，近距离腧穴与远距离腧穴相结合，穴位有压痛等异常感觉更好，多选四白、下关、地仓、手三里、合谷、液门、昆仑、太冲、内庭、侠溪、井穴、阿是穴等，腧穴较多时可分组治疗，留针30分钟，也可燔针焠刺，1日1次，1周为1个疗程。

十、心悸

（一）概述

心悸是以心中悸动、惊惕不安，甚至不能自止为主要表现的病证，又称"惊悸""怔忡"等，多由气血阴阳亏虚，痰饮瘀血阻滞所致。

（二）病因病机

本病的发生与年老体衰、膏粱厚味、七情内伤、寒邪侵袭等因素有关，而心脉痹阻是本病的主要病机。

1. 劳欲过度，肾脾不足

多因素体肾气不足，或年老体衰，肾气亏虚，或久病及肾，肾精气不足，肾阳虚则不能温煦脾阳，而致运化无能，营血虚少，脉道不充，血液流行不畅，以致心失所养。或脾失健运，水湿内停，聚湿成痰，痰浊壅塞心脉。或肾阴虚则不能滋养其他内脏之阴，阴虚火旺，热灼津液为痰，痰热上犯于心而发病。或劳力过度，劳则气耗，心气受损，运血无力，心脉瘀阻。或劳心过度，心脾受损，心脾不足，心虚脉鼓动无力，心脉受阻。或脾虚气血生化无力，气血亏虚，不能充养心脉，皆可出现心悸等。

2. 七情所伤，气滞血瘀

七情内伤，情志郁结，肝失疏泄，气机郁滞，气为血帅，气滞则血瘀，心脉失于通畅，以致心脉痹阻。情志过极，可耗散心神，导致气血失和，血行不畅，心脉闭阻。忧思过度，耗伤心脾，心脉损伤，则脉道不利，脾气损伤，则化源不足，气血亏虚，心脉失养。《灵枢·口问篇第二十八》曰："忧思则心系急，心系急则气道约，约则不利。"

3. 饮食失节，痰浊壅滞

恣食膏粱辛辣厚味，助湿生热，热耗津液，形成痰热、痰湿，暴饮暴食，损伤脾胃，脾胃亏虚，化源不足，心脉失养或脾虚失于健运，水湿内停，聚湿成痰，转化为痰浊脂液，气血运行受阻，致使气结血凝而发生心悸。或饱餐或大量饮酒，可导致胃气壅滞，升降失司，浊气上凌于心而致心悸。

4. 外邪凝滞，痹阻心脉

风寒湿三气杂至，合而为痹，痹证日久，复感外邪，内舍于心，痹阻心脉，心血运行受阻，发为心悸。

可见本病以心、肾、肝、脾诸脏功能失调及气血阴阳虚衰为本，气滞、血瘀、痰浊、寒凝为标。本虚标实，心脉痹阻致成本病，而劳累、情绪激动、饱餐、饮酒则为本病之诱发因素，均可导致心悸的发作或加重。本病经络与手少阴心经、手厥阴心包经、足太阳膀胱经、任督脉等经气郁滞、升降失常相关。

（三）诊断

1. 临床症状

自觉心慌不安，心跳异常，不能自主，心搏或快或慢，忽跳忽止，呈阵发性或持续性。脉象可见数、疾、促、结、代、沉、迟等。

2. 伴有症状

胸闷、心烦、头晕、失眠、乏力等。

3. 病史

中老年多见，多由情志刺激、惊怒、紧张、疲劳等诱发。

（四）治疗

心悸为九针疗法的适应证，多有较好疗效，但要查清原因，分清轻重缓急，鉴别心肌梗死、心衰等重证。

1. 镵针

（1）镵针毛刺法：根据患者症状选取足太阳膀胱经、手少阴经、手厥阴经等，用镵针行毛刺法，循经毛刺每隔20～30mm选一针刺点，以不出血为度，1日1次，1周为1疗程。

（2）镵针半刺法：颈、背部寻找反应点，褐色、红色反应点处行半刺法，以挑出白色纤维状物为度，1周1次。

2. 圆针

锋针开皮后，圆针T_3～T_5椎旁用分刺法、合谷刺法等，调节分肉，1周1次。

3. 锟针

背部腧穴如心俞、厥阴俞等，锟针强刺激按压，局部有酸胀感。

4. 锋针

（1）点刺放血：内关、膻中等微小瘀络锋针点刺出血。背部厥阴俞、心俞等锋针刺血，行赞刺法或豹纹刺法，可以加火罐，3日1次。

（2）刺骨：锋针取夹脊关等刺骨，上下摩骨，1周1次。

5. 圆利针

$T_3 \sim T_5$ 夹脊穴，圆利针行关刺、合谷刺针法，调节心脏，1周1次。

6. 毫针

选取手少阴心经、手厥阴心包经、任脉、足太阳膀胱经等腧穴，如心俞、厥阴俞、巨阙、膻中、内关、神门、脾俞等腧穴，留针30分钟，1日1次，1周为1个疗程。

7. 长针

$T_3 \sim T_5$ 棘突旁25mm处长针输刺法直刺关节囊，针尖到达关节囊后可以行短刺摩骨针法，针刺骨膜、骨质，1周1次，3次为1疗程。

十一、感冒

（一）概述

感冒是感受风邪或时行病毒等，引起肺卫功能失调，以恶寒、发热、鼻塞、流涕、喷嚏、头痛、脉浮等为主要临床表现的一种外感疾病，感冒又称伤风、冒风、伤寒等。

（二）病因病机

1. 外感六淫

风寒暑湿燥火等六淫病邪均可为感冒的病因，风为六气之首、百病之长，故风为感冒的主因。由于气候突变，温差增大，感受当令之气，如春季受风、夏季受热、秋季受燥、冬季受寒等而病感冒，六淫之间可单独致病，但常常是互相兼夹为病，以风邪为首，冬季夹寒，春季夹热，夏季夹暑湿，秋季夹燥，梅雨季节夹湿邪等。由于临床上以冬、春两季发病率较高，故而以夹寒、夹热为多见而成风寒、风热之证。《素问·骨空论篇第六十》曰："风从外入，令人振寒，汗出，头痛，身重，恶寒。"

气候反常，春应温而反寒，夏应热而反凉，秋应凉而反热，冬应寒而反温，人感非时之气而病感冒。

2. 时行病毒

时行病毒是指与岁时有关，每 2～3 年一小流行，每 10 年左右一大流行的邪气，病邪为一种为害甚烈的异气，或称疫疠之气，具有较强传染性。

3. 正气虚弱

六淫病邪或时行病毒能够侵袭人体引起感冒，除因邪气盛外，总是与人体的正气失调有关，或是由于正气素虚，或是素有肺系疾病，不能调节肺卫而感受外邪。即使体质康健，若因生活起居不慎，如疲劳、饥饿等，机体功能状态下降，或因汗出衣裹冷湿，或餐凉露宿，冒风沐雨，或气候变化时未及时

黄帝内经九针疗法

加减衣物等，正气失调，腠理不密，邪气得以乘虚而入。

六淫病邪或时邪病毒，侵袭人体的途径或从口鼻而入，或从皮毛而入。肺为脏腑之华盖，开窍于鼻，职司呼吸，外主皮毛，其性娇气，不耐邪侵，故外邪从口鼻、皮毛入侵，肺卫首当其冲。感冒的病位在肺卫，其病机是外邪侵袭，肺卫功能失调，卫表不和，肺失宣肃，症见恶寒、发热、头痛、身痛、鼻塞、流涕、喷嚏、喉痒、咽痛等症。

（三）诊断

1. 病因

根据气候突然变化，有伤风受凉、淋雨冒风的经过，或时行感冒正流行之际。

2. 发病季节

四季皆有，以冬春季为多见。时行感冒呈流行性发病，多人同时发病，迅速蔓延。

3. 病程

起病较急，病程较短，病程3～7天，普通感冒一般不传变。

4. 症状

典型的临床症状，初起鼻咽部痒而不适，鼻塞、流涕、喷嚏、语声重浊或声嘶，伴恶风、恶寒、头痛等，继而发热、咳嗽、咽痛、肢节酸重不适等。暑湿感冒患者病及脾胃，而兼有胸闷、恶心、呕吐、食欲减退、大便稀溏等症。时行感冒起病急，全身症状显著，如高热、头痛、周身酸痛、疲乏无力等。

（四）鉴别诊断

1. 外感咳嗽

感冒出现发热恶寒、咳嗽时，易与外感咳嗽相混，其鉴别应以主症为主，若发热恶寒症状突出者，按感冒论治；咳嗽吐痰，甚则喘息症状突出者，辨为外感咳嗽病证。

2. 外感头痛

感冒出现发热恶寒、头痛时，易与外感头痛相混，其鉴别应以主症为主，若发热恶寒症状突出者，按感冒论治；若头痛明显，以其为主要痛苦者，应辨为外感头痛病证。

3. 风温肺病

感冒与早期风温肺病都有恶寒、发热，咳嗽等肺卫症状，但感冒一般病情轻微，发热不高或不发热，病势少有传变，服解表药后多能汗出热退，病程较短。而风温肺病其病情较重，咳嗽较甚，或咳则胸痛，甚或咳铁锈色痰，必有发热，甚至高热寒战，服解表药后热虽暂减，但旋即又起，多有传变，由卫而气，入营入血，甚则神昏、谵妄、惊厥等。

4. 鼻渊

感冒与鼻渊均可见鼻塞流涕、头痛等。但鼻渊多流浊涕腥臭，感冒一般多流清涕，并无腥臭味；鼻渊眉额骨处胀痛、压痛明显，一般无恶寒发热，感冒寒热表证明显，头痛范围不限于前额或眉骨处；鼻渊病程漫长，反复发作，不易断根，感冒愈后不再遗留鼻塞、流腥臭浊涕等症状。

（五）治疗

感冒为九针疗法的适应证，对于各期、各型均可治疗，

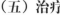

但要注意病情发展情况。

1. 镵针

（1）镵针毛刺法：循督脉、足太阳膀胱经、手太阴肺经等，用镵针行毛刺法，每隔 20 ～ 30mm 选一针刺点，疼痛部位可以点刺密集些，以不出血为度，1 日 1 次。

（2）镵针半刺法：习惯性感冒者于上背部寻找反应点，褐色、红色反应点处行半刺法，以挑出白色纤维状物为度，一般治疗 1 次。

2. 锋针

风热型感冒大椎、太阳、尺泽、风门、肺俞等锋针刺血，行赞刺法或豹纹刺法，加拔火罐，3 日 1 次。

3. 圆利针

习惯性感冒 C_7 ～ T_3 夹脊穴圆利针行关刺、合谷刺针法，调节肺、足太阳经，一般 1 次即可。

4. 毫针

选取督脉、足太阳膀胱经、手太阴肺经等腧穴，如大椎、风池、印堂、曲池、尺泽、合谷、外关、风门、肺俞、太阳等，留针 30 分钟，1 日 1 次。

十二、咳嗽

（一）概述

咳嗽是指外感或内伤等因素，导致肺失宣肃，肺气上逆，冲击气道，发出咳声或伴咯痰为临床特征的一种病证。有声无痰称为咳，有痰无声称为嗽，有痰有声谓之咳嗽。临床上多为痰声并见，很难截然分开，故以咳嗽并称。

（二）病因病机

1. 外邪袭肺，肺失宣降

由于气候突变或调摄失宜，外感六淫，从口鼻或皮毛而入，使肺气被束，肺气壅遏不畅，失于肃降所致，若不能及时使邪外达，可进一步发生演变转化，表现为风寒化热、风热化燥，或肺热蒸液成痰等情况。由于四时生气不同，因而人体所感受的致病外邪亦有区别。风为六淫之首，其他外邪多随风邪侵袭人体，所以外感咳嗽常以风为先导，或夹寒，或夹热，或夹燥，其中尤以风邪夹寒者居多。

2. 饮食不节，脾胃损伤

饮食不当，嗜烟好酒，内生火热，熏灼肺胃，灼津生痰，或生冷不节，肥甘厚味，损伤脾胃，脾失健运，水湿内停，痰浊内生，"脾为生痰之源，肺为贮痰之器"，上干于肺，阻塞气道，致肺气上逆而作咳。

3. 内伤七情，肝火犯肺

情志刺激，内伤七情，肝失疏泄调达，气机郁结，气郁化火，气火循经上逆犯肺，木火刑金，致肺失肃降而作咳。

4. 肺肾虚弱，无力摄纳

肺气虚者，常因肺系疾病日久，迁延不愈，耗气伤阴，肃降无权而肺气上逆作咳。或肺气虚不能布津而成痰，或肺阴虚，灼津为痰，痰浊阻滞，肺气不降而上逆作咳。肾气虚者，多由于素体肾气虚弱，或房劳过度，损伤肾气，或久病及肾，而致肾气虚弱，肾不纳气，气浮于上而咳。

外感咳嗽与内伤咳嗽可相互影响为病，病久则邪实转为正虚。外感咳嗽如迁延失治，邪伤肺气，更易反复感邪，而致咳嗽屡作，转为内伤咳嗽。肺脏有病，卫外不固，易受外邪引发或加重，特别在气候变化时尤为明显。久则从实转虚，肺脏虚弱，阴伤气耗。由此可知，咳嗽虽有外感、内伤之分，但有时两者又可互为因果。

（三）诊断

1. 症状

咳逆有声，或伴咽痒咯痰。

2. 伴随症状

外感咳嗽，起病急，可伴有寒热等表证；内伤咳嗽，每因外感反复发作，病程较长，咳嗽而伴见脏腑病变。

3. 查体

听诊可闻及两肺野呼吸音增粗，或伴散在干湿性啰音。

4. 辅助检查

急性期，血白细胞总数和中性粒细胞比率增高。肺部 X 片检查正常或肺纹理增粗。

（四）鉴别诊断

1. 哮喘

哮病和喘病虽然也会兼见咳嗽，但各以哮、喘为其主要临床表现。哮病主要表现为喉中哮鸣有声，呼吸气促困难，甚则喘息不能平卧，发作与缓解均迅速。喘病主要表现为呼吸困难，甚至张口抬肩，鼻翼扇动，不能平卧。

2. 肺痨

咳嗽是肺痨与咳嗽的主要症状，但肺痨尚有咯血、潮热、盗汗、身体消瘦等症状，具有传染性，血沉增快，影像学胸部检查有助鉴别诊断。

3. 肺癌

肺癌常以咳嗽或咯血为主要症状，多发于 40 岁以上吸烟男性，咳嗽多为刺激性呛咳，病情发展迅速，呈进行性加重、恶病质，部分有背部疼痛等。而咳嗽病证无此特点，肺部影像学检查及痰细胞学检查有助于确诊。

（五）治疗

咳嗽为九针疗法的适应证，对于初期效果较好，久病顽固性咳嗽也有一定疗效，但要注意病情发展情况。

1. 镵针

（1）镵针毛刺法：循督脉、手太阴肺经、足太阳膀胱经等，用镵针行毛刺法，以前胸、后背为主，每隔 20 ～ 30mm 选一针刺点，以不出血为度，1 日 1 次，1 周为 1 个疗程。

（2）镵针半刺法：咳嗽久病者于上背部寻找反应点，褐色、红色反应点处行半刺法，以挑出白色纤维状物为度，1 周 1 次。

2. 圆针

咳嗽久病者锋针开皮后，圆针 C_7 ～ T_6 椎旁用分刺法、浮刺法，调节分肉及肺气，1 周 1 次。

3. 锃针

久病咳嗽 T_5 椎旁锋针开皮后，锃针向大椎及脊柱两侧浮

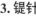

刺通透，以调节经气，1周1次，3次为1疗程。

4. 锋针

肺俞、风门、上背部压痛点、筋结点、褐色反应点、红色反应点锋针刺血，也可加拔火罐，3日1次。

5. 圆利针

咳嗽久病者 $C_7 \sim T_3$ 夹脊穴圆利针用关刺、合谷刺针法，调节肺脏功能，1周1次。

6. 毫针

根据症状辨证分型，选取相应的穴位，多选肺俞、风门、列缺、合谷、中府、太渊、三阴交、尺泽、鱼际等，腧穴较多时可分组治疗，留针30分钟，也可燔针焠刺，1日1次，1周为1个疗程。

7. 长针

$C_7 \sim T_3$ 棘突旁25mm处长针输刺法直刺关节囊，针尖到达关节囊后可以行短刺摩骨针法，针刺骨膜、骨质，1周1次，3次为1疗程。

十三、哮喘

（一）概述

哮喘是常见的慢性疾病，分为喘证与哮证，喘证为气息急促、呼吸困难、甚至张口抬肩、不能平卧的病证，哮证为发作时喉中哮鸣有声、呼吸急促困难、喘息不能平卧的病证，常哮喘并称，为反复发作的痰鸣气喘疾患，发作时可见喉中哮鸣有声，呼吸气促困难，甚至喘息不能平卧，胸闷、咳嗽等，多在夜间、清晨发作和加剧，遇异味、寒冷等诱发，多数患者可自行缓解或经治疗缓解。

（二）病因病机

1.外邪袭肺，肺气不宣

感受外邪，以风寒之邪居多，如天气转冷，风寒束表，肺气失宣，气逆于上，或风寒缠绵日久，邪伏于里，留于肺脏而致病。或久居寒湿之地，寒湿侵袭，日久聚湿成痰，寒痰犯肺，肺气失降，或感受温热、火热之邪，热邪犯肺，灼津成痰，或感受异物、异味的刺激，如烟尘、花粉等，导致肺气壅阻，或寒凝津液为痰，或热蒸津液成痰，痰阻气道，气道不畅、肺气不宣，发为哮喘。

2.饮食失节，痰浊内生

过食肥甘辛辣厚味，或嗜酒伤中，内蕴湿热，痰湿久蕴化热，痰热交阻，壅滞肺气则发为热哮或热喘。饮食失节，损伤脾胃，脾失健运，水湿内停，痰湿内生，上干于肺，壅阻肺气而发哮喘。或进食鱼虾蟹等，导致脾失健运，饮食不能正常转化为精微，反生痰浊，上干于肺，或食过咸过甜食物等，过咸伤肾，过甜伤脾，肾主水，脾主运化水湿，脾肾被伤，水湿内停，聚而成痰，痰湿上犯于肺，肺失宣降，发为哮喘。

3.情志所伤，气郁失宣

忧思气结，肝气郁滞，木气克土，肝郁脾虚，脾失健运，水湿内停，聚湿成痰，痰浊上犯，肝气郁结，反克肺金，肺气痹阻，不得宣降，发生哮喘。或惊恐伤肾，肾不纳气，肺气浮越，肺失宣降，发为哮喘。

4. 劳欲过久，气失所主

素体肾虚，或久病及肾，或年老肾虚，或房劳伤肾，导致肾气不足，肾为气之根，肾失摄纳，气浮于上，或肾阳衰微，不能化气行水，水凌心肺，而引起哮喘。或劳力过度，损伤脾气，脾失健运，水湿内停，聚湿成痰，痰湿上犯，或反复感冒，损伤肺气，或肺病日久，肺气耗损，肺主通调水道，肺气虚弱，气不化津，水道不通，痰饮内生上犯于肺，而发为哮喘。《证治心得》云："肺为气之主，而脾则肺之母也，脾肺有亏则气化不足，不足则短促而喘。"

可见哮喘病位在肺，与脾、肾、肝关系密切，为内有伏痰，遇有外感、异味、异常空气、食物等，肺气失宣，痰随气升，气因痰阻，痰气搏结，壅塞气道，肺管狭窄，通气不利，肺气升降失常，以致痰鸣喉响、气急短促。本病经络与手太阴肺经、足太阳膀胱经、任督二脉经气郁滞、升降失常相关。

（三）诊断

1. 症状

伴有哮鸣音的发作性呼气性呼吸困难或发作性咳嗽、胸闷，严重者被迫采取坐位或呈端坐呼吸，干咳或咳大量白色泡沫痰，甚至出现口唇发绀等，哮喘症状可在数分钟内发作，经数小时至数天，用支气管舒张剂或自行缓解。一些患者在缓解数小时后可再次发作。夜间及凌晨发作和加重是哮喘的特征之一。

2. 体征

发作期胸部呈过度充气状态，胸廓膨隆，叩诊呈过清音，听诊可闻及哮鸣音，呼气时间延长。严重哮喘发作时常有呼吸费力、大汗淋漓、发绀、胸腹反常运动、心率增快、奇脉等体征。

3. 辅助检查

（1）血液常规可有嗜酸性粒细胞数增高，并发感染者可有白细胞数增高，分类中性粒细胞比例增高。

（2）痰液检查涂片可见较多嗜酸性粒细胞。

（3）肺功能检查缓解期肺通气功能多数在正常范围，哮喘发作时，可有肺活量减少、残气量增加、功能残气量和肺总量增加，残气占肺总量百分比增高。经过治疗后可逐渐恢复。

（4）哮喘严重发作时血气分析可有缺氧，PaO_2 和 SaO_2 降低，由于过度通气可使 $PaCO_2$ 下降，pH 值上升，表现呼吸性碱中毒。如重症哮喘，病情进一步发展，气道阻塞严重，可有缺氧及二氧化碳潴留，$PaCO_2$ 上升，表现呼吸性酸中毒。如缺氧明显，可合并代谢性酸中毒。

（5）胸部 X 线检查早期在哮喘发作时可见两肺透亮度增加，呈过度充气状态；在缓解期多无明显异常。如并发呼吸道感染，可见肺纹理增加及炎症性浸润阴影。同时要注意肺不张、气胸或纵隔气肿等并发症的存在。

（四）鉴别诊断

心源性哮喘：心源性哮喘多见于老年人，原因有高血压、冠状动脉粥样硬化、二尖瓣狭窄或慢性肾炎等，发作以夜间阵发性多见，症状为胸闷，呼吸急促而困难，有咳嗽及哮鸣音，严重者有发绀、面色灰暗、冷汗，精神紧张而恐惧，与哮喘急性发作相似。患者除有哮鸣音外，常咯大量稀薄水样或泡沫状痰或粉红色泡沫痰，并有典型的肺底湿啰音，心脏向左扩大，心瓣膜杂音，心音可不规律甚至有奔马律。胸部 X 线示心影可能扩大，二尖瓣狭窄的患者，左心耳经常扩大。肺部有肺水肿征象，血管阴影模糊。由于肺水肿，叶间隔变阔，叶间隔线可下移至基底肺叶。

（五）治疗

哮喘为九针疗法的适应证，九针治疗后症状缓解、气道通畅，远期也有一定疗效。

1. 镵针

（1）镵针毛刺法：循督脉、手太阴肺经、足太阳膀胱经等，用镵针行毛刺法，以前胸、后背为主，每隔 20 ～ 30mm 选一针刺点，以不出血为度，1 日 1 次，1 周为 1 个疗程。

（2）镵针半刺法：哮喘较久者于上背部寻找反应点，褐色、红色反应点处行半刺法，以挑出白色纤维状物为度，1 周 1 次。

2. 圆针

哮喘较久者锋针开皮后，圆针 C_7 ～ T_6 椎旁用分刺法、浮刺法，调节分肉及肺气，1 周 1 次。

3. 锟针

久病哮喘者 T_5 椎旁锋针开皮后，锟针向大椎及脊柱两侧浮刺通透，以调节经气，1 周 1 次，3 次为 1 疗程。

4. 锋针

肺俞、风门、膻中、上背部压痛点、筋结点、褐色反应点、红色反应点锋针刺血，也可加拔火罐。鱼际浮络刺血 0.5 ~ 3ml，发作期每天 1 次，连续 3 次，非发作期 1 周 1 次。

5. 圆利针

久病、顽固患者哮喘缓解时 C_7 ~ T_3 夹脊穴圆利针行关刺、合谷刺针法，调节肺脏，1 周 1 次。

6. 毫针

选取手太阴肺经、任脉、足太阳膀胱经等腧穴，如肺俞、肾俞、中府、定喘、太渊、膻中、天突、尺泽等，腧穴较多时可分组治疗，留针 30 分钟，也可燔针焠刺，1 日 1 次，1 周为 1 个疗程。

7. 长针

久病、顽固患者哮喘缓解时，长针于 C_7 ~ T_3 椎旁用输刺法直刺关节囊，针尖到达关节囊后可以行短刺摩骨针法，刺激骨膜、骨质，1 周 1 次，3 次为 1 疗程。

也可在尾闾关部长针行短刺摩骨针法，刺入骨内，可出针加拔火罐，1 周 1 次。

十四、胃痛

（一）概述

胃痛是指以上腹胃脘部近心窝处疼痛为主的病证。又称心痛、心下痛、胃痞等，属于西医慢性胃炎，胃、十二指肠溃疡，胃肠道功能紊乱等。

（二）病因病机

1.外邪客胃，阻遏气机

胃部感受外邪，如寒、湿、热等外邪客于胃部，导致胃部气机阻滞，气血不通，不通则痛。其中以寒邪为主，寒属阴邪，其性凝滞收引，气候寒冷，寒邪由口吸入，或脘腹受凉，寒邪直中，内客于胃，或服药苦寒太过，或寒食伤中，致使寒凝气滞，胃气失和，胃气阻滞，不通则痛。《素问·举痛论篇第三十九》曰："寒气客于肠胃之间，膜原之下，血不得散，小络急引，故痛。"

2.饮食失节，损伤脾胃

饮食不节，暴饮暴食，损伤脾胃，饮食停滞，致使胃气失和，胃中气机阻滞，不通则痛，或五味过极，辛辣无度，胃中积热，阻遏气机，或恣食肥甘厚味，或饮酒如浆，则伤脾碍胃，蕴湿生热，阻滞气机，不通则痛，或过食香燥之品，耗伤胃阴，胃失滋养，不荣则痛。故《素问·痹论篇第四十三》曰："饮食自倍，肠胃乃伤。"患病之后，饮食失调，又可使病情加重。

3.肝气犯胃，胃失和降

七情所伤，忧思恼怒，情志不遂，肝失疏泄，气机失调，肝郁气滞，木旺克土，横逆犯胃，以致胃气失和，胃气阻滞，即可发为胃痛。肝郁日久，又可郁而化火，火热犯胃，灼伤胃络，导致肝胃郁热而痛。患病之后，情志不随，也可使病情加重。

4. 脾胃虚弱，胃脉失养

素体不足，脾胃虚弱，或劳倦过度，损伤脾气，或饮食所伤，损伤脾胃，或过服寒凉药物，寒邪直中，脾胃受损，或久病脾胃亏虚，气血未复，均可引起脾胃虚弱，化源不足，气血虚弱，胃脉失养，不荣则痛，中焦虚寒，血行涩滞，胃失温养，发为胃痛。或热病伤阴，胃阴不足，或胃热火郁，灼伤胃阴，或久服香燥理气之品，耗伤胃阴，胃失濡养，也可引起胃痛。肾为先天之本，阴阳之根，脾胃之阳，全赖肾阳之温煦；脾胃之阴，全赖肾阴之滋养。若肾阳不足，火不暖土，可致脾阳虚，而成脾肾阳虚，胃失温养之胃痛；若肾阴亏虚，肾水不能上济胃阴，可致胃阴虚，胃失濡养之胃痛。

5. 瘀血内停，阻滞胃络

七情所伤，肝失疏泄，气机不畅，气滞则血瘀，瘀血阻滞胃络，可形成血瘀胃痛。或久痛入络，胃络瘀阻，或胃出血后，离经之血未除，以致瘀血内停，胃络阻滞不通，均可引起瘀血胃痛。若脾胃虚弱，失于健运，湿邪内生，聚湿成痰成饮，蓄留胃脘，或阴虚火旺，灼津成痰，又可致痰饮胃痛。痰瘀互结，互相影响，阻滞胃络，使疾病顽固难愈。《临证指南医案·胃脘痛》曰："胃痛久而屡发，必有凝痰聚瘀。"

胃痛病位在胃，但与脾、肝、肾相关，为外邪、气滞、瘀血、食积、痰浊阻滞胃络，不通则痛，或气血不足、肾气亏虚，不荣于胃，不荣则痛。经脉与任脉、足阳明胃经、足太阴脾经、手足厥阴肝经、足太阳膀胱经等有关。

（三）诊断

1. 症状

上腹近心窝处胃脘部疼痛，可有胀痛、刺痛、钝痛、隐痛、闷痛、绞痛等，可为持续性，也可为阵发性，上腹部不同程度的压痛。

2. 伴有症状

恶心、不欲饮食、餐后饱胀、反酸、乏力、消瘦等。

3. 辅助检查

胃镜、上消化道钡餐造影、幽门螺杆菌检测等有助诊断。

（四）治疗

胃痛为九针疗法的适应证，对于功能性、痉挛性胃痛疗效最好，器质性胃痛、长期胃痛可缓解疼痛症状，也多有较好疗效。

1. 镵针

（1）镵针毛刺法：循任脉、足太阳膀胱经、足阳明胃经、足太阴脾经等，用镵针行毛刺法，每隔 20～30mm 选一针刺点，以不出血为度，1 日 1 次，1 周为 1 个疗程。

（2）镵针半刺法：病程较长者背部寻找反应点，褐色、红色反应点处行半刺法，以挑出白色纤维状物为度，1 周 1 次。

2. 圆针

病程较长者腰背部、下肢肌肉间压痛处锋针开皮后，圆针行分刺法、浮刺法，调节分肉，1 周 1 次。

3. 锟针

背部腧穴如胃俞、至阳等锟针强刺激按压，局部有酸胀感，1日1次。

4. 锋针

病程较长者腰背部压痛点、筋结点等锋针刺血，3日1次。

5. 圆利针

病程较长者 $T_8 \sim T_{12}$ 夹脊穴圆利针行关刺、合谷刺针法，调节脾胃，1周1次。

6. 毫针

根据症状辨证分经、分型，选取相应的穴位，多选足阳明胃经、足太阴脾经、足太阳膀胱经、足厥阴肝经、任脉等腧穴，如中脘、足三里、内关、公孙、胃俞、梁丘、太冲、三阴交等，腧穴较多时可分组治疗，留针30分钟，虚寒型也可燔针焠刺，1日1次，1周为1个疗程。

7. 长针

久病、顽固胃痛长针于 $T_8 \sim T_{12}$ 棘突旁25mm处用输刺法直刺关节囊，针尖到达关节囊后可以行短刺摩骨针法，针刺骨膜、骨质，1周1次，3次为1疗程。

十五、腹痛

（一）概述

腹痛是指以胃脘以下、耻骨毛际以上的部位发生疼痛为主证的病证。常见于西医肠易激综合征、消化不良、胃肠痉挛，肠粘连、肠道寄生虫等。本病指内科腹痛，外科、妇科不属此列。

（二）病因病机

1. 感受外邪，阻滞于腹

六淫外邪，侵入腹中，阻遏气机，可引起腹痛。风寒之邪直中经脉则寒凝气滞，涩而不行，经脉受阻，不通则痛。伤于暑热，或寒热不解，郁而化热，或湿热壅滞，可致气机阻滞于腹，腑气不通而见腹痛。

2. 饮食不节，损伤脾胃

暴饮暴食，饮食停滞，阻遏腹气，或恣食肥甘厚腻辛辣，酿生湿热，蕴蓄肠胃，阻遏气机，或过食生冷，致寒湿内停等，中阳受损，损伤脾胃，腑气通降不利，而发生腹痛。饮食不节，损伤脾胃，气血化源不足，腹脉失养而痛。饮食不洁，肠虫滋生，攻动窜扰，腑气不通则痛。

3. 情志失调，气滞血瘀

情志不遂，七情内伤，则肝失条达，气机郁结、阻滞而痛作。若气滞日久，血行不畅，气滞则瘀血，瘀血内阻，发为腹痛。跌扑损伤，脉络瘀阻，或腹部术后，血络受损，亦可形成腹中血瘀，中焦气机升降不利，不通则痛。

4. 阳气虚弱，腹失温养

素体脾阳亏虚，虚寒中生，渐至气血不足，脾阳虚而不能温养，不荣则腹痛。病久肾阳不足，相火失于温煦，脏腑虚寒，腹痛日久不愈。

本病主要有寒凝、火郁、食积、气滞、血瘀，腹中脏腑气机阻滞，气血运行不畅，经脉痹阻，"不通则痛"；或气血阴阳虚弱，脏腑经脉失养，"不荣则痛"。经脉与手足阳明经、足太阴经、足厥阴经、足太阳经、任督二脉等有关。

（三）诊断

1. 症状

胃脘以下、耻骨毛际以上部位疼痛，即为腹痛，若因外感，突然剧痛，伴发症状明显者，属于急性腹痛；病因内伤，起病缓慢，痛势缠绵者，则为慢性腹痛。腹痛拘急，疼痛暴作，痛无间断，坚满急痛，遇冷痛剧，得热则减者，为寒痛；痛在脐腹，痛处有热感，时轻时重，或伴有便秘，得凉痛减者，为热痛；腹痛时重时轻，痛处不定，攻冲作痛，伴胸胁不舒，腹胀，嗳气或矢气则胀痛减轻者，属气滞痛；少腹刺痛，痛无休止，痛处不移，痛处拒按，入夜尤甚，伴面色晦暗者为血瘀痛；因饮食不慎，脘腹胀痛，嗳气频作，嗳后稍舒，痛甚欲便，便后痛减者，为伤食痛。暴痛多实，伴腹胀、呕逆、拒按等；虚痛病程较久，痛势绵绵，喜揉喜按。胁腹、两侧少腹疼痛多属肝经病证；大腹疼痛，多为脾胃病证；脐腹疼痛，多为大小肠病证；脐以下少腹疼痛，多属肾、膀胱、胞宫病证。

2. 病史

根据饮食、情志、受凉等起病经历以及其他伴发症状，以资鉴别何脏何腑受病，明确病变性质。

3. 辅助检查

血常规、胃肠镜、腹部 B 超等有助诊断。

（四）治疗

腹痛为九针疗法的适应证，对于各型腹痛无论病程长短都有较好疗效，但要明确诊断。

1. 镵针

（1）镵针毛刺法：循督脉、任脉、足阳明胃经、足太阴脾经、足太阳膀胱经、手阳明大肠经、足厥阴肝经等，用镵针行毛刺法，每隔 20～30mm 选一针刺点，以不出血为度，1日1次，1周为1个疗程。

（2）镵针半刺法：腹痛较久者于腰背部寻找反应点，褐色、红色反应点处行半刺法，以挑出白色纤维状物为度，1周1次。

2. 圆针

锋针开皮后，圆针于 T_9～L_5 椎旁、足阳明胃经、足太阴脾经等肌肉之间压痛点行分刺、合谷法，调节脾胃之气，1周1次。

3. 锟针

（1）锟针通透：锋针开皮后，T_9～L_5 椎旁相当于足太阳膀胱经背部内侧线，寻找压痛点、筋结点锟针用浮刺法，调节脾胃之气，1周1次。

（2）锟针点按：腰背部腧穴锟针强刺激按压，局部有酸胀感，1日1次。

4. 锋针

腰背部压痛点、筋结点锋针刺血，1周1次。

5. 圆利针

久病、顽固患者 T_9～L_5 夹脊穴圆利针用关刺、合谷刺针法，1周1次。

6. 毫针

根据症状辨证分经、分型，选取相应的穴位，多选任脉、足阳明胃经、足太阴脾经、足太阳膀胱经、手阳明大肠经、足厥阴肝经等，如中脘、关元、天枢、神阙、大肠俞、脾俞、上巨虚、下巨虚、足三里、阴陵泉、太冲、曲泉等，腧穴较多时可分组治疗，留针30分钟，也可燔针焠刺，1日1次，1周为1个疗程。

7. 长针

顽固性腹痛 T_{11} ～ L_5 棘突旁25mm处长针直刺至骨、上下摩骨，针刺骨膜、骨质，1周1次。

十六、泄泻

（一）概述

泄泻又称腹泻，是以排便次数增多，粪质稀溏，完谷不化，甚至泻出如水样为主症的病证。属古代文献"濡泻""洞泻""溏泄""飧泻"等，见于西医慢性肠炎、肠易激综合征、胃肠功能紊乱、溃疡性结肠炎等。

（二）病因病机

1. 感受外邪，损伤脾胃

六淫入侵，脾胃失调，皆可致泻，以寒、湿、暑、热为常见，其中又以感受湿邪致泻者尤多。湿邪困脾，脾失健运，水湿内停，湿邪下注，发为泄泻。

2. 饮食失节，脾虚湿滞

饮食过量，停滞不化，伤及脾胃，或恣食膏粱厚味，辛辣肥腻，湿热内生，蕴结肠胃，或误食生冷不洁之物，导致脾胃损伤，运化失职，水谷精微不能转输吸收，停为湿滞，皆可引起泄泻。

3. 内伤七情，肝郁脾虚

七情内伤，肝失疏泄，木气克土，脾气虚弱，或本有饮食停滞，或湿邪内阻，又因情志不畅，忧思恼怒伤肝，致肝失条达，失于疏泄，横逆乘脾犯胃，脾胃不和，运化失常，水湿内停，而成泄泻。若患者情绪郁闷不解，虽无食滞或湿阻因素，亦可因遇大怒气伤或精神刺激，而发生泄泻。

4. 脾肾阳虚，水湿内停

素体脾虚，或饮食所伤，或劳倦内伤，或久病缠绵不愈，均可导致脾胃虚弱，脾失健运，水反为湿，谷反成滞，湿滞不去，清浊不分，混杂而下，遂成泄泻。

脾虚及肾，或年老体弱，或久病之后，损伤及肾，肾阳虚衰，命门之火不足，则不能温煦脾土，形成脾肾俱虚，运化失司，水湿内停，引起泄泻。

本病基本病机是脾虚湿盛，部位在脾胃、大小肠，后期与肝肾关系密切。经脉与手足阳明经、足太阳经、足太阴经、足厥阴经等有关。

（三）诊断

1. 临床表现

大便稀溏，或完谷不化，或粪质清稀，甚至泻出如水样。

大便次数增多，每日数次至十余次，伴有腹胀、腹痛、肠鸣、纳呆等。

2. 病史

多有暴饮暴食、饮食不洁病史。

3. 检查

大便常规、大便培养、纤维结肠镜检等有助诊断。

（四）治疗

泄泻为九针疗法的适应证，对于各型泄泻无论病程长短都有较好疗效，泄泻严重脱水者需配合西医治疗。

1. 镵针

（1）**镵针毛刺法**：循督脉、足太阳膀胱经、手阳明大肠经、足阳明胃经、足太阴脾经、足厥阴肝经等，用镵针行毛刺法，每隔 20～30mm 选一针刺点，以不出血为度，1 日 1 次，1 周为 1 个疗程。

（2）**镵针半刺法**：泄泻较久者于腰背部寻找反应点，褐色、红色反应点处行半刺法，以挑出白色纤维状物为度，1 周 1 次。

2. 圆针

锋针开皮后，圆针于 T_9～L_5 椎旁、足阳明胃经、足太阴脾经等肌肉之间压痛点行分刺、合谷法，调节脾胃之气，1 周 1 次。

3. 锟针

锋针开皮后，锟针 T_9～L_5 椎旁相当于足太阳膀胱经背部内侧线，寻找压痛点、筋结点用浮刺法，调节脾胃之气，1

周 1 次。

4. 锋针

腰背部压痛点、筋结点锋针刺血，1 周 1 次。

5. 圆利针

久病、顽固泄泻患者 $T_9 \sim L_5$ 夹脊穴、天枢穴圆利针用关刺、合谷刺针法，1 周 1 次。

6. 毫针

根据症状辨证分经、分型，选取相应的穴位，多选足太阳膀胱经、手阳明大肠经、足阳明胃经、足太阴脾经等，如大肠俞、脾俞、天枢、上巨虚、足三里、三阴交、阴陵泉等，腧穴较多时可分组治疗，留针 30 分钟，也可燔针焠刺，1 日 1 次，1 周为 1 个疗程。

7. 长针

顽固性泄泻 $T_{11} \sim L_5$ 棘突旁 25mm 处长针直刺至骨，上下摩骨，针刺骨膜、骨质，1 周 1 次。

十七、胁痛

（一）概述

胁痛是以一侧或两侧胁肋部疼痛为主症的病证，多见于肋间神经痛、急慢性胆囊炎、急慢性肝炎等病。

（二）病因病机

1. 七情内伤，气滞血瘀

气为血之帅，血为气之母，气行则血行，气滞则血瘀，气滞与血瘀二者常常互为影响，七情内伤，情志抑郁，或暴怒伤肝，致使气机郁结，肝失条达，疏泄不利，气阻络痹或强力负重，损伤胁络，均可导致气血运行不畅，瘀血停留，阻塞胁络，而致胁痛。

2. 肝胆湿热，经脉郁滞

外感湿热，邪气郁结少阳，枢机不利，肝胆之气失于疏泄而致胁痛。或饮食不节，脾胃损伤，脾失健运，升降失常，土壅则木郁，使肝胆疏泄失职，胆汁流通不畅，故胁肋胀痛等。湿聚成痰，形成痰湿，痰湿中阻，气机不利，郁而化热，湿热蕴结，肝胆失其疏泄条达，气血不畅，从而胁痛。

3. 久病劳欲，肝肾亏虚

房劳过度，损伤肝肾，或久病及肾，肾精气不足，精血亏虚，水不涵木，肝脉失荣，不荣则痛。

病变部位在肝、胆，且与脾、胃、肾相关。有虚实之分，大凡初病多实证，久病多虚证。实证以气滞、血瘀、湿热为主，虚证多属精血亏损、肝失所养的阴伤证。胁为肝胆经脉循行之处，故胁痛之病，与足厥阴肝经、足少阳胆经关系密切。

（三）诊断

1. 症状

一侧或两侧胁肋部疼痛，可为胀痛、刺痛、隐痛、闷痛、窜痛等，局部可有压痛。

2. 伴有症状

急躁易怒、胸闷、腹胀、嗳气、呃逆、恶心、纳呆、口苦等。

3. 病史

有七情内伤、饮食不节、感受外湿、胁部损伤等病史。

4. 辅助检查

血常规、B 超、肝功能等有助诊断。

（四）治疗

胁痛为九针疗法的适应证，各种原因引起者都有较好疗效，一侧胁痛者一侧治疗，双侧胁痛双侧同时治疗，但要分清胁痛原因，结合对因治疗。

1. 镵针

（1）镵针毛刺法：循足太阳膀胱经、足厥阴肝经、足少阳胆经等，用镵针行毛刺法，每隔 20～30mm 选一针刺点，以不出血为度，1 日 1 次，1 周为 1 个疗程。

（2）镵针半刺法：胁痛较久者于背部寻找反应点，褐色、红色反应点处行半刺法，以挑出白色纤维状物为度，1 周 1 次。

2. 圆针

锋针开皮后，圆针 $T_7 \sim T_{10}$ 椎旁、肋部分肉间行分刺法、合谷刺法，调节肝胆之气，1 周 1 次。

3. 锃针

（1）锃针通透：锋针开皮后，锃针 $T_7 \sim T_{10}$ 椎旁相当于足太阳膀胱经背部内侧线，寻找压痛点、筋结点为治疗点，根据病情酌用直针刺法，调节肝胆之气，1 周 1 次。

（2）锃针点按：背部腧穴锃针强刺激按压，局部有酸胀感。

4. 锋针

肝俞、胆俞、至阳、阳陵泉、阿是穴等锋针刺血，3周1次。

5. 圆利针

$T_7 \sim T_{10}$ 夹脊穴圆利针行关刺、合谷刺针法，调节肝胆，1周1次。

6. 毫针

选取足厥阴肝经、足少阳胆经等腧穴，如阳陵泉、期门、肝俞、外关、支沟、丘墟、太冲等，腧穴较多时可分组治疗，多留针30分钟，1日1次，1周为1个疗程。

7. 长针

顽固性胁痛 $T_7 \sim T_{10}$ 椎旁长针直刺至骨，上下摩骨，针刺骨膜、骨质，1周1次。

十八、便秘

（一）概述

便秘又称脾约、燥结、秘结等，是指由于大肠传导功能失常引起，症见排便时间延长、排便次数减少、粪便量减少、粪便干结、排便费力，常数日一行，甚至非用泻药不能排便等的病证。便秘为临床常见病证，多见于中老年。

（二）病因病机

便秘的病因是多方面的，主要的有外感寒热之邪，内伤饮食情志，病后体虚，阴阳气血不足等。

1. 肠胃积热，热盛便秘

素体阳盛，或热病之后，余热留恋，或肺脏燥热，下移大肠，或过食醇酒厚味，郁而化热，或过食辛辣，热邪内积，均可致肠胃积热，耗伤津液，肠道干涩失润，传导失常，粪质干燥，难于排出。

2. 气机郁滞，气滞便秘

多由于抑郁恼怒伤肝，肝失疏泄，气机郁滞，升降失常，或忧愁思虑，脾伤气结，传导失司，或久坐少动，气机不畅，运行缓慢无力，均可导致腑气郁滞，通降失常，传导失职，糟粕内停，不得下行，或欲便不出，或出而不畅。

3. 阴寒积滞，寒凝便秘

恣食生冷寒凉，或外感寒邪，寒邪直中，或过服寒凉之品，均可导致阴寒内盛，损伤阳气，寒邪凝滞胃肠，导致大肠传导失常，糟粕滞留，而成冷秘。如《金匮翼·便闭》曰："冷闭者，寒冷之气横于肠胃，凝阴固结，阳气不行，津液不通。"

4. 气虚阳衰，虚损便秘

饮食劳倦，脾胃受损，化源不足，或素体虚弱，阳气不足，或年老体弱，气虚阳衰，功能减退，或久病产后，正气未复，阳气衰少，或过食生冷，损伤阳气，或苦寒攻伐，伤阳耗气，均可导致气虚阳衰，气虚则大肠传导、推动无力，阳虚则肠道失于温煦，阴寒内结，便下无力，使排便时间延长，形成便秘。如《景岳全书·秘结》曰："凡下焦阳虚则阳气不行，阳气不行则不能传送而阴凝于下，此阳虚而阴结也。"

5. 阴亏血少，津亏便秘

素体津亏血少，肠道失润，或病后、产后，由于损伤，阴血虚少，或失血夺汗，伤津亡血，津血亏虚，或年高体弱，阴血亏虚，亦有过食辛辣燥热，损耗阴血，均可导致阴亏血少，血虚则大肠不荣，阴亏则大肠干涩，肠道失润，大便干结，传导异常，便下困难，而成便秘。如《医宗必读·大便不通》说："更有老年津液干枯，妇人产后亡血，及发汗利小便，病后血气未复，皆能秘结。"

本病病位在大肠，与脾、胃、肺、肝、肾等密切相关。脾虚传送无力，糟粕内停，致大肠传导功能失常，而成便秘；胃与肠相连，胃热炽盛，下传大肠，燔灼津液，大肠热盛，燥屎内结，可成便秘；肺与大肠相表里，肺之燥热下移大肠，则大肠传导功能失常，而成便秘；肝主疏泄气机，若肝气郁滞，则气滞不行，腑气不能畅通，则发为便秘；肾主五液而司二便，若肾阴不足，则肠道失润，若肾阳不足则大肠失于温煦而传送无力，大便不通，均可导致便秘。各种病因病机之间常常相兼为病，或互相转化，如肠胃积热与气机郁滞可以并见，阴寒积滞与阳气虚衰可以相兼，气机郁滞日久化热，可导致热结，热结日久，耗伤阴津，又可转化成阴虚等。经脉与手足阳明经、手少阳经、足太阳经、足太阴经、足少阴经、任脉等相关，为经脉郁滞，传导失常所致。

（三）诊断

1. 症状

排便时间或周期延长，便意少，便次也少，排便艰难、费力，排便不畅，大便干结、质硬，排出无力，出而不畅，排便不净感，伴有腹痛或腹胀、纳呆、头晕、口臭、气短、心悸、失眠、烦躁、多梦、抑郁、焦虑等。

2. 病史

常与外感寒热、七情所伤、饮食失调、坐卧少动、年老体弱、脏腑失调等有关，便秘在人群中的患病率高达27%，女性多于男性，老年多于青、壮年。

辅助检查多无异常。

（四）治疗

便秘为功能性久病者，为九针疗法的适应证，有较好疗效。

1. 镵针

（1）镵针毛刺法：循任脉、足太阳经、手足阳明经、足太阴经、足少阴经等，用镵针行毛刺法，每隔20～30mm选一针刺点，以不出血为度，1日1次，1周为1个疗程。

（2）镵针半刺法：病程较久者于腰背部寻找反应点，褐色、红色反应点处行半刺法，以挑出白色纤维状物为度，1周1次。

2. 圆针

锋针开皮后，圆针于T_{11}～L_5椎旁、手足阳明经、足太阴脾经等肌肉间寻找压痛点用分刺法、合谷法，调节脾胃肠之气，1周1次。

3. 锃针

骶部锋针开皮后，锃针向命门及脊柱两侧浮刺通透，以调

271

节经气，1 周 1 次，3 次为 1 疗程。

4.锋针

腰背部压痛点、筋结点锋针点刺放血，3 日 1 次。

5.圆利针

T_{11} ~ L_5 夹脊穴圆利针行关刺、合谷刺针法，1 周 1 次。

6.毫针

多选足阳明胃经、足太阳膀胱经、足太阴脾经、足少阴肾经等腧穴，如大肠俞、脾俞、天枢、上巨虚、支沟、三阴交、照海、关元等，腧穴较多时可分组治疗，多留针 30 分钟，1 日 1 次，1 周为 1 个疗程。

7.长针

顽固性便秘 T_{11} ~ L_5 棘突旁 25mm 处长针直刺至骨，上下摩骨，针刺骨膜、骨质，1 周 1 次。

十九、淋证

（一）概述

淋证是以小便频数短涩，淋沥刺痛，欲出未尽，小腹拘急，或引起腰痛为主症的病证。西医见于急慢性下尿路感染、急慢性前列腺炎等。根据病因和症状特点不同，可分为热淋、血淋、石淋、气淋、膏淋、劳淋等。

（二）病因病机

1.膀胱湿热，气化不利

多食辛热肥甘之品，或嗜酒过度，损伤脾胃，运化失职，

272

水湿内停，湿郁而化热，酿成湿热，下注膀胱，气化不利，或下阴不洁，湿热秽浊毒邪侵入，上注膀胱，酿成湿热，膀胱气化不利，肝胆湿热下注也可使湿热蕴结下焦，膀胱气化不利，发为淋证。若灼伤脉络，迫血妄行，血随尿出，则发为血淋；若湿热久蕴，煎熬尿液，日积月累，结成砂石，则发为石淋；若湿热蕴结，膀胱气化不利，不能分清别浊，脂液随小便而出，则发为膏淋。

2. 内伤七情，肝郁气滞

七情内伤，恼怒伤肝，肝失疏泄，肝气郁结，郁于下焦，气滞膀胱，膀胱气化不利，发为淋证。

3. 脾肾亏虚

先天禀赋不足，肾气虚弱，或劳累过度，房室不节，损伤于肾，或年老、久病体弱，脾肾亏虚，膀胱气化不利发为淋证。

淋证的病位在膀胱与肾，与肝、脾相关。其基本病机为湿热蕴结下焦，肾与膀胱气化不利。经脉与任脉、足太阳经、足三阴经相关。

（三）诊断

1. 症状

小便频数、淋沥涩痛、小腹拘急引痛。

2. 伴有症状

低热、腰痛、小腹坠胀、疲劳等。

3. 病史

多见于已婚女性，每因疲劳、情志变化、房事不洁而诱发。

4. 辅助检查

尿常规、B 超、膀胱镜等有助诊断。

（四）治疗

淋证九针疗法有一定疗效，但要分清原因，结合对因治疗。

1. 镵针

（1）镵针毛刺法：循任脉、足太阳膀胱经、足少阴肾经、足厥阴肝经等，用镵针行毛刺法，每隔 20 ～ 30mm 选一针刺点，以不出血为度，1 日 1 次，1 周为 1 个疗程。

（2）镵针半刺法：久病患者于腰骶部寻找反应点，褐色、红色反应点处行半刺法，以挑出白色纤维状物为度，1 周 1 次。

2. 圆针

久病患者腰背部、下肢等肌肉间压痛处锋针开皮后，圆针行分刺法、浮刺法，调节分肉，1 周 1 次。

3. 锟针

久病患者骶部锋针开皮后，锟针向命门及脊柱两侧浮刺通透，以调节经气，1 周 1 次，3 次为 1 疗程。

4. 锋针

委中、至阴、腰骶部压痛点、筋结点、有关腧穴等锋针点刺放血，加拔火罐，3 日 1 次。

5. 圆利针

腰骶夹脊穴圆利针行关刺、合谷刺针法，1 周 1 次。

6. 毫针

选取任脉、足太阳膀胱经、足太阴脾经、足少阴肾经等腧穴，如中极、关元、膀胱俞、肾俞、脾俞、三阴交、阴陵泉、太溪等，腧穴较多时可分组治疗，多留针 30 分钟，1 日 1 次，1 周为 1 个疗程。

7. 长针

久病患者于尾闾关部长针直刺至骨，上下摩骨，刺入骨内，可加拔火罐，多有大量瘀血流出，1 周 1 次。

二十、慢性前列腺炎

（一）概述

慢性前列腺炎是由于前列腺炎失治、误治，长时间不愈，以尿频、尿急、尿痛等为主症，长时间反复发作、缠绵难愈的病证，属于中医学淋浊、白浊、尿精、白淫等病的范畴。九针疗法治疗慢性前列腺炎疗效肯定。

（二）病因病机

1. 肾气亏虚，阴虚火旺

素体阴虚，或性欲旺盛，过度手淫，或经常性交中断，或过多性欲、思虑、紧张和焦虑，或嗜烟酒辛辣，热盛伤阴等导致肾阴亏虚，相火妄动，虚火内灼，水液不能宣通，则发为本病。肾主水，具蒸腾气化和泌别清浊之功，阴损及阳或禀质阳虚，则湿邪易于羁留下焦，盘踞不散，残精败浊易于潴留，并与浊邪相搏，阻遏气机，则见小便不利。

2. 中气不足，水湿下注

素体脾胃气虚，或饮食失调，损伤脾胃，或劳倦过度，耗伤脾气，或肾虚而致脾虚，或情志所伤，肝失疏泄，肝郁脾虚，脾胃气虚，中气不足，健运失职，水湿内停，湿自内生，下留于肾，膀胱气化不利。《灵枢·口问第二十八》曰："中气不足，溲便为之变。"《灵枢·本神第八》曰："脾气虚则四肢不用，五脏不安，实则腹胀，经溲不利。"

3. 湿热下注，蕴结膀胱

外感湿热之邪，或嗜食辛辣肥甘厚味之品，湿热内蕴，或七情内伤，肝气郁结，木气克土，肝郁脾虚，失于健运，水湿内停，湿郁而化热，形成湿热，湿热下注，蕴结下焦，膀胱气化不利，则小便淋沥不尽。朱丹溪曰："诸淋所发，皆肾虚而膀胱生热也。"

可见本病病位在膀胱、肾，与肝、脾相关，为湿热蕴结下焦，膀胱气化不利所致。经脉与任脉、足太阳经、足三阴经等相关，为经脉郁滞，运行失常所致。

（三）诊断

1. 尿频、尿急

尿频、尿急是最常见的慢性前列腺炎的症状，尿频，且逐渐加重，尤其是夜尿次数增多，受凉、饮酒、劳累等加重。

2. 进行性排尿障碍

进行性排尿障碍主要表现为起尿缓慢、排尿费力、射尿无力、尿线细小、尿流滴沥、分段排尿及排尿不尽等。

黄帝内经九针疗法

3. 盆骶疼痛

盆骶疼痛表现极其复杂，疼痛一般位于耻骨上、腰骶部及会阴部，放射痛可表现为尿道、精索、睾丸、腹股沟、腹内侧部疼痛，向腹部放射酷似急腹症，沿尿路放射酷似肾绞痛。

4. 肾功能不全症状

慢性前列腺炎患者晚期由于长期尿路阻塞而导致肾功能减退，出现食欲不振、恶心、呕吐及贫血等症状。

5. 性功能障碍

性欲减退、射精痛、射精过早，并影响精液质量，在排尿后或大便时还可以出现尿道口流白，合并精囊炎时可出现血精。

6. 检查

（1）直肠指诊前列腺呈饱满、增大，质地柔软，有轻度压痛。患病时间较长的，前列腺会变小、变硬，质地不均匀，有小硬结。

（2）EPS 常规检查前列腺液的白细胞数量 >10 个 / 视野，可诊为前列腺炎，特别是前列腺液中发现含有脂肪的巨噬细胞，基本可确诊前列腺炎。

（3）B 超检查显示前列腺组织结构界限不清楚、紊乱，可以提示前列腺炎。

（四）鉴别诊断

1. 慢性尿道炎或膀胱炎

其临床表现为尿频、尿急与慢性前列腺炎类似，但前列腺检查可无异常发现，B 超检查前列腺无异常。

2. 前列腺痛

前列腺痛无实质性病变，表现为会阴部和耻骨上区疼痛和压痛，有排尿障碍等尿路表现。前列腺触诊正常，前列腺液镜检正常，前列腺液及尿液培养无细菌，B超检查正常。

3. 前列腺增生

前列腺增生多见于50岁以上的老年男性。早期表现为尿频、夜尿增多、排尿困难、尿流无力。晚期可出现严重的尿频、尿急、排尿困难，甚至点滴不通，小腹胀满，可触及充盈的膀胱。直肠指诊前列腺增大、质地较硬、表面光滑、中央沟消失。B超检查可显示增生的前列腺。

（五）治疗

慢性前列腺炎多为久病患者，为九针疗法的适应证，但要坚持治疗。

1. 镵针

（1）镵针毛刺法：循任脉、足太阳膀胱经、足少阴肾经足、足太阴脾经、足厥阴肝经等，用镵针行毛刺法，每隔20～30mm选一针刺点，以不出血为度，1日1次，1周为1个疗程。

（2）镵针半刺法：久病患者于腰骶部寻找反应点，褐色、红色反应点处行半刺法，以挑出白色纤维状物为度，1周1次。

2. 圆针

久病患者腰背部、下肢足太阳膀胱经、足少阴肾经、足太阴脾经、足厥阴肝经等肌肉间压痛处锋针开皮后，圆针行分刺法、浮刺法，调节分肉，1周1次。

3. 锟针

下骶部锋针开皮后，锟针向命门及脊柱两侧浮刺通透，以调节经气，1周1次，3次为1疗程。

4. 锋针

委中、至阴、腰骶部压痛点、筋结点、有关腧穴等锋针点刺放血，加拔火罐，3日1次。

5. 圆利针

久病患者腰骶夹脊穴圆利针行关刺、合谷刺针法，1周1次。

6. 毫针

选取任脉、足太阳膀胱经、足少阴肾经、足太阴脾经等腧穴，如中极、关元、膀胱俞、肾俞、脾俞、太溪、复溜、三阴交、阴陵泉等，腧穴较多时可分组治疗，多留针30分钟，1日1次，1周为1个疗程。

7. 长针

久病患者于尾闾关部长针直刺至骨，上下摩骨，刺入骨内，可加拔火罐，1周1次。

二十一、阳痿

（一）概述

阳痿又称勃起功能障碍、阴痿，是指在有性欲要求时，阴茎不能勃起，或勃起不坚，或者虽然有勃起且有一定程度的硬度，但不能保持性交的足够时间，因而妨碍性交或不能完成性交的一种病证。阳痿分先天性和病理性两种，前者不多见，不易治愈；后者多见，而且治愈率高，常与早泄、遗精并见，为九针疗法的适应证，可取得较好疗效。

（二）病因病机

1. 命门火衰，宗筋失养

多因先天禀赋不足，肾阳虚衰，或寒邪外侵，肾阳被遏，或大病久病损及肾阳，或房劳太过、手淫纵欲，阴损及阳，或误治过寒，凉泻太过，或年事已高，以致肾阳亏损，命门火衰，作强无能。《景岳全书·阳痿》曰："凡男子阳痿不起，多由命门火衰，精气虚冷。"

2. 肝郁不舒，宗筋失用

事务繁忙，精神压抑，或忧思不解，损伤心脾，或夫妻不睦，房事失谐，或因房事突受惊吓，或初婚同房失败，信心受挫，或交媾疼痛出血，精神紧张，或因手淫而思想背上包袱，肝气抑郁，失于条达，而肝主筋，阴器为宗筋之汇，不能疏通血气而畅达前阴，则宗筋所聚无能。宗筋失用则发为本病。

3. 湿热下注，伤及宗筋，

多因素有湿热，或过食肥甘，伤脾碍胃，生湿蕴热，或包皮过长，积垢蕴蓄，或交合不洁，湿热乘袭，伤及宗筋，或肝郁脾虚，脾失健运，水湿内停，肝郁气滞，郁而化火，水湿与火互结，形成湿热，湿热下注，热则宗筋弛纵，阳事不兴，可导致阳痿，即所谓壮火食气是也。

4. 瘀阻络脉

跌仆损伤，或负重过度，或强力行房，或金刃所伤，或肝脾久病入络，或老年气虚血涩，阻滞络脉，宗筋失于濡养，而成阳痿。

阳痿病位在肾，与脾、胃、肝关系密切。病因主要以房劳太过，频犯手淫为多见，并最终导致宗筋失养而弛纵，发为阳痿。病机以命门火衰较为多见，而湿热下注较少，所以《景岳全书·阳痿》说："但火衰者十居七八，而火盛者仅有之耳。"经脉与任督二脉、足少阴肾经、足太阳膀胱经、足厥阴肝经等相关。

（三）诊断

1. 症状

成年男子性交时，阴茎痿而不举，或举而不坚，或坚而不久，无法进行正常性生活。但须除外阴茎发育不良引起的性交不能。

2. 伴随症状

常有神疲乏力、腰酸膝软、畏寒肢冷、夜寐不安、精神苦闷、胆怯多疑，或小便不畅、滴沥不尽等症。

3. 病史

本病常有房劳过度、手淫频繁、久病体弱，或有消渴、惊悸、郁证等病史。

（四）治疗

阳痿为功能性疾病，是九针疗法的适应证，有较好疗效。

1. 镵针

（1）镵针毛刺法：循任督二脉、足太阳膀胱经、足少阴肾经、足厥阴肝经等，用镵针行毛刺法，每隔 20 ～ 30mm 选一针刺点，以不出血为度，1日1次，1周为1个疗程。

（2）镵针半刺法：于腰背部寻找反应点，褐色、红色反应点处行半刺法，以挑出白色纤维状物为度，1周1次。

2. 圆针

久病患者腰背部、下肢足太阳膀胱经、足少阴肾经、足厥阴肝经等肌肉间锋针开皮，圆针行分刺法、合谷刺法，调节分肉，1周1次。

3. 锃针

下骶部锋针开皮后，锃针向命门及脊柱两侧浮刺通透，以调节经气，1周1次，3次为1疗程。

4. 锋针

委中、至阴、腰骶部压痛点、筋结点等有关腧穴锋针点刺加拔罐放血，1周1次。

5. 圆利针

腰骶夹脊穴圆利针行关刺、合谷刺针法，1周1次。

6. 毫针

选取任脉、足太阳膀胱经、足少阴肾经、足厥阴肝经等，如肾俞、关元、太溪、三阴交、命门、脾俞、肝俞等，腧穴较多时可分组治疗，多留针30分钟，也可燔针焠刺，1日1次，1周为1个疗程。

7. 长针

病情顽固者尾闾关部长针直刺至骨，上下摩骨，刺入骨内，可加拔火罐，1周1次。

第十三章　风湿病

一、类风湿关节炎

（一）概述

类风湿关节炎（RA）是一种常见的以关节组织慢性炎症为主要表现的系统性自身免疫性疾病。本病是以双手、腕、膝和足关节等小关节受累为主的对称性、持续性关节炎。临床表现为受累关节疼痛、肿胀、功能下降，病变呈持续、反复过程。病变关节主要病理表现为炎细胞浸润、滑膜增生、血管翳形成以及由此导致的软骨和骨的损伤。最终导致关节畸形和功能丧失。RA 在我国的发病率为 0.32% ～ 0.36%，可发生于任何年龄，随着年龄增加发病率也逐步增加。一般女性多发，发病高峰在 45 ～ 50 岁。病程缠绵、反复，致残率高。属于中医学痹病范畴，与历节病、风湿、鹤膝风等病相似，九针疗法疗效肯定。

（二）病因病机

1. 正气虚弱，经脉失养

多由素体气血亏虚，或脾胃虚弱，气血化生无力，或病后气血未复，气血虚弱，邪气乘虚而入，顺经络流注筋骨血

283

脉，搏结于关节而发生关节痹痛。《灵枢·阴阳二十五人第六十四》曰："血气皆少则无须，感于寒湿则善痹，骨痛爪枯也。"肾主骨，肝主筋，肝肾亏虚，筋骨失养，同时不耐邪侵，易于感受外邪，风寒湿之邪乘虚袭人，阻遏营卫，壅滞经络，深入筋骨，使关节肿胀疼痛变形，屈伸不利。《灵枢·决气第三十》曰："液脱者，骨属屈伸不利，色夭，脑髓消，胫酸。"

2. 风寒湿侵袭，痹阻经脉

久居寒冷之地，失于保暖，或住所潮湿，寒湿较重，或睡卧当风，触冒风雨，风寒侵袭，或劳累后体虚，感湿受寒，均可使人卫外功能减弱，使风寒湿邪入侵，阻滞经络，血脉阻塞，关节凝滞，气血运行不畅，而成痹病。风邪为百病之长，善行而数变，易伤阴而耗气，多为诸邪先行，寒为阴邪，其性凝滞而收引，易伤阳气，可使气血不通，不通则痛，寒邪伤阳，人体阳气受损，失于温煦，阴寒内生，故可加重疼痛。《素问·举痛论篇第三十九》曰："寒气入经而稽迟。泣而不行，客于脉外则血少，客于脉中则气不通，故卒然而痛。"湿为阴邪，其性重着黏滞，迁延日久，气血不和，经脉不畅，流注关节，表现为关节肿胀，缠绵难愈。

3. 痰浊瘀血，痹阻关节

风寒袭肺，肺气郁闭，聚液成痰，寒凝而成浊，或脾胃损伤，脾失健运，水液运化失常，循经脉注于关节，湿聚成痰，或久痹不愈，伤及肝肾，肾阳不足，不能化气行水，水道不通，水液上泛，聚而为痰，或肾阴不足，阴虚化火，虚火炼液成痰，或七情内伤，肝失疏泄，气机失调，肝气郁滞，气郁化火，炼液成痰，或肝郁脾虚，运化失职，聚湿成痰，或久痹

黄帝内经九针疗法

284

化火，炼津成痰，皆可形成痰湿、痰浊。或七情内伤，肝气郁滞，气滞血瘀，或风寒湿热之邪内犯人体，造成气血经脉运行不畅，而成瘀血，或外伤瘀血未散，遗留血瘀，或痹证日久，五脏气机紊乱，升降无序，则气血逆乱，皆可形成瘀血。痰浊与瘀血，均为病理产物，又可作为类风湿关节炎的致病因素，且相互影响，相互作用，相互加重，而成恶性循环，使痰瘀互结，胶着于关节，闭阻经络血脉，并使关节、皮肤、肌肉、筋骨失于濡养，造成关节肿大，变形，顽固难愈。类风湿关节炎病变，留连日久，与外邪的作用相合，又可以加重瘀血和痰浊。故类风湿关节炎称为顽痹。

本病以正气虚弱，气血不足，精血亏虚为本，而又以阳气不足，温煦失司，运化失常，经脉痹阻为主，外邪、痰浊、瘀血痹阻经脉，流注关节为标，本虚标实，发为本病。经脉与督脉、手足阳明经、足太阴经、足太阳经等相关。

（三）诊断

好发于女性，发病率为男性的 2 ～ 3 倍。可发生于任何年龄，高发年龄为 40 ～ 60 岁。临床常见几种类型：急进型：起病急骤，症情严重，愈发愈甚，持续发展，则病情难以控制，直至关节变形致残，卧床不起，生活不能自理，约占 10%；波浪型：病情起伏，波动不稳，缠绵不休，缓解与复发交替出现，迁延多年，对机体消耗甚大，造成全身情况差，形体消瘦，影响患者情绪，此型患者占绝大多数；弛缓型：发病起始重笃，经过及时治疗，病情得到控制，然后逐渐趋向缓和、稳定，甚至自然缓解，这类病型占 10% ～ 15%。

1. 晨僵

晨僵是本病的重要诊断依据之一，即患者晨起后或经过一段时间停止活动后，受累关节出现僵硬，活动受限。是由于患者不活动，关节周围组织水肿所致。随着关节活动增加，组织间液逐渐吸收，而使晨僵缓解。晨僵首发生于手部关节，僵硬不适，不能握拳，随病情进展，可出现全身关节的僵硬感。晨僵的时间与病变程度相一致。

2. 疼痛

最突出的症状是疼痛，程度与病变轻重和个体耐受性有关，常因天气变化、寒冷刺激、情绪波动、疲劳等而加重。是由于滑膜炎症引起关节腔内压增高和炎症代谢产物堆积，对游离神经末梢产生过度的伤害性刺激所致。初期可表现为指、腕、趾、踝等小关节游走性疼痛。疼痛开始相对固定，往往持续6周以上，而且当这个关节症状尚未消失时，另外关节又出现疼痛，即此处未消，他处又起。疼痛往往呈多发性、对称性。随着病变进展，肘、肩、膝、髋、颈椎可相继受累。活动期疼痛剧烈、持续，压痛明显，而缓解期多为钝痛。

3. 肿胀

由关节腔内渗出液增多，滑膜增生以及关节周围软组织炎性改变所致。关节周围均匀性肿大，少数发红。肿胀在四肢小关节显而易见，手指近端指间关节梭形肿胀是类风湿关节炎的特征性改变，多发生在中指。其次肿胀可出现在掌指关节和腕关节。

4. 活动障碍

活动障碍为本病常见的体征。早期常由于炎性渗出、疼痛、肿胀而出现活动受限，肿胀消失后活动功能恢复正常。随着病情发展，关节周围肌肉萎缩，滑膜绒毛状增生的肉芽组织压迫和销蚀软骨后使关节间隙变窄，活动受限。继续发展，关节内发生纤维及骨性融合，最终使关节活动功能完全丧失。

5. 关节畸形

晚期表现为关节畸形。由于关节周围肌肉、韧带等被破坏，使关节产生某种特殊的畸形和运动异常。

6. 皮下结节

20% 的患者出现皮下结节，多出现于关节隆突部位，如肘关节鹰嘴处，腕及指部伸侧，也可见于滑膜囊和腱鞘部位。呈圆形或卵圆形，一般直径 2 ～ 3mm，质地坚硬，无触痛，在皮下可自由移动，也可与深层组织黏附。

7. 类风湿性血管炎

为血管的炎性改变，血管管腔狭窄，血栓形成，血管闭塞。表现为指趾坏疽、甲床瘀斑和内脏损害等。

8. 其他全身症状、并发症

常伴有全身疲乏感、食欲不振、消瘦、手足麻木和刺痛等。心脏损害表现为心包炎、心肌炎、心内膜炎和全心炎。肺损害表现为类风湿性胸膜炎、弥散性肺间质纤维化、类风湿尘肺等。眼损害表现为巩膜炎、角膜结膜炎、穿孔性巩膜软化。本病还可发生神经系统、血液系统、消化系统等多脏器损害。

9. 辅助检查

（1）血沉：活动期 RA 血沉明显增快，随病情缓解而下降。

（2）C-反应蛋白：RA 时 C 反应蛋白普遍升高，与病情密切相关。

（3）类风湿因子（RF）：RF多阳性。

（4）X线检查：Ⅰ期，正常或关节端骨质疏松；Ⅱ期，关节端骨质疏松，偶有关节软骨下囊样破坏或骨侵蚀改变；Ⅲ期，明显的关节软骨下囊样破坏，关节间隙狭窄，关节半脱位等畸形；Ⅳ期，除Ⅱ、Ⅲ期改变外，并有纤维性或骨性强直。

（四）鉴别诊断

1. 强直性脊柱炎

强直性脊柱炎与类风湿关节炎都有关节疼痛、晨僵、血沉增快、C- 反应蛋白升高等，强直性脊柱炎曾一度被认为是类风湿关节炎的变异，称其为中枢型类风湿关节炎，但二者各有特点：

①强直性脊柱炎在男性多发而类风湿关节炎女性居多。

②强直性脊柱炎有骶髂关节受累，类风湿关节炎则很少有骶髂关节病变。

③强直性脊柱炎为全脊柱自下而上地受累，而类风湿关节炎只侵犯颈椎。

④外周关节炎在强直性脊柱炎为少数关节、非对称性，且以下肢关节为主，并常伴有肌腱端炎，在类风湿关节炎则为多关节、对称性，四肢大小关节均可发病。

⑤强直性脊柱炎无类风湿关节炎可见的类风湿结节。

⑥强直性脊柱炎的类风湿因子阴性，而类风湿性关节炎的阳性率占 60% ～ 95%，强直性脊柱炎以 HLA–B27 阳性居多，而类风湿关节炎则与 HLA–DR4 相关。

2. 风湿性关节炎

风湿性关节炎与类风湿关节炎都有关节肿痛，但二者各不相同：

①发病情况不同：风湿性关节炎初发年龄以 9 ～ 17 岁多见，男女比例相当。类风湿关节炎以中年女性多见。

②病因不同：风湿性关节炎是链球菌感染造成，而类风湿关节炎是多种原因引起的关节滑膜的慢性炎症。

③症状不同：风湿性关节炎呈多发性、游走性、对称性，多累及大关节，关节局部呈红、肿、热、痛，不造成关节的畸形。伴有环形红斑、舞蹈症、心肌炎的症状。类风湿关节炎有晨僵，往往侵犯小关节，呈多发性、对称性，也会侵及其他大小关节，晚期往往造成关节的畸形。还可出现类风湿结节和心、肺、肾、周围神经及眼病变。

④实验室检查不同：风湿性关节炎抗"O"高，类风湿关节炎往往类风湿因子高。

（五）治疗

类风湿关节炎为疑难病证，是九针的适应证，无论活动期、稳定期皆可运用，有较好疗效，活动期症状较重者宜配合西药治疗。

1. 刺皮术

（1）镵针毛刺法：循督脉、足太阳膀胱经、病变部位经脉等，用镵针行毛刺法，每隔 20 ～ 30mm 选一针刺点，以不出血为度，1 日 1 次，1 周为 1 个疗程。

（2）镵针半刺法：于背部寻找反应点，褐色、红色反应点处行半刺法，以挑出白色纤维状物为度，1周1次。

2. 圆针

患病关节局部肌肉之间、经筋挛缩压痛点等，锋针开皮后圆针用分刺法、合谷刺，以调节肌肉，1周1次。

3. 锟针

锋针开皮，锟针先通督脉，再通膀胱经，行浮刺法、直针刺法，1周1次。

4. 锋针

（1）点刺放血：华佗夹脊穴、足太阳膀胱经、患病关节局部瘀络处、暗影处等，锋针点刺，行赞刺法或豹纹刺法，针后拔罐，留3～5分钟，3～5日1次。

（2）刺骨：关节肿痛较久者，锋针直刺至骨，上下摩骨，针刺骨膜，刺入骨内，1周1次。

5. 铍针

较大关节疼痛较久、强硬者，铍针纵行切割松解关节囊及附着韧带，一般1次即可。

6. 圆利针

上肢症状选 $C_4 \sim T_5$ 夹脊穴，下肢症状选 $L_1 \sim S_3$ 夹脊穴，圆利针行关刺、合谷刺针法，1周1次。

7. 毫针

选取足太阳膀胱经、病变部位经脉、有关经脉等腧穴，腧穴较多时可分组治疗，留针30分钟，1日1次，类风湿关节炎多为虚寒性疾病，也可燔针焠刺，1周为1个疗程，坚持治疗。

8. 长针

玉枕关、尾闾关部，上肢症状加 $C_4 \sim T_1$ 夹脊穴，下肢症状加 $L_2 \sim S_1$ 夹脊穴，长针直刺至骨，行短刺法、输刺法，上下摩骨，针刺骨膜，1 周 1 次。

9. 大针

大关节肿痛者，锋针开皮后，大针直刺、斜刺至关节囊，通透疏通关节，也可松解脊柱后关节囊，1 周 1 次。

二、强直性脊柱炎

（一）概述

强直性脊柱炎（AS）是一种慢性进行性疾病，主要侵犯骶髂关节、脊柱骨突、脊柱旁软组织及外周关节，并可伴发关节外表现，严重者可发生脊柱畸形和关节强直。男性多见，男女比例为 10.6 : 1，女性发病缓慢且病情较轻。发病年龄通常在 18 ～ 22 岁，30 岁以后及 8 岁以前发病者少见，为督脉病证，属于中医学腰痛、痹证等范畴。九针疗法治疗强直性脊柱炎，已为大量的临床实践证明并应用，不仅能有效的缓解强直性脊柱炎造成的疼痛、僵硬，而且对延缓或减轻 ASLS 的病理学进程，缓解中晚期强直性脊柱炎所致的关节功能障碍，矫正肢体畸形，都具有良好的疗效。

（二）病因病机

1. 正气不足，筋骨失养

先天禀赋不足，肾精不充，督脉空虚，肝肾亏虚，筋骨薄弱，或房劳过度，内伤肾气，精气衰弱，或久病及肾，肾气虚弱，邪易妄入，或过度安逸，缺少锻炼，正气渐虚，筋骨脆弱，久致肝肾虚损，皆可导致肝肾不足，精血亏虚，肝主筋，肾主骨，筋骨失养，不荣则痛。或因饮食不节，损伤脾胃，涉水冒雨，湿邪困脾，或疲劳过度，损伤脾气，脾失健运，化源空虚，气血不足，经脉失养，不荣则痛。正气不足，不耐邪侵，外邪易于入侵，阻塞气血经络，流注于经络、关节、肌肉、脊柱等，而致本病。《医宗必读·腰痛》曰："有寒，有湿，有风，有热，有闪挫，有瘀血，有气滞，有痰积，皆标也，肾虚其本也。"

2. 风寒湿侵袭，痹阻筋骨

正气亏虚，久居寒冷，失于保暖，或住所潮湿，寒湿侵袭，或睡卧当风，风寒入侵，或触冒风雨、水中作业，寒湿侵入，或过度劳累，复感湿寒等，使风寒湿邪入侵，阻滞督脉等经络，血脉阻塞，关节凝滞，使气血运行不畅，而成痹痛。

3. 瘀血痰浊，阻塞经脉

正气不足，脏腑气血阴阳失调，加之风寒湿之邪侵袭人体，可造成气血经脉运行不畅，而形成痰浊、瘀血。同时强直性脊柱炎缠绵日久，内邪留连与外邪相合，又可以加重瘀血和痰浊。痰浊与瘀血，相互影响，相互作用，相互加重，使痰瘀互结，胶着于关节，闭阻督脉等经络血脉，而成恶性循环，使关节、脊柱、经脉疼痛。《类证治裁》云："久痹必有湿痰败血瘀滞经络。"

可见强直性脊柱炎的发病是内因与外因相互作用的结果，六淫外感是致病的外在因素，使气血运行不畅而发病。人体先天禀赋不足，督脉空虚、阳气虚弱、肝肾亏虚、气血不足，使人体容易被外邪所伤，是强直性脊柱炎发病的根本原因，病邪作用于人体产生瘀血、痰浊，而瘀血、痰浊也是强直性脊柱炎发病的病因之一，瘀血痰浊互相交结，胶着于督脉等经络血脉和肌肤筋骨关节，使顽固难愈，成为顽痹，迁延时日，久痹入络，经久不愈。本病病位主要在督脉，表现以阳气虚弱为主。经脉与督脉、足太阳经、足太阴经、足少阴经、手足阳明经等相关。

（三）诊断

1. 病史

多发生于 10 ～ 40 岁男性，高峰年龄为 20 ～ 30 岁，40 岁以后发病者少见。女性较男性少见，病情进展比较缓慢。

2. 症状

（1）疼痛和功能受限：初发症状常为下腰、臀、髋部疼痛和活动不便（腰僵），阴雨天或劳累后加重，休息或遇热减轻。其疼痛常因腰部扭转、碰撞，或咳嗽、喷嚏而加重。持续数月即缓解消失，随着病变的进展，疼痛和腰僵均变为持续性，卧床休息后不能缓解，疼痛性质变为深部钝痛、刺痛、酸痛或兼有疲劳感，甚至可使患者在凌晨从睡梦中痛醒。疼痛和脊柱活动受限逐渐上行扩展到胸椎和颈椎，只有少部分呈下行性发展。患者可出现胸痛、胸部呼吸运动减弱，胸椎和肋椎关节病变可刺激肋间神经，引起肋间神经痛，易误诊为心绞痛。为减轻疼痛，患者喜欢采取脊柱前屈的姿势，日久脊柱发生驼背畸形。

（2）其他症状：年龄较小的患者，始发症状为单侧或双侧的膝肿痛、积液，部分患者早期可在大转子、坐骨结节、跟骨结节和耻骨联合等肌腱附着点出现疼痛、压痛或肿胀。约有20%的患者呈急骤发病，有较高的体温和明显的全身症状，脊柱、骶髂关节、膝、肩等关节均可同时被累及。如果脊柱和双侧髋、膝关节均在畸形位强直，患者多数被迫卧床不起，如勉强行走必须借助于拐杖或板凳；如强直在功能位，患者尚能直立，并能利用身体的转动和小腿关节的背屈和跖屈活动缓慢步行。部分患有复发性虹膜炎，引起复发性眼痛和视力减退。

3. 体征

（1）脊柱僵硬和姿势改变：早期可见到平腰（腰椎前凸减少或消失）及腰椎背伸受限，晚期可见到腰椎前凸反向变为后凸，脊柱各方面活动均受到限制。除髋关节有内收、外展畸形者外，脊柱侧凸很少见到。晚期有脊柱侧凸时可见到反弓弦征，即侧弯活动时，凹侧椎旁肌肉像弓弦一样紧张。患者整个脊柱发展成纤维性或骨性强直时，脊柱活动完全丧失，脊背呈板状固定，严重者呈驼背畸形，甚至迫使患者站立时只能脸向地面，只可向下看不能向前看，更不能向上看，有的患者需由别人牵手引路才敢前行。

（2）胸廓呼吸运动减少：一般认为，胸部的周径扩张度少于30mm者为阳性，表示其扩张受限。严重时可消失。

（3）骶髂关节检查法：挤压旋转骶髂关节而引起疼痛，是早期骶髂关节炎的可靠体征。检查骶髂关节一般可使用以下

黄帝内经九针疗法

方法：

①骨盆分离法：双手压患者髂前上嵴处，向后、向外压迫，使骶髂关节张开。

②骨盆挤压法：髂骨嵴处用力向中线挤压髂骨，从而使骶髂关节受到挤压。

③骶骨下压法：病人俯卧，检查者用双手压迫骶骨向前。

（4）周围受累关节的体征：早期可见受累关节肿胀、积液和局部皮肤发热，晚期可见畸形，髋关节可出现屈曲挛缩以及内收、外展或旋转畸形，骨性强直为多，膝可呈屈曲挛缩畸形，常可见到髋膝综合征和站立时的"Z"形姿势。

（5）肌腱附着点病变体征：大转子、坐骨结节、髂骨嵴、耻骨联合和跟骨结节都可发生病变，但因其接近病变的中心发病区，症状、体征易被掩盖。而跟骨结节远离发病中心部位且位置表浅，故症状、体征易引起注意，且特别突出明显。早期即可见跟腱附着处红、肿、热、压痛，跛行，如合并跟腱前、后滑膜囊炎，则肿胀更显著。晚期，因骨质增生，可看到或触知局部骨性粗大畸形。

4. 实验室检查

在早期和活动期，80% 的患者血沉增快，在静止期或晚期血沉多降至正常。组织相容抗原（HLA–B27）为阳性。

5. X 线检查

AS 最早的变化发生在骶髂关节。该处的 X 线片显示软骨下骨缘模糊，骨质糜烂，关节间隙模糊，骨密度增高及关节融合。通常按 X 线片骶髂关节炎的病变程度分为 5 级:0 级正常，

I级可疑，II级有轻度骶髂关节炎，III级有中度骶髂关节炎，IV级为关节融合强直。

（四）鉴别诊断

1. 腰骶关节劳损

慢性腰骶关节劳损为持续性、弥漫性腰痛，以腰骶部最重，脊椎活动不受限，X线无特殊改变。急性腰骶关节劳损，疼痛因活动而加重，休息后可缓解。强直性脊柱炎有晨僵，脊柱活动逐渐受限并加重，X线有特异性改变。

2. 骨关节炎

常发生于老年人，特征为骨骼及软骨变性、肥厚，滑膜增厚，受损关节以负重的脊柱和膝关节等较常见。累及脊椎者常以慢性腰背痛为主要症状，与 AS 易混淆。但本病不发生关节强直及肌肉萎缩，无全身症状，X线表现为骨赘生成和椎间隙变窄。

3. 类风湿关节炎

现已确认 AS 不是 RA 的一种特殊类型，两者有许多不同点可资鉴别。RA 女性多见，通常先侵犯手足小关节，且呈双侧对称性，骶髂关节一般不受累，如侵犯脊柱，多只侵犯颈椎，且无椎旁韧带钙化，有类风湿皮下结节，血清 RF 常阳性，HLA–B27 抗原常阴性。而强直性脊柱炎骶髂关节疼痛，脊柱上行性发展，椎旁韧带钙化，HLA–B27 抗原常阳性。

（五）治疗

强直性脊柱炎为进行性加重病证，九针疗法可延缓疾病的发展，甚至减轻临床症状，提高生活质量，无论病程长短，功能受限程度轻重，皆可配合运用。

1. 镵针

（1）镵针毛刺法：循任督脉、足太阳膀胱经等，用镵针行毛刺法，每隔 20 ～ 30mm 选一针刺点，以不出血为度，1日 1 次，1 周为 1 个疗程。

（2）镵针半刺法：于颈腰背部寻找反应点，褐色、红色反应点处行半刺法，以挑出白色纤维状物为度，1 周 1 次。

2. 圆针

锋针开皮，圆针刺入脊柱两侧及有关四肢肌肉之间压痛点，行分刺、合谷刺法，1 周 1 次。

3. 锟针

（1）锟针通透：锋针开皮后，锟针沿脊柱后正中线、两侧膀胱经，皮下通透，可从骶部至头颈交界处接力疏通，以调节经气，1 周 1 次。

（2）锟针点按：背部腧穴锟针强刺激按压，局部有酸胀感，1 日 1 次。

4. 锋针

颈腰背部、督脉、有关关节等压痛点、筋结点、血络锋针点刺放血，行赞刺法或豹纹刺法，可加拔火罐，3 ～ 5 日 1 次。

5. 铍针

脊柱僵硬者，铍针纵行切割松解椎旁、椎间，深度不超过 10mm，较大关节、疼痛较久、强硬者，铍针纵行切割松解关节囊及附着韧带，1 周 1 次。

6. 圆利针

颈腰骶夹脊穴圆利针行关刺、合谷刺针法，调节脏腑功能，1周1次。

7. 毫针

选取督脉、足太阳膀胱经等腧穴，也可根据症状选择其他经脉腧穴，腧穴较多时可分组治疗，留针30分钟，1日1次，强直性脊柱炎为虚寒性疾病，可燔针焠刺，1周为1个疗程。

8. 长针

玉枕关、尾闾关部、颈腰骶等椎旁处、骶髂关节处，每次治疗点不超过4个，长针直接刺入，针刺骨膜，行短刺、输刺法，1周1次。

9. 大针

脊柱小关节处、骶髂关节处、受限大关节处，每次治疗点不超过2个，锋针开皮，大针刺入关节囊，可穿透关节囊，1周1次。

三、痛风

（一）概述

痛风是由于嘌呤代谢紊乱、血尿酸增高导致尿酸结晶沉积在关节及皮下组织而引起的一种急性关节炎，可有痛风结石形成，严重者可致关节畸形和活动功能障碍，临床特点是高尿酸血症。痛风性关节炎是由痛风引起的突然发生关节红肿和剧痛的炎症，多为指、趾、外踝关节疼痛难忍，活动受限，易反复发作。近年来随着生活水平的提高，我国痛风发病逐年升高，成为仅次于糖尿病的代谢性疾病。痛风的发病年龄以40岁左右达最高峰。属于中医学痹证、历节风等范畴。

（二）病因病机

1. 正气不足，筋骨失养

素体脾虚，或饮食不节，损伤脾胃，脾失健运，水湿内停，酿生湿浊，外注皮肉关节。或禀赋异常，肾精不足，或疾病日久不愈，耗气伤精，累及肝肾，肾主骨藏精，肝主筋藏血，肝肾不足，精血亏虚，筋骨不利，而发为痹。

2. 过食肥甘，湿热内蕴

素体肥胖，内蕴湿热，或嗜食海鲜酒类，或恣食肥甘厚味，内郁湿热，或饥饱不调，安逸少动，损伤脾胃，阻碍气机，中焦运化失职，水湿内停，聚湿生痰，痰湿内阻日久生热，湿热痹阻经络关节则酿成痛风之证。

3. 外感寒湿，痹阻关节

多由居处潮湿之地，或涉水冒雨，风寒侵袭，或气候骤变，感受寒冷，风寒之邪乘虚侵袭机体，寒邪郁而化热，形成湿热，注于经络，留于关节，致气血痹阻而痛风关节之证剧作。

4. 血瘀痰浊，壅滞关节

多因风湿寒热之邪留着经络日久，寒邪凝滞，郁而化热，湿邪化痰、化热，热邪煎灼津液成痰。清·顾松园《医镜》曰："邪郁病久，风变为火，寒变为热，湿变为痰。"或正气不足，气血运行不畅而为瘀阻，致使关节、经络气血运行不利，而变生瘀血、痰浊，深入筋骨，停留关节骨骱，固结根深，难以逐除，痰瘀胶结，痹阻加重，则疼痛剧烈，关节僵硬变形而成顽痹，缠绵难愈。

本病的发生多因先天禀赋异常，正气不足，肝肾亏虚，或过食肥甘，湿热内蕴，或外感风湿寒热之邪，留而不去，或血瘀痰阻，致使气血运行不畅，痰湿浊瘀流注，肢体、经络、关节闭阻，不通则痛。病位主要在肾、脾两脏，病变波及关节、经络。《金匮翼·热痹》曰："脏腑经络，先有蓄热，而复遇风寒湿气客之，热为寒郁，气不得通，久之寒亦化热，则痹𤏁然而闷也。"

（三）诊断

1. 临床表现

（1）无症状高尿酸血症：仅有血清尿酸浓度的增高而无临床症状。只有在发生关节炎时才称为痛风。

（2）急性痛风性关节炎：起病急骤，疼痛剧烈，关节的周围软组织出现明显的红肿热痛，疼痛剧烈，甚至不能忍受被褥的覆盖。大关节受累时可有关节渗液，半数以上患者首发于蹈趾，跖趾、踝、膝、指、腕、肘关节亦为好发部位，以春秋季节多发，半夜起病者较多。

（3）痛风石及慢性关节炎：尿酸盐在关节内沉积增多，炎症反复发作进入慢性阶段而不能完全消失，引起关节骨质侵蚀及周围组织纤维化，使关节发生僵硬、畸形、活动受限，影响关节功能。尿酸盐结晶在关节附近肌腱、腱鞘及皮肤结缔组织中沉积，形成黄白色、大小不一的隆起赘生物，即痛风石，可小如芝麻，大如鸡蛋或更大，典型好发部位为耳轮。

（4）肾脏病变：临床上长期痛风患者约 1/3 有肾损害，表现为单侧或双侧腰痛、浮肿、血压升高、尿路结石、少尿、无尿、氮质血症、肾功能衰竭等。

2. 辅助检查

（1）血尿酸测定：正常男性（261.8±59.5）μmol/L，女性

（202.3±53.4）μmol/L。痛风患者高于正常值。

（2）X线检查：可有软组织肿胀，关节软骨缘破坏，关节面不规则，继之关节间隙狭窄，软骨下骨内及骨髓内均见痛风石沉积、骨质疏松，以致骨质呈凿孔样缺损，有如虫蚀，大小不一，其边缘锐利呈半圆形或连续弧形，边缘可有增生钙化，严重者可出现骨折。

（四）鉴别诊断

类风湿关节炎：类风湿关节炎与痛风都会出现关节肿痛的症状，但它们却是属于不同的病种。

①病因不同：类风湿关节炎多与遗传因素有关，是一种自身免疫性疾病。痛风则是嘌呤代谢障碍导致尿酸含量过高引起的疾病。

②症状不同：类风湿关节炎关节症状常是对称性的小关节的梭形肿胀畸形，并且有明显的晨僵现象。痛风的患者的关节疼痛更剧烈，且多在半夜或清晨突然发作，开始是一只大脚趾出现，可自行缓解，可出现痛风石。

③形体不同：类风湿关节炎多消瘦、体质较差，痛风多形体肥胖、营养过剩。

④实验室检查不同：类风湿关节炎血沉增快，类风湿因子阳性，痛风则血尿酸增高。

（五）治疗

痛风为代谢性病证，九针疗法可迅速缓解症状，使疼痛减轻甚至消失，远期也有较好疗效。

1. 镵针

（1）镵针毛刺法：循任督二脉、足太阳膀胱经、足厥阴肝经、足太阴脾经等，用镵针行毛刺法，每隔20～30mm选一针刺点，以不出血为度，1日1次，1周为1个疗程。

（2）镵针半刺法：于腰背部寻找反应点，褐色、红色反应点处行半刺法，以挑出白色纤维状物为度，1周1次。

2. 圆针

腰背、病变肢体压痛肌肉间锋针开皮后，圆针行分刺法，1周1次。

3. 锋针

（1）点刺放血：局部红肿、压痛等部位锋针点刺放血，行赞刺法或豹纹刺法，放血量要大，可加拔火罐，1天1次，症状较重者可每天2次，可较快止痛，迅速缓解症状。

（2）刺骨：关节红肿处（避开重要神经与血管），锋针短刺关节囊，可穿透关节囊与骨皮质，针刺不可过深以防发生意外，针刺后会有痛风石及瘀血流出，可以拔罐以利于痛风石的排出，针刺完毕无菌辅料包扎，每次治疗点1～3个，2周1次，3次为1疗程。

4. 圆利针

腰背夹脊穴圆利针行关刺、合谷刺针法，调节脏腑功能，1周1次。

5. 毫针

选取具有清热作用的腧穴及局部等腧穴，如阿是穴、大椎、阳陵泉、血海、八风、内庭、八邪、昆仑、申脉等，留针30分钟，1日1次，1周为1个疗程。

黄帝内经九针疗法

第十四章　妇科病

一、痛经

（一）概述

痛经为最常见的妇科病证之一，是指行经前后或月经期出现下腹部疼痛、坠胀，伴有腰酸或其他不适的病证。痛经分为原发性痛经和继发性痛经两类，原发性痛经指生殖器官无器质性病变的痛经，占痛经 90% 以上，继发性痛经指由盆腔器质性疾病引起的痛经，又称经行腹痛，九针疗法治疗原发、继发痛经，以原发性疗效好。

（二）病因病机

1. 七情内伤，气滞血瘀

素体抑郁，或情志不舒，或七情过度，肝失疏泄，气机失调，肝郁气滞，气滞则血瘀，血行不畅，阻滞于冲任经脉，胞中经血壅滞，不通则痛。

2. 寒湿凝滞，胞络不通

多因经期冒雨涉水受寒，或衣被过少，风寒侵袭，或空调、风扇过凉，损伤阳气，或嗜食寒凉，脾胃受损，寒湿伤于下焦，客于胞中，经血为寒湿凝滞，气血不通而致疼痛。

3.湿热下注，瘀阻胞宫

素体湿热内蕴，流注冲任，阻滞气血运行，或经期、产后摄生不慎，感受湿热之邪，稽留于冲任，客居胞中，与血相搏，蕴结宫中，气血不畅，或脾虚水湿内停，郁而化热，形成湿热，湿热下注冲任，胞络气机壅滞不通，不通则痛。

4.气血虚弱，胞宫失养

素体脾胃虚弱，气血不足，或大病久病之后，气血亏虚，或疲劳过度，耗伤气血，经行之后，血海愈空，胞脉失养，不荣则痛，而致疼痛。

5.肝肾亏虚，胞宫失润

素体虚弱，肝肾不足，或多产房劳，以致精亏血少，或久病及肾，导致肾虚，精血亏虚，冲任不盛，经行之后，血海空虚，胞脉失养，不荣而痛。亦有素禀阳虚，阴寒内生，冲任、胞宫失于温养而凝滞，不得畅通而痛经。

痛经的发生常由情志所伤，起居不慎，或六淫为害，或先天禀赋不足等因素，致使冲任、胞宫气血运行不畅，因不通而痛；或致冲任、胞宫失于濡养，因不荣而痛。痛经病位在冲任、胞宫，与足三阴经、冲脉、任督二脉等有关，变化在气血，表现为痛证。

（三）诊断

1.病史

原发性痛经青春期多见，常在初潮后 1～2 年内发病。

2.症状

疼痛多自月经来潮后开始，最早出现在经前 12 小时，以

黄帝内经九针疗法

行经第 1 日疼痛最剧烈，持续 2 ～ 3 日后缓解。可呈酸痛、冷痛、胀痛、刺痛、隐痛、坠痛、绞痛、痉挛性痛、撕裂性痛等，过度紧张、焦虑、悲伤、过劳或受冷等加重，疼痛常呈痉挛性，位于下腹部耻骨上，可放射至腰骶部和大腿内侧。

3. 伴随症状

可伴有乳房胀痛、肛门坠胀、胸闷、烦躁、悲伤易怒、心惊、失眠、头痛、头晕、恶心、呕吐、胃痛、腹泻、倦怠乏力、面色苍白、四肢冰凉、冷汗淋漓、虚脱昏厥等症状。

4. 辅助检查

妇科检查及辅助检查多无异常发现。

（四）鉴别诊断

1. 子宫内膜异位症

子宫内膜异位症痛经较重，为继发性、渐进性，子宫一致性胀大，不孕，性交疼痛。进行性加剧的周期性直肠刺激症状，表现为直肠、肛门、外阴部坠胀、坠痛、里急后重感和大便次数增多，部分出现经期尿急、尿频等周期性膀胱刺激症状，若病变侵犯膀胱黏膜则有周期性血尿和疼痛。

2. 慢性盆腔炎

慢性盆腔炎与痛经都有经行腹痛，但慢性盆腔炎腰骶部及小腹坠痛，劳累后加重，白带量多，有异味，月经提前，量多，甚至经期延长，妇科检查有慢性盆腔炎的体征。痛经白带无异常，妇科检查无异常。

3. 子宫肌瘤

子宫肌瘤与痛经皆可出现月经不调，子宫肌瘤月经周期缩短、经量增多、经期延长，甚或持续性不规则流血，下腹坠胀，腰背酸痛，白带多，子宫增大，如压迫邻近器官可出现尿频、尿急、便秘、里急后重等，严重时合并不孕、贫血。妇科检查、超声波检查可发现子宫肌瘤。痛经经量无异常，妇科检查多无异常发现。

（五）治疗

九针疗法治疗痛经疗效明显，可缓解疼痛，宜经前数天开始治疗，坚持 3 个月以上。

1. 镵针

（1）镵针毛刺法：循任督二脉、冲脉、足三阴经等，用镵针行毛刺法，每隔 20 ～ 30mm 选一针刺点，以不出血为度，1 日 1 次，1 周为 1 个疗程。

（2）镵针半刺法：病程较久者于腰骶部寻找反应点，褐色、红色反应点处行半刺法，以挑出白色纤维状物为度，1 周 1 次。

2. 圆针

病程较久者腰骶 L_5 ～ S_4 椎旁、下肢有关经脉压痛分间等锋针开皮，圆针用分刺法、浮刺法，以调节腰骶部分肉间气，1 周 1 次。

3. 锋针

瘀血型腰骶部压痛点、筋结点锋针点刺放血，每周 1 次。

4. 圆利针

腰骶 L_5 ～ S_4 夹脊穴及督脉穴位圆利针行关刺、合谷刺针法，调节肝脾肾功能，1 周 1 次。

5. 毫针

选取任督二脉、冲脉、足太阳经、足三阴经腧穴，如次髎、曲骨、中极、气海、十七椎、肾俞、地机、血海、三阴交、太溪、太冲等穴，腧穴较多时可分组治疗，留针30分钟，1日1次，也可燔针焠刺，1周为1个疗程。

6. 长针

顽固性痛经 $L_3 \sim L_5$ 椎旁长针直刺，刺破关节囊至骨，行短刺、输刺法，上下摩骨，针刺骨膜。曲骨穴、骶部尾闾关部长针直刺至骨，上下摩骨，可针刺至骨内，加拔火罐，每周1次。

二、闭经

（一）概述

女子年逾18周岁，月经尚未来潮，或月经来潮后又中断6个月以上者，称为闭经，前者称原发性闭经，后者称继发性闭经。妊娠、哺乳期闭经，极少女子暗经，女子年龄49岁左右闭经，属正常生理现象。闭经古称女子不月、月事不来、经水不通、经闭等。

（二）病因病机

1. 肝肾虚弱，精血不足

先天禀赋不足，肾气未充，天癸未盛，肝血虚少，冲任失于充养，无以化为经血，或多产、坠胎，损伤肾气，或房事不节，肾精耗伤，或久病伤肾，以致肾精亏耗，肝血亦虚，经血匮乏，冲任亏损，胞宫无血可下，而成闭经。亦有素体阴虚，或过食辛热灼伤津血，或久病伤精耗阴，血海枯竭而致闭经。

2.脾胃虚弱，气血不足

素体脾胃虚弱，或饮食不节，损伤脾胃，或思虑过度，劳伤心脾，或劳累过度，或大病久病之后，损伤脾胃，以致脾失健运，气血生化之源不足，冲任虚损，血海空乏，无血可下，而成闭经。或素体血虚，或大病久病，失血过多，或哺乳过长，耗伤阴血等，以致冲任血虚，胞宫不能满溢而闭经。或过食肥甘厚味，形体肥胖，痰湿内盛，或脾失健运，水湿内停，痰湿内生，痰湿壅塞冲任，气血运行受阻，血海不能满溢，遂致月经停闭。

3.内伤七情，气滞血瘀

素性抑郁，七情内伤，或忿怒过度，肝失疏泄，肝气郁结，气滞血瘀，瘀阻冲任，气血运行受阻，血海不能满溢，遂致月经停闭。

4.寒邪侵袭，寒凝血瘀

平素喜食冷饮，或经产之时，血室正开，过食生冷，或涉水感寒，寒邪乘虚客于冲任，胞宫失温，血为寒凝成瘀，滞于冲任，气血运行瘀阻，血海不能满溢，遂致月经停闭。

（三）诊断

1.病史

月经停止6个月者即可诊断闭经。

2.症状

女子年逾18周岁月经尚未来潮，或经行又中断6个月以上，伴有腰膝酸软、头晕耳鸣、倦怠乏力、消瘦、心悸、心烦易怒、胸胁、少腹胀痛等。

询问病史如经、带、胎、产史，服药史，精神因素，各种疾病等。

3. 检查

（1）体格检查：全身和盆腔检查。

（2）辅助检查：孕酮试验、雌激素试验、卵巢功能和垂体功能检查等。

4. 闭经应与早孕鉴别

尿妊娠试验、妇科检查和 B 超可协助诊断。

（四）治疗

九针治疗精神因素引起的闭经疗效较好，远期疗效稳定，对于器质病变引起闭经，只起配合作用，还要对因治疗。

1. 镵针

（1）镵针毛刺法：循任督脉、冲脉、足太阳膀胱经、足三阴经等，用镵针行毛刺法，每隔 20～30mm 选一针刺点，以不出血为度，1 日 1 次，1 周为 1 个疗程。

（2）镵针半刺法：病程较久者于腰骶部寻找反应点，褐色、红色反应点处行半刺法，以挑出白色纤维状物为度，1 周 1 次。

2. 圆针

锋针开皮，圆针于腰骶 L_5～S_4 椎旁肌肉之间行分刺法，以疏通肌肉之气，1 周 1 次。

3. 锋针

三阴交、照海、血海、大敦、水泉等附近找浮络，锋针点刺出血。瘀血型腰骶部压痛点、筋结点锋针点刺放血，每周1次。

4. 圆利针

腰骶夹脊穴、督脉穴位圆利针行关刺、合谷刺针法，调节肝脾肾功能，1周1次。

5. 毫针

选取冲任、督脉、足太阳膀胱经、足三阴经等腧穴，以中极、关元、归来、肾俞、三阴交、血海、太溪、太冲为主，腧穴较多时可分组治疗，留针30分钟，1日1次，也可燔针焠刺，1周为1个疗程。

6. 长针

病程较久者腰部长针直刺，刺破关节囊至骨，行短刺、输刺法，上下摩骨，针刺骨膜。曲骨穴、骶部尾闾关部长针直刺至骨，上下摩骨，刺入骨内，可加拔火罐，每周1次。

三、乳腺增生症

（一）概述

乳腺增生症是以出现乳房周期性胀痛、乳房肿块等为主的病证。是女性最常见的乳房疾病，其发病率占乳腺疾病的首位，近些年来该病发病率呈逐年上升的趋势，年龄也越来越低龄化，多见于25～45岁的女性，乳腺增生属于中医学乳癖、乳核、乳痰等范畴。

（二）病因病机

1. 七情内伤，气滞血瘀

肝主疏泄，通调气机，又影响冲任二脉的通畅，七情过度，或悲或喜或忧虑，可致七情内伤，肝失条达，肝郁气滞，气机运行不畅，气血瘀滞于经脉，乳房经络瘀阻而发病，不通则痛，引起乳房疼痛。患乳腺增生症后，遇到情志刺激又会使症状加重。

2. 劳倦内伤，冲任失养

由于工作操劳过度，尤其是长期体力透支，自我加压，以及社会环境、生活习惯、心理、生理诸多因素，导致劳力过度，损伤肾脏及脾胃，肾脏损伤，消耗元气，精血不足，脾胃受损，脾胃虚弱，气血化源不足，精血无以灌养冲任，冲任失调而成本病。

3. 痰浊内生，阻结于乳

先天不足，脾胃虚弱，失于健运，水湿内停，聚湿成痰，或贪凉饮冷、暴饮暴食，损伤脾胃，脾失健运，则清阳不升，浊阴不降，留于中焦，生湿聚痰，或肝郁脾虚，脾失健运，水湿内停，或肝主疏泄，气滞则津液停留于身体局部，或肝郁气滞化火，炼液成痰，痰气结于乳房而成乳癖。

乳腺增生病变部位在乳房，与肝、脾胃、肾等脏腑有关，痰凝、血瘀、气滞日久，痰瘀互结而成乳癖。经脉与任脉、足阳明胃经、足厥阴肝经、足太阴脾经、足太阳膀胱经等有关，为经气郁结为病。

（三）诊断

1. 乳房周期性疼痛

起初为胀痛，月经前疼痛加剧，行经后疼痛减退或消失，疼痛性质分为胀痛、刺痛、窜痛、隐痛或触痛，严重者经前经后均呈持续性疼痛。有时疼痛向腋部、肩背部、上肢等处放射，疼痛多为双侧，也可单侧，患者常感情志不畅或心烦易怒，遇到生气等情绪变化以及劳累、天气变化时加重。

2. 乳房肿块

肿块可发于单侧或双侧乳房内，单个或多个，好发于乳房外上象限，亦可见于其他部位。肿块形状有片块状、结节状、条索状、颗粒状等，其中以片块状为多见。肿块边界不明显，质地中等或稍硬，活动度好，与周围组织无粘连，常有触痛。肿块大小不一，小者如粟粒般大，大者可逾 30～40mm。乳房肿块也随月经周期而变化，月经前肿块增大变硬，月经来潮后肿块缩小变软。乳房可有触压痛，以外上侧及中上部为明显，

少数患者可出现乳头溢液，为自发溢液，草黄色或棕色浆液性溢液。

可伴有月经前后不定期，量少或色淡，痛经等。

3. 检查

钼靶 X 检查：结节型见孤立、密集、散在结节，平均颗粒直径 30～40mm。小片状、小球型、半圆形致密团型见密度较高，为瘤样增大。大片状、肥厚型见高致密为主，边界清楚。

（四）鉴别诊断

1.乳腺纤维腺瘤

乳腺纤维腺瘤与乳腺增生症均可见到乳房肿块，单发或多发，质地韧实。乳腺增生症的乳房肿块大多为双侧多发，偶有单侧单发，肿块大小不一，呈结节状、片块状或颗粒状，质地一般较软，多伴有经前乳房胀痛，触之疼痛，且肿块的大小随月经而发生周期性的变化，发病以中青年为多。乳腺纤维腺瘤的乳房肿块大多为单侧单发，多为圆形或卵圆形，边界清楚，活动度大，质地一般韧实，亦有多发者，一般无乳房胀痛，或有轻度经期乳房不适，无触痛，肿块不随月经周期而变化，以 20～25 岁最多见，乳腺纤维腺瘤在钼靶 X 线片表现为圆形或卵圆形密度均匀的阴影及环形透明晕。

2.乳腺癌

两者均有乳房肿块，但乳腺增生病肿块质地较软，或中等硬度，肿块多为双侧多发，大小不一，为结节状、片块状或颗粒状，活动度好，与皮肤及周围组织无粘连，肿块的大小随月经周期、情绪变化，肿块生长缓慢，好发于中青年女性。乳腺癌的肿块质地较硬，有的坚硬如石，肿块大多为单侧单发，可呈圆形、卵圆形、不规则形，活动度差，与皮肤及周围组织发生粘连，肿块与月经周期及情绪变化无关，可在短时间内迅速增大，呈进行性加重，多发于中老年。

（五）治疗

九针疗法治疗乳腺增生症疗效较好，可使肿块缩小甚至消失，但要坚持治疗。

1. 镵针

（1）镵针毛刺法：循任脉、足阳明胃经、足厥阴肝经、足太阳膀胱经、足太阴脾经等，用镵针行毛刺法，每隔20～30mm选一针刺点，以不出血为度，1日1次，1周为1个疗程。

（2）镵针半刺法：病程较久者于上背部寻找反应点，褐色、红色反应点处行半刺法，以挑出白色纤维状物为度，1周1次。

2. 圆针

上背部患侧椎旁、肩胛部、肋部等分肉压痛处，锋针开皮，圆针行分刺法、合谷刺法，调节背、肋部经气，1周1次。

3. 锟针

背部压痛点及背部腧穴、T_3～T_5椎旁等，锟针强刺激按压，局部有酸胀感，1日1次。

4. 锋针

背部椎旁、肩胛部、胸肋部等压痛点、筋结点锋针点刺放血，3天1次。

5. 圆利针

背部夹脊穴、T_4～T_7椎旁圆利针行关刺、合谷刺法，调节肝脾功能，1周1次。

6. 毫针

选取任脉、足阳明胃经、足厥阴肝经、足太阳膀胱经、足太阴脾经等腧穴，以乳根、足三里、期门、膻中、内关、太冲、三阴交、血海等为主，腧穴较多时可分组治疗，留针30

分钟，1 日 1 次，1 周为 1 个疗程。

7. 长针

顽固患者 $T_4 \sim T_7$ 椎旁长针直刺，刺破关节囊至骨，行短刺、输刺法，上下摩骨，针刺骨膜，多有明显效果，每周 1 次。

四、不孕症

（一）概述

不孕为一年内未采取任何避孕措施，性生活正常而没有成功妊娠的一种疾病。主要分为原发不孕及继发不孕。原发不孕为从未受孕；继发不孕为曾经怀孕以后又不孕，大约影响到 $10\% \sim 15\%$ 的育龄夫妇。

（二）病因病机

1. 肾气虚弱，冲任失调

肾藏精，主生长、发育与生殖，若先天肾气不足，精气不充，或房事不节，损伤于肾，或久病伤肾，肾气暗耗，皆可导致肾气虚弱，冲任虚衰，胞脉失养，不能摄精成孕。若肾阳不足，命门火衰，冲任失于温煦，阴寒内生，则不能摄精成孕。肾阴不足，精血亏损，胞失滋润，甚或阴虚火旺，血海蕴热，冲任失调，均不能摄精成孕，发为不孕症。

2. 七情内伤，肝气郁结

七情内伤，情志不畅，善感多怒，疏泄失常，气机不利，肝气郁结，气滞则血瘀，血运不畅，冲任不得相滋，难以摄精成孕。或肝郁化火，郁热内蕴，可致疏泄失常，气血不调，冲任失和，胞宫不能摄精成孕。或肝郁克脾，脾气虚弱，运化失职，化源不足，气血亏虚，冲任血少，亦难以受孕。或暴怒伤肝，肝脏阴血不足，冲任失和，胞宫失养，而致不孕。

3. 瘀血内停，胞脉阻滞

情志内伤，气机不畅，气滞则血瘀，血随气结，胞脉阻滞，或经期、产后，余血未净，胞宫空虚，外邪侵袭，留滞胞络，或外伤血溢脉外，瘀血内停，瘀滞冲任，皆可致胞宫、胞脉阻滞不通导致不孕。

4. 痰湿内滞，胞络受阻

寒湿外侵，困扰脾胃，脾胃受损，失于健运，水湿内停，聚而成痰，形成痰湿，或素体肥胖，恣食厚味，脾虚不运，痰湿内生，或劳倦内伤，脾胃气弱，健运失司，水湿内停，或肝郁脾虚，脾失健运，水湿内停，或肾虚气化失司，水湿内生，湿聚成痰，流注下焦，滞于冲任，壅阻胞宫，不能摄精成孕。

本病由于肾气虚弱、冲任失调、阴血不足、胞宫失养，或气滞、血瘀、痰浊阻滞胞脉所致。经脉与任脉、冲脉、足三阴经、足太阳经相关。

（三）诊断

1. 病史

有正常性生活的配偶，没有避孕1年后仍不怀孕。

2. 伴发症状

（1）月经紊乱：一是经期延长。二是经量改变，经量过多、过少。三是月经周期改变，月经提早或延迟。

（2）白带异常：白带增多、色黄、有气味、呈豆腐渣样或水样，或伴外阴痒、痛等。

（3）溢乳：非哺乳期乳房出现自行或挤压后有乳汁溢出。

（4）痛经：可出现行经腹痛。

（5）闭经：年龄超过 18 岁尚无月经来潮，月经来潮后又连续停经超过 6 个月。闭经引起的不孕为数不少。

（6）月经前后诸症：少数妇女月经前后周期性出现"经前乳胀""经行头痛""经行泄泻""经行浮肿""经行发热""经行口糜""经前面部痤疮""经行风疹块""经行抑郁或烦躁"等一系列症状。

（7）腹痛：出现慢性下腹、两侧腹隐痛或腰骶痛。

3. 检查

（1）系统检查：全身检查了解患者的病情，生殖系统检查有视诊、触诊、阴道窥镜检查、内诊，了解女性的阴道、子宫、宫颈、输卵管、卵巢及盆腔的大致情况。

（2）排卵检测：通过基础体温测定、宫颈黏液检查以及激素测定来判断，排卵是否正常。

（3）输卵管通畅检查：通过通气检查、输卵管造影检查等，了解输卵管通畅与否，以及子宫输卵管发育是否正常，有无畸形等。

（4）子宫内膜检查：通过子宫内膜活检了解子宫内膜的情况。

（5）内分泌功能测定：在月经周期的不同时间做血清雌激素、孕激素水平的测定，了解卵巢功能的情况，测定基础代谢率，了解甲状腺功能。

（四）治疗

九针治疗不孕症有一定疗效，多配合其他中西医疗法，且要坚持治疗。

1. 镵针

（1）镵针毛刺法：循任督脉、冲脉、足三阴经、足太阳经等，用镵针行毛刺法，每隔 20 ～ 30mm 选一针刺点，以不出血为度，1 日 1 次，1 周为 1 个疗程。

（2）镵针半刺法：于腰骶部寻找反应点，褐色、红色反应点处行半刺法，以挑出白色纤维状物为度，1 周 1 次。

2. 圆针

锋针开皮，圆针腰骶旁分间行分刺法、合谷刺法，调节肌肉之气，1 周 1 次。

3. 锋针

瘀血型腰骶部压痛点、筋结点锋针点刺放血，3 天 1 次。

4. 圆利针

腰骶 L_5 ～ S_4 夹脊穴圆利针行关刺、合谷刺针法，调节肝脾肾功能，1 周 1 次。

5. 毫针

选取任督脉、冲脉、足三阴经、足太阳经等腧穴，如中极、气海、关元、曲骨、横骨、归来、肾俞、命门、三阴交、太溪、太冲等，腧穴较多时可分组治疗，留针 30 分钟，1 日 1 次，也可燔针焠刺，1 周为 1 个疗程。

6. 长针

腰部 $L_3 \sim L_5$ 椎旁长针直刺，刺破关节囊至骨，行短刺、输刺法，上下摩骨，针刺骨膜。曲骨穴、骶部尾闾关部长针直刺至骨，上下摩骨，刺入骨内，可加拔火罐，每周 1 次。

五、更年期综合征

（一）概述

更年期综合征又称围绝经期综合征，指妇女绝经前后出现性激素波动或减少所致的一系列以自主神经系统功能紊乱为主，伴有神经心理症状的一组症候群，如月经紊乱、眩晕、耳鸣、烘热汗出、面红潮热、烦躁易怒、肢面浮肿等各种症状，也称绝经前后证候、经断前后诸症。

（二）病因病机

1. 肝肾阴虚，虚火上炎

肾为先天之本，元气之根，主管人体的生殖、生长、发育，为人体活动的物质基础，肾气的盛衰主宰天癸的至与衰，肾气盛，天癸至，肾气衰，天癸竭。《素问·上古天真论篇第一》曰："女子……七七，任脉虚，太冲脉衰少，天癸竭，地道不通，故形坏而无子也。"素体虚弱，肝肾阴虚，或失血耗液，或因疾病，损伤肝肾，或产育过多，房劳过度，肾阴受损，或七情过极，肝郁化火，灼伤阴液等，致使营阴暗耗，精血亏虚，阴虚火旺而出现本类证候。

2. 脾肾阳虚，温运失常

素体脾肾不足，阳气衰弱，或因劳累过度，房事不节，损伤肾阳，或久病损伤，肾阳亏虚，或脾阳不足，日久累及肾阳，致脾肾阳虚，或肾阳不足而不能温煦脾阳，致脾阳亦虚等，使阳气虚弱，阴寒内生，脏腑功能衰退而致本病。

3. 阴阳俱虚，功能低下

绝经之际，多精血亏虚，肾阳失温，真阴真阳亏虚，亦有肾阴亏虚，阴损及阳，或脾肾阳虚，阳损及阴，最后导致阴阳两虚，功能低下，不能激发、推动机体的正常生理活动而致诸症丛生。

4. 心脾两虚，心神失养

因心脾不足，或因思虑过度，劳伤心脾，复断经之年肾虚精亏，脏腑机能减退，更致心脾不足，或思虑过度，耗伤阴血，阴血亏虚，年至七七，阴血亦亏，不能濡养心神，故而出现心悸等。

5. 心肾不交，水火失济

经断之时，真阴不足，肾精亏虚，肾水不能上济于心，心火妄动，心火又不能下归于肾，心肾不能相交，神失所养，以致使心肾失济而成本病，出现心烦、失眠等。

6. 七情所伤，气滞血瘀

多因情志不遂恼怒抑郁，导致肝失疏泄，肝气郁结，气机不调，气滞血瘀，或肝气郁结，经绝之际，脾虚气弱，易致肝气乘脾，致使肝郁脾虚，脾失健运，聚湿为痰，痰气互结，阻遏气机升降，而导致本病。

本病多由于年老体衰，肾气虚弱或受产育、精神情志等因素的影响，使阴阳失去平衡，引起心、肝、脾、肾等脏腑功能紊乱所致。而肝肾阴虚，阳失潜藏，亢逆于上，是本病的主要病机。经脉涉及任脉、冲脉、足三阴经、足太阳经等。

（三）诊断

1. 病史

多发生于 45～55 岁妇女。

2. 症状

月经周期改变：月经周期延长，经量减少，最后绝经。或月经周期不规则，经期延长，经量增多，甚至大出血或出血淋漓不断，然后逐渐减少而停止。或月经突然停止。

血管舒缩症状：潮热、出汗，潮热起自前胸，涌向头颈部，然后波及全身，少数妇女仅局限在头、颈和乳房。在潮红的区域患者感到灼热，皮肤发红，紧接着爆发性出汗。持续数秒至数分钟不等，发作频率每天数次至 30～50 次。夜间或应激状态易促发。

可出现轻重不等的症状，有人在绝经过渡期症状已开始出现，持续到绝经后 2～3 年，少数人可持续到绝经后 5～10年症状才有所减轻或消失。人工绝经者往往在手术后 2 周即可出现围绝经期综合征，术后 2 个月达高峰，可持续 2 年之久。

3. 检查

促卵泡生成激素升高，雌二醇与孕酮水平下降。

（四）治疗

九针疗法治疗更年期综合征有较好疗效，可缓解症状，缩短病程。

1. 镵针

（1）镵针毛刺法：循任督脉、冲脉、足三阴经、足太阳经等，用镵针行毛刺法，每隔20～30mm选一针刺点，以不出血为度，1日1次，1周为1个疗程。

（2）镵针半刺法：于颈背腰部寻找反应点，褐色、红色反应点处行半刺法，以挑出白色纤维状物为度，1周1次。

2. 圆针

锋针开皮，颈腰背椎旁圆针行分刺法、合谷刺，调节腰背肌肉之气，1周1次。

3. 锋针

颈、腰、背部压痛点、筋结点锋针点刺放血，3日1次。

4. 圆利针

翳风穴、脑户穴、颈腰背夹脊穴、压痛点、筋结点圆利针行关刺、合谷刺针法，调节肝肾功能，1周1次。

5. 毫针

选取任脉、冲脉、足三阴经、足太阳经等腧穴，如百会、关元、肾俞、三阴经、风池、太溪、太冲等，烦热加照海、涌泉，腰酸痛加腰阳关、命门等，腧穴较多时可分组治疗，留针30分钟，1日1次，1周为1个疗程。

6. 长针

腰部 L_3 ～ L_5 椎旁长针直刺，刺破关节囊至骨，行短刺、输刺法，上下摩骨，针刺骨膜。曲骨穴、骶部尾闾关部长针直刺至骨，上下摩骨，刺入骨内，可加拔火罐，每周1次。

六、带下病

（一）概述

带下病是以阴道分泌物量多为主，带下色白、质稀、味腥，或色黄、质稠如涕如脓，且连绵不断，或伴全身、局部症状的病证。古有五色带之名，尤以白带、黄带为多见。多因脾虚湿热，或寒湿困脾而致冲任不固，带脉失约所致。可见于现代医学的阴道炎、子宫颈炎、盆腔炎、卵巢早衰、闭经等疾病引起的带下增多等。

（二）病因病机

1.脾气虚弱，水湿内停

饮食不节，损伤脾胃，或劳倦过度，劳则气耗，脾气受损，或忧思气结，损伤脾胃，皆可导致脾气虚弱，运化失职，水湿内停，湿浊停聚，流注下焦，伤及任带，任脉不固，带脉失约，而致带下病。

2.肾气虚弱，水湿下注

素体肾气不足，或房劳多产，或恣情纵欲，肾气损伤，肾气虚损，气化失常，水湿内停，下注冲任，损及任带，而致带下病。肾阳虚损，封藏失职，精关不固，精液滑脱，白带增多，而致带下病。亦有肾阴偏虚，相火偏旺，灼伤血络，任带失约而带下赤白者。

3.湿热下注，湿毒蕴结

脾气虚弱，运化失职，水湿内停，郁久化热，形成湿热，或情志不畅，肝郁化火，肝热脾湿，湿热互结，流注下焦，损及任带，约固无力，而成带下病。或经期产后，胞脉空虚，忽视卫生，或久居阴湿之地，湿热外侵，或房室不洁，热毒侵袭，或手术损伤，以致感染湿毒，损伤任带，约固无力，而成带下病。

本病由于脾肾气虚，水湿下注，或湿热蕴结，流注于下所致。经脉与任脉、带脉、足太阴经、足少阴经、足太阳经等相关。

（三）诊断

1.病史

患者多有经期、产后不洁、手术后感染、手术切除双侧卵巢、盆腔放疗、肿瘤化疗、产后大出血等病史。

2.症状

带下量较平时明显增多，色、质、味异常，可伴有外阴或阴道瘙痒、灼热、疼痛等局部症状，或伴有全身症状。

（四）鉴别诊断

带下过多者应注意与经间期出血、漏下、癥瘕等疾病区别。

1.经间期出血

是指在两次月经中间出现少量规律性阴道出血，出血部位来源于胞宫，注意与白带变红鉴别。

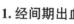

2. 漏下

是指经血非时而下，淋漓不尽，月经周期、经期、经量等异常。而赤带出自阴道，无周期性、规律性，部分患者月经正常。

3. 癥瘕

胞宫内癥瘕部分表现为脓性白带、黄带或赤白带，多伴臭味，腹部有包块。而赤带、黄带或赤白带等带下增多，妇检、B超可确诊。

（五）治疗

带下病九针治疗有较好疗效。

1. 镵针

（1）镵针毛刺法：循任脉、带脉、足太阴经、足太阳经、足少阴经等，用镵针行毛刺法，每隔 20 ～ 30mm 选一针刺点，以不出血为度，1 日 1 次，1 周为 1 个疗程。

（2）镵针半刺法：于腰骶部寻找反应点，褐色、红色反应点处行半刺法，以挑出白色纤维状物为度，1 周 1 次。

2. 圆针

锋针开皮，圆针腰骶 L_5 ～ S_4 椎旁行分刺法、合谷刺法，调节腰骶经气，1 周 1 次。

3. 锋针

腰背部压痛点、筋结点锋针点刺放血，1 周 1 次。

4. 圆利针

腰骶 L_5 ～ S_4 夹脊穴圆利针行合谷刺针法，调节脾肾功能，1 周 1 次。

5. 毫针

选取任脉、带脉、足太阴经、足太阳经等腧穴，以中极、三阴交、阴陵泉、带脉、白环俞、肾俞、脾俞、太溪、足三里等为主，腧穴较多时可分组治疗，留针30分钟，1日1次，1周为1个疗程。

6. 长针

病程较久者腰部长针直刺，刺破关节囊至骨，行短刺、输刺法，上下摩骨，刺激骨膜，每周1次。骶部尾闾关部长针直刺至骨，上下摩骨，刺入骨内，可加拔火罐，每周1次。

黄帝内经九针疗法

第十五章 五官科病

一、目赤肿痛

（一）概述

目赤肿痛是指以眼目红肿涩痛为主症的一类急性眼病。又称红眼、天行赤眼、火眼、风火眼等。目赤肿痛常见于西医学的急性结膜炎、假性结膜炎以及流行性角膜炎等。

（二）病因病机

1. 风热疫毒，上攻于目

外感风热之邪，或猝感时邪疫毒，侵袭目窍，郁而不宣，以致经脉闭塞，血壅气滞火毒交攻于目，发为目赤肿痛。

2. 肝胆火盛，循经上扰

肝开窍于目，因肝胆火盛，循经上扰于目，以致经脉闭阻，肝胆之火郁结于目，使目睛肿痛。

（三）诊断

1. 主症

目赤肿痛、羞明、流泪、眵多等。

327

2. 伴有症状

头痛、口苦、烦热、便秘、发热等。

（四）治疗

九针治疗目赤肿痛疗效较好，可较迅速减轻病情，缓解症状，甚至消除症状，治愈病证。

1. 镵针

病情较重或反复发作者循督脉、足厥阴经、手足少阳经等，镵针行毛刺法，每隔 20 ～ 30mm 选一针刺点，以不出血为度，1 日 1 次，1 周为 1 个疗程。

2. 锋针

上背反应点、耳尖、大椎、太阳、印堂、少泽等锋针点刺放血，腧穴较多时可分组治疗，即刻有明显疗效，1 日 1 次。

3. 圆利针

反复发作者颈背夹脊、肝俞等处圆利针行关刺、合谷刺针法，1 周 1 次。

4. 毫针

选取太阳、攒竹、风池、合谷、外关、少泽、太冲、行间、侠溪、肝俞等腧穴，留针 30 分钟，1 日 1 次，1 周为 1 个疗程。

二、耳鸣、耳聋

（一）概述

耳鸣是因听觉功能紊乱而产生的一种症状，指人们在没

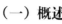

有任何外界刺激条件下所产生的异常声音感觉，如感觉耳内有
蝉鸣声、嗡嗡声、嘶嘶声等单调或混杂的响声。耳聋是不同程
度的听力减退，甚至消失，耳鸣可伴有耳聋，耳聋多由耳鸣发
展而来，故一同论述本证由肾气虚弱、耳窍失养等引起的。九
针疗法治疗的范围主要是功能性耳鸣。

（二）病因病机

1.风热侵袭，上扰耳窍

外感风热之邪，或风寒郁而化热，形成风热，风热侵袭，
肺失宣降，致外邪循经上犯耳窍，清空之窍遭受蒙蔽，而导致
耳鸣耳聋。

2.气血不足，窍失所养

劳倦过度，耗伤气血，或思虑过度，劳伤心脾，或大病
之后，耗伤心血，心血亏虚，或饮食不节，损伤脾胃，脾胃虚
弱，化源不足，气血亏虚，不能上奉于耳，耳窍经脉空虚，导
致耳鸣。

3.痰湿内伤，壅闭耳窍

饮食不节，脾胃耗伤，脾失健运，水湿内停，湿聚而成
痰，或过食肥甘厚腻，内蕴痰湿，或思虑过度，伤及脾胃，水
湿不运，聚而生痰，久则痰郁化火，痰火郁于耳中，壅闭清
窍，从而导致耳鸣耳聋。

4.气滞血瘀，阻塞耳窍

七情内伤，肝气郁结，气机不畅，气滞则血瘀，或因跌
仆爆震、突闻巨响等伤及气血，致瘀血内停，或久病入络，均
可造成耳窍经脉壅阻，清窍闭塞，发生耳鸣或耳聋。

5. 肾气虚弱，耳窍失养

先天肾精不足，或后天失养，或恣情纵欲，伤及肾精，或年老肾精亏损，肾阴不足，则虚火内生，上扰耳窍，肾阳不足，则耳窍失于温煦，均可引起耳鸣耳聋。《灵枢·决气第三十》曰："液脱者……耳数鸣。"

6. 肝胆之火，循经上扰

素体肝胆火旺，或情志抑郁，或暴怒伤肝，致肝失条达，气郁化火，形成肝火，循经上扰耳窍，可引起耳鸣耳聋。亦有肝胆湿热循经上扰耳窍，引起耳鸣。

耳由肾所主，少阳经循行于耳，本病由于少阳风热、肝胆之火循经上扰，痰浊、瘀血阻塞经脉，清窍闭塞，或气血不足，精血亏虚，肾虚不能上充于耳，耳窍失养所致。经脉与足少阴经、手足少阳经、足厥阴经等有关，为经脉痹阻或经脉亏虚而发。

（三）诊断

1. 病史

中、老年多发。突然起病，逐渐加重。

2. 症状

可高可低，常描述为如蝉鸣、哨音、汽笛声、隆隆声、风声、拍击声等，伴有听力下降、眩晕等症状。可伴有头晕、心烦、失眠、多梦、腰酸等。

3. 辅助检查

耳部检查多无异常

（四）治疗

九针治疗耳鸣、耳聋有一定疗效，功能性耳鸣、耳聋疗效较好，器质性耳鸣、耳聋疗效不稳定。

1. 镵针

（1）镵针毛刺法：循足少阴经、手足少阳经、足厥阴经等，用镵针行毛刺法，每隔 20～30mm 选一针刺点，以不出血为度，1日1次，1周为1个疗程。

（2）镵针半刺法：耳鸣、耳聋病程较长者于颈背部寻找反应点，褐色、红色反应点处行半刺法，以挑出白色纤维状物为度，1周1次。

2. 圆针

颈背部、枕骨下项线等肌肉间压痛点，锋针开皮，圆针行分刺法、合谷刺法，1周1次。

3. 锋针

（1）点刺放血：颈背部压痛点、筋结点锋针点刺放血，实证多用，3日1次。

（2）刺骨：玉枕关、乳突处锋针刺骨行短刺法，可加压刺激骨膜，一般1次既有较好疗效，注意刺入深度不要过深，1周1次。

4. 圆利针

病久、顽固性患者颈背夹脊穴、枕骨下项线部等圆利针行合谷刺针法，1周1次。

5. 毫针

根据具体病情选取足少阴经、手足少阳经、足厥阴经等腧穴，以翳风、听宫、听会、中渚、外关、合谷、侠溪、太冲、太溪、丘墟等为主，腧穴较多时可分组治疗，留针30分钟，1日1次，1周为1个疗程。

6. 长针

病久、顽固性患者 $C_2 \sim C_3$ 棘突旁 15mm 处长针直刺，刺破关节囊至骨，行短刺、输刺法，上下摩骨，1周为1个疗程。

三、过敏性鼻炎

（一）概述

过敏性鼻炎又称变应性鼻炎，是鼻腔黏膜的变应性疾病，以打喷嚏、流清涕、鼻塞、鼻痒等症状为主，近年由于大气污染加剧，过敏性鼻炎有增多的趋势。青少年多见，属中医学鼻鼽范畴。

（二）病因病机

1. 肺经寒邪，壅滞鼻窍

素有肺虚，脏腑阳气不足，寒邪外侵，得以客于肺经，壅滞鼻窍，宣降失调，遂致鼽嚏不止。

2. 肺气亏虚，卫外不固

先天肺气不足，素体虚弱，或产后体虚，肺气不足，或病后失养，肺气虚弱，致肺气亏虚，卫外不固，腠理疏松，营卫失调，风寒、异气乘虚侵袭，痹阻鼻窍，发为嚏。

3. 脾气亏虚，化源不足

后天不足，脾气亏虚，气血不足，或脾阳不足，土不生金，肺失所养，卫表不固，易感外邪侵袭，其鼻为嚏。

4. 肾阳亏虚，温运失职

素体肾气亏虚，肾阳虚弱，或久病及肾，肾阳不足，或房劳过度，损伤肾气，或脾虚日久而致肾虚，肾阳不足，肺失温煦，卫表不固，易感外邪侵袭。或脾肾两虚，不能温化固摄水液，寒水上犯，以致清涕外注为鼽。如《医法圆通·鼻流清涕》卷一说："肾络通于肺，肾阳衰而阴寒内生，不能收束津液，而清涕亦出。"

本病的发生与肺脾肾阳气亏虚，体质特异，卫外不固，不胜风寒异气或花粉等不洁之气侵袭，或因某些饮食物触发，致阵发性鼻痒、喷嚏、清涕长流，且反复发作。经脉与手太阴肺经、足太阳膀胱经、足太阴脾经、足少阴肾经等相关。

（三）诊断

1. 病史

可有变态反应家族史。

2. 症状

（1）鼻痒和连续喷嚏：每天常有数次阵发性发作，随后鼻塞和流涕，尤以晨起和夜晚明显。鼻痒见于多数病人，有时鼻外、软腭、面部和外耳道等处发痒，季节性鼻炎眼痒较为明显。

（2）大量清水样鼻涕：持续清水样鼻涕，但急性反应趋向减弱或消失时，可减少或变稠厚，若继发感染可变成黏脓样分泌物。

（3）鼻塞：程度轻重不一，单侧或双侧，间歇性或持续性，亦可为交替性。

（4）嗅觉障碍：如果是由于黏膜水肿、鼻塞而引起者，多为暂时性。因黏膜持久水肿导致嗅神经萎缩而引起者，多为持久性。

（四）鉴别诊断

1. 急性鼻炎

急性鼻炎早期为清水样涕，后变为黏液脓性鼻涕，病人可有低热和全身不适，以秋冬或冬春季之交多见，检查见鼻黏膜充血肿胀，有分泌物。病情一般经过 7 ～ 14 天便逐渐好转。过敏性鼻炎则出现鼻痒和连续喷嚏，大量持续清水样鼻涕，反复发作，多年难愈。

2. 慢性鼻炎

由急性鼻炎发展而来，轻者为单纯性鼻炎，重者为肥厚性鼻炎，鼻堵塞，轻者间歇或交替出现，重者持续性鼻分泌物增多。检查见鼻黏膜充血肿胀，鼻道有少量黏液性分泌物，严重者黏膜表面凹凸不平，下鼻甲呈桑葚状变化，中鼻甲黏膜呈息肉样变。过敏性鼻炎以鼻痒和连续喷嚏为主。

3. 萎缩性鼻炎

患者有鼻塞、鼻内有臭味，并有脓痂，检查见鼻黏膜干燥萎缩，下鼻甲缩小，鼻腔宽大，鼻内可有大量灰绿色污秽痂皮，有臭味，主要是鼻黏膜、骨膜和鼻甲骨萎缩所致。过敏性鼻炎出现鼻痒、连续喷嚏、鼻塞、大量清水样鼻涕，无异味。

黄帝内经九针疗法

（五）治疗

九针治疗过敏性鼻炎有较好的即时疗效，远期也有一定疗效，要坚持治疗，可配合中药、锻炼，以增强抵抗力。

1. 镵针

（1）镵针毛刺法：循手足太阴经、足太阳经、足少阴经等，用镵针行毛刺法，每隔 20 ～ 30mm 选一针刺点，以不出血为度，1 日 1 次，1 周为 1 个疗程。

（2）镵针半刺法：久病患者于上背部寻找反应点，褐色、红色反应点处行半刺法，以挑出白色纤维状物为度，1 周 1 次。

2. 圆针

久病患者颈背部等肌肉间压痛点锋针开皮，圆针用分刺法、合谷刺法，大椎透风府用浮刺法，1 周 1 次。

3. 锃针

久病患者 T_4 部锋针开皮后，锃针沿脊柱后正中线、两侧膀胱经浮刺通透，皮下通透至风府、风池穴，调节经气，1 周 1 次。

4. 锋针

热型、瘀血型过敏性鼻炎上背部压痛点、筋结点锋针点刺放血，3 日 1 次。

5. 圆利针

病程较久者颈背部夹脊穴圆利针行关刺、合谷刺针法，1 周 1 次。

6. 毫针

选取手足太阴经、足太阳经、足少阴经等腧穴，如印堂、迎香、风门、肺俞、脾俞、肾俞、气海、尺泽、足三里、阴陵泉、三阴交、太溪等，鼻通穴在太阳穴下一寸选穴，针刺方向向下向前各倾斜 15 度，刺入 1.5 寸以针感向鼻部面部传导为度，腧穴较多时可分组治疗，留针 30 分钟，1 日 1 次，过敏性鼻炎多为虚寒型，也可燔针焠刺，1 周为 1 个疗程。

7. 长针

病久、顽固性患者 $C_3 \sim C_4$、$C_7 \sim T_1$ 椎旁长针直刺，刺破关节囊至骨，行短刺、输刺法，上下摩骨，刺激骨膜，不可过深，以防损伤脊髓、脊神经等，1 周为 1 个疗程。

四、慢性鼻窦炎

（一）概述

慢性鼻窦炎是以鼻流黄稠浊涕，前额及颌面部疼痛为主要表现的病证，由急性鼻窦炎失治、误治发展而来，属中医学鼻渊、鼻漏等范畴，青少年多见。

（二）病因病机

1. 肺经风热，结滞鼻窍

风热侵袭，邪毒犯肺，或风寒侵袭，郁而化热，形成风热，风热壅遏肺经，肺失宣降，使邪毒循经上犯，结滞鼻窍，灼伤鼻窦发病，既病之后，每遇外感即易诱发或加重。

2. 胆腑郁热，上蒸鼻窍

情志不畅，喜怒失节，损伤肝胆，肝失疏泄，气机郁滞，气郁化火，胆火循经上犯，移热于脑。或邪热犯胆，胆经热盛，上蒸于脑，伤及鼻窦，燔灼鼻膜，热炼津液而为涕，迫津外泄发为本病。

3.脾胃湿热，上犯鼻窍

脾胃素有蕴热，或嗜食酒醴肥甘辛辣之物，脾胃运化失职，清气不升，浊阴不降，水湿内停，郁而化热，湿热邪毒循经上犯，停聚鼻窦内，灼损鼻窦膜所致。

4.脾肺虚弱，邪气易干

素体脾肺气虚，或病变日久，耗伤肺脾之气，脾气虚弱，运化失健，清阳不升，气血运行不畅，营气难以上布鼻窍，肺气不足，卫外不固，易为邪毒侵袭，"邪之所凑，其气必虚"，邪毒滞留鼻窍，凝聚于鼻窦。

5.肾阴不足，虚火上扰

素体肾阴不足，或鼻渊日久，热毒伤阴，阴精大伤，虚火内扰，余邪滞留不清，两者搏结于鼻窦，发为鼻渊。

本病由于肺经风热、胆腑郁热、脾胃湿热等结滞鼻窍，或脾肺虚弱、肾阴不足、虚火上扰鼻窍所致。经脉与手太阴肺经、手阳明大肠经、足太阳膀胱经等相关，为经脉郁热或经脉亏虚发病。

（三）诊断

1.好发群体

所有人群均易发生，低龄、年老体弱者多见。

2.症状

（1）脓涕：鼻涕多为脓性或黏脓性，黄色或黄绿色，量多少不定。

（2）鼻塞：轻重不等。

（3）嗅觉障碍：出现不同程度的嗅觉障碍。

（4）头痛：一般无明显局部疼痛或头痛。如有头痛，常表现为钝痛或头部沉重感，白天重，夜间轻。前组鼻窦炎多表现前额部和鼻根部胀痛或闷痛，后组鼻窦炎的头痛在头顶部、后枕部。

（5）其他症状：可有头昏、易倦、精神抑郁、萎靡不振、纳差、失眠、记忆力减退、注意力不集中、工作效率降低等症状。眼部可有压迫感，亦可引起视力障碍，但少见。

3. 检查

（1）鼻腔检查：以鼻腔上部变化为主，可见中鼻甲水肿或肥大，甚至息肉样变。前组鼻窦炎可见中鼻道及下鼻甲表面有黏脓性分泌物附着，后组鼻窦炎可见嗅裂及中鼻道后部存有黏脓液，严重者鼻咽部可见脓性分泌物。

（2）鼻内镜检查：可见水肿、脓涕或息肉。

（3）鼻窦 X 线片：可协助诊断。

（四）治疗

慢性鼻窦炎九针疗法有一定疗效，多配合中西医治疗。

1. 镵针

（1）镵针毛刺法：循手太阴肺经、手阳明大肠经、足太阳膀胱经等，用镵针行毛刺法，每隔 20 ～ 30mm 选一针刺点，以不出血为度，1 日 1 次，1 周为 1 个疗程。

（2）镵针半刺法：久病患者于上背部寻找反应点，褐色、红色反应点处行半刺法，以挑出白色纤维状物为度，1 周 1 次，没有反应点则不用镵针半刺法治疗。

2. 圆针

颈背部等肌肉间压痛点锋针开皮，圆针行分刺法、合谷刺法，大椎透风府用浮刺法，1 周 1 次。

3. 锓针

T_4 部锋针开皮后，锓针沿脊柱后正中线、两侧膀胱经浮刺通透，皮下通透至风府、风池穴，调节经气，1 周 1 次。

4. 锋针

热性慢性鼻窦炎上背部、手太阴肺经、手阳明大肠经等腧穴锋针点刺放血，3 日 1 次。

5. 圆利针

颈背夹脊穴圆利针行合谷刺针法，调节脾肺之气，1 周 1 次。

6. 毫针

选取足太阳膀胱经、手太阴肺经、手阳明大肠经等腧穴，以鼻部、上背部为主，如鼻通、迎香、印堂、通天、尺泽、曲池、列缺、合谷、少商、阴陵泉等，鼻通穴在太阳穴下一寸选穴，针刺方向为向下向前各倾斜 15 度，刺入 1.5 寸以针感向鼻部面部传导为度，留针 30 分钟，腧穴较多时可分组治疗，留针 30 分钟，1 日 1 次，1 周为 1 个疗程。

7. 长针

病久、顽固性患者 $C_3 \sim C_4$、$C_7 \sim T_1$ 椎旁长针直刺，刺破关节囊至骨，行短刺、输刺法，上下摩骨，刺激骨膜，不可过深，以防损伤脊髓、脊神经等，1 周为 1 个疗程。

五、慢性咽炎

（一）概述

慢性咽炎为咽黏膜、黏膜下及淋巴组织的慢性炎症引起的咽部不适、异物感、疼痛等病证。咽炎的病变在于咽喉，但其与肺、肝、胃、肾有密切关系。咽炎分为慢性单纯性咽炎、慢性肥厚性咽炎、萎缩性及干燥性咽炎、慢性过敏性咽炎、慢性反流性咽炎等，本病为临床常见病，病程长，症状容易反复发作。属咽喉肿痛范畴。

（二）病因病机

1.肺脾气虚，咽喉失养

脾胃虚弱，气血化生不足，清阳不升，咽失所养。或脾虚水湿不化，停聚成痰，肺虚水道通调失常，聚而为痰，阻滞清道，咽喉不利。

2.肺胃郁热，咽喉不利

嗜食辛辣炙煿厚味，或烟酒过度，湿热内生，肺胃郁热内蕴，循经上熏，耗伤津液，或郁热煎炼津液成痰，痰热结滞清道，咽喉不利。

3.肾阳亏虚，咽喉失煦

肾阳亏虚，咽失温养，或命门火衰，阴盛于下，格阳于上，虚阳客于咽喉，或阳虚气化不利，津液凝结成痰，上干咽喉为病。

4. 肝气郁结，气滞痰阻

因情志抑郁，思虑过度，致肝失疏泄，肝气郁结，气机阻滞，木克土，致脾失健运，水津不行，聚湿成痰，痰气相搏，壅阻咽嗌致成本病。

5. 阴虚火旺，咽失所养

热病之后致阴液耗损，肺肾阴亏，津不上承，咽失濡养，或因虚火内生，上灼于咽而生，或房劳伤肾，水不济火，或素体阴虚，郁而化火，循经上灼咽部，发为咽病。

6. 气滞血瘀，咽喉不利

反复感受外邪，或脏腑阴阳气血失调，致久病入络，瘀血痹阻咽喉脉络，发为咽病。

慢性咽炎由于肺胃郁热，阴虚火旺，循经熏蒸咽部，或肝气郁结，气滞血瘀，阻塞咽部，或肺脾气虚，咽部失养等所致。经脉与任脉、手太阴肺经、手阳明大肠经、足少阴肾经、足阳明胃经、足厥阴肝经等有关，为经脉郁热、瘀滞、亏虚为病。

（三）诊断

1. 病史

患者有连续咽部不适感 3 个月以上的病史。

2. 症状

咽部不适、异物感、痒感、灼热感、干燥感、刺激感及疼痛等。可伴有咳嗽、恶心、声音嘶哑等。

3. 检查

慢性单纯性咽炎咽黏膜慢性充血，小血管曲张，呈暗红色，表面有少量黏稠分泌物。慢性肥厚性咽炎咽后壁多个颗粒状滤泡隆起，呈慢性充血状，有时融合为一体，在淋巴颗粒隆起的顶部可形成囊状白点，破溃时可见黄白色渗出物，咽侧索淋巴组织可增厚呈条索状。慢性萎缩性咽炎或慢性干燥性咽炎咽部附有干痂，伴有口臭，咽黏膜干燥、菲薄，重者呈鳞状、发亮，可覆盖脓性干痂。反流性咽喉炎查体同慢性单纯性及肥厚性咽炎，可能伴有声带小结、声带息肉而出现声嘶。

4. 影响因素

症状常在用嗓过度、气候突变、环境温度、湿度变化及情志刺激时加重，尤其以萎缩性及干燥性咽炎为著。

（四）鉴别诊断

1. 慢性扁桃体炎

慢性扁桃体炎也可表现为咽异物感、咽痒、干燥、疼痛、刺激性干咳等不适症状，可间断于咽部咯出小米粒大小伴有臭味的黄色豆渣样物。慢性扁桃体炎的患者查体扁桃体可有增生肥大，扁桃体表面瘢痕、凹凸不平，与周围组织粘连或扁桃体隐窝内可见栓塞物。

2. 咽部或临近部位的良恶性肿物

良性肿物如口咽及下咽部乳头状瘤、纤维瘤、血管瘤、脂肪瘤、平滑肌瘤、神经鞘瘤等，口咽及下咽、鼻咽、喉、食管的恶性肿瘤如鳞状细胞癌、肉瘤、淋巴瘤等。口咽及下咽、鼻咽及喉部病变可通过耳鼻咽喉科专科查体、鼻内镜及纤维喉镜予以发现。早期的食管癌患者在出现吞咽功能障碍以前，常仅有咽部不适或胸骨后压迫感，较易与慢性咽炎混淆，应行食管造影、食管镜检查予以确诊。对中年以上的患者，若无既往明显咽炎症状，出现咽部不适时，应行相应的详细检查。

（五）治疗

九针治疗慢性咽炎有较好疗效，实证疗效明显，虚证也有一定疗效。

1. 镵针

（1）镵针毛刺法：循任脉、手太阴肺经、手阳明大肠经、足少阴肾经、足阳明胃经、足厥阴肝经等，镵针行毛刺法，每隔 20～30mm 选一针刺点，以不出血为度，1 日 1 次，1 周为 1 个疗程。

（2）镵针半刺法：病程较久者于颈背部寻找反应点，褐色、红色反应点处镵针行半刺法，以挑出白色纤维状物为度，1 周 1 次。

2. 圆针

上背部夹脊穴锋针开皮，圆针行分刺法、合谷刺法，1 周 1 次。

3. 锋针

少商、商阳、内庭等点刺出血 3～5 滴，也可以在咽喉壁增生的滤泡上点刺出血，上背部压痛点、筋结点、有关经脉穴位锋针点刺放血，3 日 1 次。

4. 圆利针

颈背部夹脊穴圆利针行关刺、合谷刺针法，调节肺肾之气，1 周 1 次。

5. 毫针

选取任脉、手太阴肺经、手阳明大肠经、足少阴肾经、足阳明胃经、足厥阴肝经等腧穴，如翳风、天突、膻中、少商、商阳、列缺、鱼际、关冲、内庭、太溪、太冲、照海等，腧穴较多时可分组治疗，留针 30 分钟，1 日 1 次，1 周为 1 个疗程。

6. 长针

病久、顽固性患者颈胸椎旁长针直刺，刺破关节囊至骨，行短刺、输刺法，上下摩骨，针刺骨膜，1 周为 1 个疗程。

六、牙痛

（一）概述

牙痛是指各种原因引起的牙齿疼痛，为口腔疾患中常见的症状之一，多见于西医龋齿、牙髓炎、牙外伤、牙本质过敏等。

（二）病因病机

1. 风火上犯，经络瘀阻

手、足阳明经脉分别入下齿、上齿，风热侵袭，阻于阳明之络，郁于阳明而化火，火邪循经上炎而发牙痛。或过食辛辣肥甘之品，大肠、胃腑积热，循经上犯，瘀阻脉络而发。

2. 风寒侵袭，客于阳明

风寒侵袭，客于阳明牙体，致牙络气血郁阻不通，牙齿疼痛，得热痛减。

黄帝内经九针疗法

3. 肾阴不足，虚火上炎

肾主骨，齿为骨之余，平素体虚和先天不足，或年老体弱，肾元亏虚，肾阴不足，虚火循经上犯，灼烁牙龈，骨髓空虚，牙失荣养引起牙痛。

（三）诊断

1. 症状

牙痛，可呈热痛、冷痛、酸痛、钝痛等，可为阵发性，或时痛时止，遇冷热刺激诱发疼痛，也可为持续性，疼痛程度不一，可为剧痛，也可疼痛较轻。

2. 伴有症状

牙龈肿胀，咀嚼困难，口渴口臭，面颊部肿胀等。

3. 体征

牙齿触痛、叩击痛，牙龈鲜红或紫红、肿胀，刷牙或吃东西时牙龈易出血。

（四）治疗

牙痛为九针疗法的适应证，一般有较好疗效，多针入痛消，治疗数次效果不明显者，需要进一步检查。

1. 镵针

（1）镵针毛刺法：循任督二脉、手足阳明经、足少阴经等，镵针行毛刺法，每隔 20～30mm 选一针刺点，以不出血为度，1 日 1 次，1 周为 1 个疗程。

（2）镵针半刺法：病程较久者于颈背部寻找反应点，褐色、红色反应点处镵针行半刺法，以挑出白色纤维状物为度，

1周1次。

2. 圆针

上背部夹脊穴锋针开皮，圆针用分刺法、合谷刺法，1周1次。

3. 锋针

商阳、内庭、厉兑等锋针点刺放血，3日1次。

4. 圆利针

牙痛较重较久者于颈背部夹脊穴圆利针行关刺、合谷刺针法，调节肺肾之气，1周1次。

5. 毫针

毫针为牙痛的主要治疗针具，选取手足阳明经、足少阴经等腧穴，如颊车、下关、翳风、合谷、手三里、内庭、厉兑、太溪、阿是穴等，留针30分钟，1日1次。

第十六章　外、皮科病

一、痔疮

（一）概述

痔疮是一种位于肛门部位的常见疾病，任何年龄都可发病，但随着年龄增长，发病率逐渐增高。在我国，痔是最常见的肛肠疾病，素有"十人九痔"的说法。痔按发生部位的不同分为内痔、外痔、混合痔等。

（二）病因病机

1. 外感六淫，湿热内蕴

风寒暑湿燥火等六淫侵袭人体，下注肛肠，皆可发病，不同病因发病机理不同，寒邪凝滞肛肠，血行涩滞，发为此病。《灵枢·痈疽第八十一》云："寒邪客于经络之中则血泣，血泣则不通，不通则卫气归之，不得复反，故痈肿。寒气化为热，热胜则腐肉，肉腐则为脓。"风热之邪侵袭肛部，热毒蕴结，热胜肉腐为脓肿。六淫之中，尤以湿热为主，湿热下注肛肠，痹阻气血，清·叶桂《临证指南医案·疮疡》曰："痔疮下血，湿热居多。"

2. 饮食不节，内蕴热毒

过量饮食、过度饮酒、多食辛辣之味，胃肠积热，湿热之邪蓄积，下注于肛肠，热胜肉腐为脓。《外科正宗·痔疮论第三十》云："又或酒色过度，肠胃受伤，以至浊气瘀血流注肛门，俱能发痔。"或过食肥甘厚味，内生湿热，湿热下注肛肠为病。《素问·生气通天论篇第三》曰："因而饱食，筋脉横解，肠澼为痔。"

3. 脏腑本虚，结构异常

脏腑虚弱，不耐外邪侵袭，遇到外邪，易于发病。结构异常，代偿能力弱，遇到外邪也易于发病，正如《丹溪心法·痔疮二十六》云："痔者，皆因脏腑本虚，外伤风湿，内蕴热毒，醉饱交接，多欲自戕，以致气血下坠，结聚肛门，宿滞不散，而冲突为痔也。"可见脏腑虚弱、结构异常是其原因。

4. 不良习惯，诱发痔疾

久忍大便及久坐、久蹲、久立、久行、久站工作者，肛门直肠部血管扩张，易发痔病。前列腺肥大、妊娠等，都可使腹压增加，肛门盲肠部充血，促发痔疾。《疮疡经验全书》说："久忍大便，遂致阴阳不和，关格壅塞，风热下冲，乃生五痔。"《诸病源候论·诸痔候》曰："忍大便不出，久作气痔。"

《外科正宗·痔疮论第三十》曰："夫痔者，乃素积湿热，过食炙煿，或因久坐而血脉不行，又因七情而过伤生冷，以及担轻负重，竭力远行，气血纵横，经络交错……俱能发痔。"经脉与督脉、足太阳膀胱经、手阳明大肠经、足阳明胃经等相关，为经脉郁滞、运行失常为病。

（三）诊断

1. 主要表现为便血，便血的性质可为无痛、间歇性，便后鲜血，便时滴血或手纸上带血，便秘、饮酒或进食刺激性食物后加重。

2. 单纯性内痔无疼痛仅坠胀感，可出血，内痔脱出合并血栓形成、嵌顿、感染时才出现疼痛。

3. 内痔分为 4 度。

①Ⅰ度：排便时出血，便后出血可自行停止，痔不脱出肛门。

②Ⅱ度：常有便血，排便时脱出肛门，排便后自动还纳。

③Ⅲ度：痔脱出后需手辅助还纳。

④Ⅳ度：痔长期在肛门外，不能还纳。

其中，Ⅱ度以上的内痔多形成混合痔，表现为内痔和外痔的症状同时存在，可出现疼痛不适、瘙痒，其中瘙痒常由于痔脱出时有黏性分泌物流出。

4. 外痔平时无特殊症状，发生血栓及炎症时可有肿胀、疼痛。

5. 检查

（1）肛门视诊：除Ⅰ度内痔外均可见，蹲位可观察脱出程度。

（2）直肠指诊：可了解直肠有无其他病变。

（3）肛门镜：可直视下了解直肠、肛管内情况。

（四）鉴别诊断

1. 直肠癌

主要症状为大便习惯改变，可有直肠刺激症状，且病情呈进行性加重，指诊可及菜花样肿物，结肠镜及活检病理可定性。

2. 直肠息肉

儿童多见，多为低位带蒂息肉，呈圆形、实性，活动度好，一般不出血，也无坠胀感、疼痛感。

3. 直肠脱垂

黏膜呈环形，表面光滑，为括约肌松弛所致，大便不带血，也不痛。

（五）治疗

九针治疗痔疮可缓解症状，即时效果明显，远期也有一定疗效，较重者应配合专科治疗。

1. 镵针

（1）镵针毛刺法：循督脉、足太阳膀胱经、手阳明大肠经、足阳明胃经等，用镵针行毛刺法，每隔 20～30mm 选一针刺点，以不出血为度，1 日 1 次，1 周为 1 个疗程。

（2）镵针半刺法：于腰骶部寻找反应点，褐色、红色反应点处镵针行半刺法，以挑出白色纤维状物为度，针刺后拔火罐，1 周 1 次。

2. 圆针

腰骶夹脊穴、下肢肌肉间压痛处锋针开皮，圆针行分刺法、合谷刺法，1 周 1 次。

3. 锋针

足太阳膀胱经循行部位走罐，在出痧的位置锋针点刺放血，1 周 1 次。

4. 铍针

尾骨尖外下铍针纵行切割松解，进针 5mm 以内，在骨面上进行，手法要轻，不要损伤肛门，1 次即可。

5. 圆利针

腰骶夹脊穴圆利针行关刺、合谷刺针法，1 周 1 次。

6. 毫针

选取督脉、足太阳膀胱经、手阳明大肠经、足阳明胃经等腧穴，如二白、气海、次髎、长强、大肠俞、脾俞、承山、中脘、百会、阴陵泉、足三里等，留针 30 分钟，1 日 1 次，1 周为 1 个疗程。

7. 长针

下腰部长针直刺，刺破关节囊至骨，行短刺、输刺法，上下摩骨，针刺骨膜、骨质；骶部尾闾关部长针直刺至骨，上下摩骨，可加拔火罐，每次 2 穴，3 日 1 次，每周 1 次。

二、痤疮

（一）概述

痤疮是一种常见的青春期皮肤病，以粉刺、丘疹、脓疱、结节等多形性皮损为特点，发病部位以面部及上胸背部为主，尤其以面部为多，病情易反复，多数患者迁延不愈。痤疮俗称青春痘、粉刺、暗疮等，古代称面疮、酒刺等。

（二）病因病机

1.风热外袭，郁滞皮肤

风热侵犯，或风寒郁而化热，形成风热，迫于肌肤，肺经郁热，肺卫失宣，卫气郁滞，热毒内蕴，蓄于玄府，故致颜面、胸部丘疹，或痛或痒。风热均为阳邪，其性善动炎上，故风热多侵犯人体上部，病发于面部及上胸背部。毒热之邪直接侵入，或热邪、湿热之邪郁久化毒，毒热之邪互结于粉刺部位，导致化脓，红肿热痛，即形成脓肿型、囊肿型痤疮。

2.饮食失节，脾胃湿热

饮食不节，或过食肥甘厚味，或过食辛辣之品，或过食食品添加剂等，损伤脾胃，脾失健运，水液运化失司，湿邪滞留于肠胃，久则郁而生热，肺与肠相表里，大肠之积热上蒸于肺胃，最终导致肺胃血热，手阳明大肠经和足阳明胃经均上行于面部，故脸生粉刺、丘疹、脓疱。或湿郁化痰，痰湿凝于肌腠毛窍而发痤疮。

3.内伤七情，肝郁化火

抑郁、烦躁、恼怒等七情内伤，致肝气郁结，气郁化火，加之冲任失调，肝火夹冲任之血热上攻于胸部与颜面，火郁局部则发为痤疮。肝气郁结，气滞血瘀，瘀血内停，与痰邪相结，痰瘀痹阻于局部，形成结节、瘢痕。部分女性患者，常在月经前后痤疮发作或加重，伴有月经失调、痛经等，此即与内伤七情、冲任失调有关。

4.肾阴不足，虚火上犯

若素体肾阴不足，女子二七和男子二八相火盛时失去了制约，导致天癸过旺，循经上蒸头面。或素体肾阴不足，肾水不能上滋于肺，则导致肺阴不足，或肾阴不足，不能充养肺胃之阴，阴虚内热，虚火上犯为病。

（三）诊断

1. 年龄

多见于青年人。

2. 症状

好发于面、上胸、背等皮脂腺丰富部位。初发损害为与毛囊一致的圆锥形丘疹，如白头粉刺及黑头粉刺，白头粉刺可挑挤出白黄色豆渣样物质，而黑头粉刺系内含脂栓氧化所致，皮损加重后可形成炎症丘疹，顶端可有小脓疱，继续发展可形成大小不等暗红色结节或囊肿，挤压时可有波动感，经久不愈可化脓形成脓肿，破溃后常形成窦道和瘢痕。各种损害大小深浅不等，常以其中一二种损害为主，皮疹消退后遗留色素沉着，少数留有凹陷性瘢痕，常伴有皮脂溢出。病情时轻时重，皮损此起彼伏，常持续多年。

（四）鉴别诊断

酒渣鼻

好发于中年人，皮损分布于鼻尖、两颊、额、颔部为主，患部伴有毛细血管扩张、丘疹、脓疱，晚期形成鼻赘。

（五）治疗

九针治疗痤疮效果较好，新病患者较易治愈，久病患者也有明显疗效。

1. 镵针

（1）镵针毛刺法：循任督二脉、足太阳膀胱经、手太阴肺经、足阳明胃经、足太阴脾经等，镵针行毛刺法，每隔20～30mm选一针刺点，以不出血为度，1日1次，1周为1个疗程。

（2）镵针半刺法：病程较久者于上背部寻找反应点，褐色、红色反应点处镵针行半刺法，以挑出白色纤维状物为度，针刺后拔火罐，1周1次。

2. 圆针

颈背夹脊穴 $C_5 \sim T_7$ 椎旁锋针开皮，圆针行分刺法、合谷刺法，1周1次。

3. 锃针

T_4 部锋针开皮后，锃针于脊柱后正中线、两侧膀胱经皮下向上通透，调节经气，1周1次。

4. 锋针

上背部大椎、肺俞、风门等附近压痛点、筋结点锋针点刺放血，可加拔火罐，以增强泻火作用、增加疗效，1日1次。

5. 圆利针

上背夹脊穴 $C_5 \sim T_7$ 椎旁圆利针行关刺、合谷刺针法，调节脏腑，1周1次。

6. 毫针

选取任督二脉、足太阳膀胱经、手太阴肺经、足阳明胃经、足太阴脾经等腧穴，如血海、大椎、三阴交、阴陵泉、内庭、肺俞、肝俞、脾俞、肾俞、阳白、四白、合谷、曲池、尺

黄帝内经九针疗法

泽、少商、商阳等，腧穴较多时可分组治疗，留针 30 分钟，1
日 1 次，1 周为 1 个疗程。

7. 长针

病久、顽固性患者颈背部长针直刺，刺破关节囊至骨，
行短刺、输刺法，上下摩骨，每次 2 穴，3 日 1 次，1 周为 1
个疗程。

三、银屑病

（一）概述

银屑病俗称牛皮癣，是一种常见的具有特征性皮损的慢
性易于复发的炎症性皮肤病。初起为炎性红色丘疹，约粟粒至
绿豆大小，以后逐渐扩大或融合成为棕红色斑块，边界清楚，
周围有炎性红晕，基底浸润明显，表面覆盖多层干燥的灰白色
或银白色鳞屑。轻轻刮除表面鳞屑，逐渐露出一层淡红色发亮
的半透明薄膜，称薄膜现象。再刮除薄膜，则出现小出血点，
称点状出血现象。白色鳞屑、发亮薄膜和点状出血是诊断银屑
病的重要特征，称为三联征。银屑病皮损从发生到最后消退大
致可分为 3 个时期：进行期、静止期、退行期。属中医学癣的
范围。

（二）病因病机

1. 血热毒盛，外发肌肤

长期精神紧张，情志不畅，心情急躁，夜卧失眠，操劳
疲惫，心绪烦扰等七情内伤，使气机壅滞，郁久化火，以致火
热亢盛。或因饮食失节，过食辛辣刺激、嗜酒过度、腥发动风

的食物，以致脾胃失和，水湿内停，气机不畅，郁久化热，形成湿热，内蕴湿热，外发肌肤。或风邪外侵，伏于营血，血热毒盛，毒邪积聚皮肤腠理而致。湿热毒邪蕴结体内，浸淫肌肤是发病的原因。

2. 血瘀内阻，皮失所养

多由于情志不调，七情内伤，气机郁滞，血行不畅，而致气滞血瘀，瘀血内停，皮肤失养所致。或其他原因致瘀血内停，新血则不达，皮肤失养等。瘀血为银屑病形成的重要原因，银屑病患者有明显的微循环和血液流变学变化，其异常程度与银屑病的病情有关。

3. 血虚风燥，皮肤失养

脾气虚，化源不足，不能生化气血而继见血少，或久病不愈，气血两伤，或因失血，气随血耗致气血两虚，或病程迁延日久，耗阴伤血，而致阴虚血燥，肌肤失养，血燥生风而起层层白屑。

4. 肝肾亏损，肌肤失养

肝肾亏虚，体内阴液不足，阴不制阳，虚风内生，外发肌肤。或先天之阴不足，肺阴失养，导致肺阴不足，肺主皮毛，皮毛失养而发为本病。

病变由于血热毒盛，外发肌肤，或气血不足，肝肾亏虚，肌肤失养，或瘀血内阻，皮肤失养所致。经脉与手阳明经、足太阴经、足太阳经等相关，多为经脉郁热、郁滞为病。

（三）诊断

1. 症状

初起为炎性红色丘疹，约粟粒至绿豆大小，以后逐渐扩大或融合成为棕红色斑块，边界清楚，周围有炎性红晕，基底浸润明显，表面覆盖多层干燥的灰白色或银白色鳞屑。轻轻刮除表面鳞屑，逐渐露出一层淡红色发亮的半透明薄膜，再刮除薄膜，则出现小出血点。

皮损形态：点滴状、钱币状、地图状、环状、带状、泛发性、脂溢性皮炎样、湿疹样、蛎壳状、扁平苔藓样、慢性肥厚性、疣状等。

2.好发部位

头皮、四肢伸侧多见，对称分布，指（趾）甲和黏膜亦可被侵，少数可见于腋窝及腹股沟等皱襞部，掌跖很少发生。

3.发病与季节的关系

大部分患者为冬重夏轻。

4.病程

（1）进行期：新皮疹不断出现，旧皮疹不断扩大，鳞屑厚，炎症明显，痒感显著，皮肤敏感性增高，可出现同形反应。

（2）静止期：无新疹，旧疹不退。

（3）退行期：炎症消退，鳞屑减少，皮疹缩小变平，周围出现浅色晕，最后遗留暂时性色素减退或沉着。

（四）鉴别诊断

1.脂溢性皮炎

脂溢性皮炎皮肤损害的边缘不明显，基底浸润较轻，皮疹上的鳞屑呈糠秕状，无 Ausspitz 征，头皮部位脂溢性皮炎常伴有脱发，毛发不呈束状。

2. 玫瑰糠疹

玫瑰糠疹皮肤损害主要发生在躯干及四肢近端，皮疹的长轴与皮纹一致，鳞屑细小而薄，病程短暂，愈后不易复发。

3. 扁平苔藓

扁平苔藓皮肤损害多发生在四肢，为紫红色多角形扁平的丘疹，表面有蜡样光泽，可见 Wickham 纹，口腔常有损害，常有不同程度瘙痒，组织病理具有特异性。

4. 慢性湿疹

湿疹瘙痒剧烈，急性期或早期可有水疱、渗出、糜烂、结痂，慢性期皮损肥厚，呈苔藓样变及有色素沉着。

5. 神经性皮炎

神经性皮炎皮损为显著瘙痒的群集苔藓样丘疹或苔藓样变斑块，多发生于四肢伸侧、颈后及尾骶等易摩擦易搔抓的部位，对称分布，皮损肥厚明显，皮嵴隆起，皮纹粗大。剧烈瘙痒。患部时时受到搔抓，但除抓破处有抓痕和小面积渗液结痂外，损害的表面总很干燥，不发生水疱。

（五）治疗

银屑病虽然病在皮肤，血分有热，但需皮肉筋骨脉同时治疗，有较好疗效。

1. 镵针

（1）镵针毛刺法：循足太阳膀胱经、手阳明大肠经、足太阴脾经等，镵针行毛刺法，每隔 20～30mm 选一针刺点，以不出血为度，1 日 1 次，1 周为 1 个疗程。

（2）镵针半刺法：于背部寻找反应点，褐色、红色反应点处镵针行半刺法，以挑出白色纤维状物为度，1 周 1 次。

2. 圆针

背部 $T_3 \sim T_9$ 夹脊穴锋针开皮，圆针行分刺法、合谷刺，1 周 1 次。

3. 锋针

背部压痛点、筋结点锋针点刺放血，耳背静脉刺血，1 日 1 次。

4. 圆利针

背部 $T_3 \sim T_9$ 夹脊穴圆利针行合谷刺针法，1 周 1 次。

5. 毫针

取足太阳膀胱经、手阳明大肠经、足太阴脾经等腧穴，如大椎、曲池、尺泽、风府、血海、三阴交、太冲等，腧穴较多时可分组治疗，留针 30 分钟，1 日 1 次，1 周为 1 个疗程。

6. 长针

病久、顽固性患者颈背腰部长针直刺，刺破关节囊至骨，玉枕关直刺至骨，行短刺、输刺法，上下摩骨，每次 2 穴，3 日 1 次。

四、带状疱疹后遗神经痛

（一）概述

带状疱疹后遗神经痛是带状疱疹的皮疹消退以后，局部皮肤仍有疼痛不适的一种病证，表现为局部阵发性或持续性的灼痛、刺痛、跳痛、刀割痛，严重者影响睡眠、饮食、精神状态等，可能持续数月甚至数年。

（二）病因病机

1. 失治误治，余毒未清

多由于失治误治，或治疗不及时，水疱虽然消退，但湿热余邪未尽，日久化热生毒，邪毒仍阻遏经络，脏腑组织代谢废物不能通过经络排出，毒素积蓄更加损伤经络，阻塞气血，不通则痛。

2. 气滞血瘀，经脉不通

情志不遂，肝失疏泄，气机郁滞，气滞则血瘀，瘀阻经络，经脉不通，不通则痛；或肝郁脾虚，脾失健运，水湿内停，是聚而成痰，形成痰湿，日久痰湿与瘀血互相胶结，痹阻经脉，发为疼痛，长久难去。

3. 阴虚气弱，经脉失荣

皮疹消退，但余邪未尽，或患者素体阴液不足，或气郁日久化火伤阴，不荣而痛；或疼痛日久致正气虚弱，气血不足，无力祛邪外出，或年老正气不足，脾肾阳虚，气虚无力推动邪气外出，使余毒不清，气血失和，阴阳失调，不荣则痛。

带状疱疹病位主要在心、肝、脾三脏。由于热邪、痰浊瘀血痹阻，经脉阻滞不通，不通则痛，故疼痛不止。邪毒稽留不去，伤及阴阳气血，阳失温煦，阴失濡润，不荣则痛。总之，带状疱疹后遗神经痛患者多瘀与虚并存。经脉与足少阳经、足太阳经、足厥阴经、足少阴经等有关。

（三）诊断

1. 症状

剧烈的顽固性的疼痛，带状疱疹皮损消除后疼痛仍持续，轻微的刺激即引起疼痛发作，不刺激也会突然发作，呈火烧样痛、撕裂样痛、针刺样痛、刀割样痛、闪电样痛、绳索捆绑样绷紧痛等，为减轻衣服对身体的刺激，有人不敢穿衣，或把衣服撑起来，整夜睡不好觉。对痛觉超敏感为特征，轻轻的触摸即可产生剧烈的难以忍受的疼痛，称为激惹触痛。如有病毒侵犯到相应脑神经会影响视力、引起面瘫和听觉障碍。除疼痛外，还会诱发心脏病、脑出血等。

2. 疼痛特点

疼痛出现在身体的一侧，是跳动性的刺痛，部位不固定，疼痛部位有发热感，多在夜间 12 点至凌晨 3 点加剧。

3. 体征

局部皮肤晦暗，浅感觉减退，痛觉敏感，触痛明显。

（四）治疗

九针疗法治疗带状疱疹后遗神经痛疗效较好，病程越短越好，久病患者还应注意增强体质。

1. 镵针

（1）镵针毛刺法：循足太阳膀胱经、足少阳胆经、足厥阴肝经、足少阴肾经等，镵针行毛刺法，每隔 20 ～ 30mm 选一针刺点，以不出血为度，1 日 1 次，1 周为 1 个疗程。

（2）镵针半刺法：久病患者于背部寻找反应点，褐色、红色反应点处镵针行半刺法，以挑出白色纤维状物为度，1 周 1 次。

2. 圆针

背、腰、腹、下肢、颈等疱疹发病部位肌肉之间锋针开皮，圆针用分刺法、合谷刺法，1周1次。

3. 锋针

颈、背、腰、腹、下肢等部疱疹发病部位压痛点、筋结点、皮损点锋针点刺，行赞刺法或豹纹刺法，也可于疱疹皮损带的头、体、尾锋针点刺放血，然后加拔火罐，多即刻即有疗效，1日1次。

4. 圆利针

颈、背、腰等疱疹发病部位相对应的夹脊穴，圆利针行关刺、合谷刺针法，1周1次。

5. 毫针

选取足太阳膀胱经、足少阳胆经、足厥阴肝经、足少阴肾经等腧穴，如夹脊、血海、三阴交、支沟、阳陵泉、大椎、膈俞、肝俞、太溪、太冲、照海、阿是穴等为主穴，腧穴较多时可分组治疗，留针30分钟，1日1次，1周为1个疗程。

6. 长针

带状疱疹后遗神经痛久病患者，可以在支配疱疹发病部位神经的颈背腰椎旁长针直刺，多位 $T_4 \sim L_1$ 椎旁，刺破关节囊至骨，玉枕关直刺至骨，行短刺、输刺法，上下摩骨，每次2穴，3日1次。

五、荨麻疹

（一）概述

荨麻疹是由各种因素致使皮肤黏膜血管发生暂时性炎性充血与大量液体渗出，造成局部水肿性的损害。表现为皮肤上出现风团，有剧痒，可有发烧、腹痛、腹泻或其他全身症状。俗称风团、风疹团、风疙瘩等，是一种常见的皮肤病。分为急性、慢性，九针对急慢性都有疗效。

（二）病因病机

1. 外感六淫，侵袭肌肤

六淫致病，以风邪为主，常兼夹寒热湿燥之邪，搏结于皮肤肌肉之中，或与血气相搏，而发为瘾疹。或素体阳虚，不耐风寒，或直接感受外来风寒之邪，客于肌表，伤及营卫，以致营卫不和，外发风疹。或外感风热之邪，留连肌肤，卫气郁闭，风行皮下，而发为本病。

2. 内伤情志，火郁肌肤

七情所伤，肝气郁结，郁而化火，或心经有火，血分有热，郁滞营气，气血拂郁，化为内风，外透为疹。

3. 饮食失调，胃肠积热

饮食失调，或过食肥甘、荤腥之品，损伤脾胃，胃肠积热，或本为脾虚之体，运化无力，脾湿内生，湿郁而化热，形成湿热，郁于肌肤而发，且湿性黏滞，可成反复不愈的缠绵之证。

4. 气血不足，虚风内生

肺脾气虚，卫外不固，风寒、风热等邪易袭，致营卫不和而发本病。或血虚之人，或失血之后，失于调养而致血虚，阴血不足，虚风内生，而致本病。

本病的病因病机关键是正气不足，卫气失固，虚邪贼风侵犯皮肤腠理，化热生风所致。经脉与足太阳经、太阴经、手足阳明经有关。

（三）诊断

1. 症状

皮疹为风团、潮红斑，大小不等，形状各异，自觉瘙痒，常突然发生，成批出现，数小时后又迅速消退，消退后不留痕迹，但可反复发作。

2. 伴有症状

可伴有腹痛、恶心、呕吐和胸闷、心悸、呼吸困难，少数有发热、关节肿胀、低血压、休克、喉头水肿窒息症状等，多没有伴随症状。

3. 病程

病程长短不一，急性荨麻疹病程在 1 个月以内，超过 1 个月为慢性。

4. 查体

皮肤划痕试验部分病例呈阳性反应。

（四）治疗

九针疗法治疗荨麻疹有一定疗效，病程较短者易于治愈，病程较长者也有疗效。

1. 镵针

（1）镵针毛刺法：循足太阳膀胱经、足太阴脾经、手足阳明经等，镵针行毛刺法，每隔 20 ～ 30mm 选一针刺点，以不出血为度，1 日 1 次，1 周为 1 个疗程。

（2）镵针半刺法：病程较久者于颈背部寻找反应点，褐色、红色反应点处镵针行半刺法，以挑出白色纤维状物为度，1 周 1 次。

2. 圆针

病程较长者背部夹脊穴、肺俞、膈俞、肝俞、脾俞、肾俞等，四肢肌肉间压痛处锋针开皮，圆针行分刺法、合谷刺法，1 周 1 次。

3. 锋针

曲池、血海、委中等锋针点刺出血 3 ～ 5ml，背部压痛点、筋结点、有关腧穴锋针点刺拔罐放血，1 日 1 次。

4. 圆利针

背部夹脊穴圆利针行关刺、合谷刺针法，1 周 1 次。

5. 毫针

选取足太阳膀胱经、足太阴脾经、手足阳明经等腧穴，如血海、风池、曲池、膈俞、足三里、三阴交、支沟、合谷、大椎、肝俞等，腧穴较多时可分组治疗，留针 30 分钟，1 日 1 次，虚寒型也可燔针焠刺，1 周为 1 个疗程。

6. 长针

病程较长者有关颈背腰部等椎旁长针直刺，刺破关节囊至骨，风府直刺至骨，行短刺、输刺法，上下摩骨，每次 2 穴，3 日 1 次。

六、神经性皮炎

（一）概述

神经性皮炎又称慢性单纯性苔藓。多发于颈部、四肢、腰骶等部位，是以阵发性皮肤瘙痒和皮肤苔藓化为特征的慢性皮肤病，为常见皮肤病，多见于成年人。

（二）病因病机

1. 七情所伤，肝火郁滞

情志不遂，郁闷不舒，或精神紧张等七情内伤，肝失疏泄，气机郁结，气滞血瘀，阻于肌肤，肌肤失养为病。或郁而化火，火热灼伤气血而发于肌表起病。或肝郁脾虚，肝脾功能失调，脾失健运，水湿内停，郁而化热，客于肌肤腠理之间而发。并且精神因素成为诱发的重要因素，且致病情反复。

2. 外感侵袭，风热郁滞

外感风热之邪，或感受风寒，郁而化热，风热阻滞肌肤，营血失和，血虚生燥，肌肤失荣而致病。

3. 饮食失节，脾胃蕴热

饮食失节，过食辛辣之品，助阳生火，或嗜酒无度，或过食肥甘厚味之品，内蕴湿热，损伤脾胃，脾失健运，气血精微运化失常，蕴而化热，循经发于肌肤。饮食失节，脾胃蕴热既为发病原因，又为诱发因素。

4. 肝肾阴虚，化风生燥

素体阴虚，或热病伤阴，或病久耗伤阴液，肝肾亏虚，精血不足，肾水不足，水不涵木，血虚生风生燥，皮肤失去濡养而成。

初起为风湿热之邪阻滞肌肤，或硬领等外来机械刺激所引起，情志内伤、风邪侵扰是本病发病的诱发因素，营血失和，气血凝滞，肌肤蕴热，化燥生风则为其病机。

（三）诊断

1. 发病年龄

本病中青年多见。

2. 症状

初发时仅有瘙痒感，由于搔抓及摩擦，皮肤逐渐出现粟粒至绿豆大小的扁平丘疹，圆形或多角形，坚硬而有光泽，呈淡红色或正常皮色，散在分布。因有阵发性剧痒，患者经常搔抓，丘疹逐渐增多，日久则融合成片，肥厚、苔藓样变，表现为皮纹加深、皮嵴隆起，皮损变为暗褐色，干燥，有细碎脱屑，斑片样皮损边界清楚，边缘可有小的扁平丘疹，散在而孤立，皮损斑片的数目不定，可单发或泛发周身，大小不等，形状不一。

3. 好发部位

颈部两侧、项部、肘窝、腘窝、骶尾部、腕部、踝部，亦见于腰背部、眼睑、四肢及外阴等部位。

4. 病程

慢性病程，常反复发作。

（四）鉴别诊断

1. 慢性湿疹

慢性湿疹与神经性皮炎都有皮损、瘙痒。慢性湿疹多由急性湿疹转化而来，在病程中有渗出倾向，皮疹表现为浸润肥厚性斑疹、斑块，苔藓化不明显，伴剧痒。神经性皮炎没有渗出。

2. 银屑病

银屑病与神经性皮炎都有皮损、瘙痒。银屑病好发于小腿伸侧及头皮，皮损基底呈淡红色或暗红色浸润，上覆银色鳞层，剥离后可见薄膜现象及点状出血，全身其他部位常见有银屑病损害，患者自觉不痒或轻微瘙痒，组织病理有诊断价值。而神经性皮炎有苔藓样变。

（五）治疗

九针疗法治疗神经性皮炎疗效肯定，可较快缓解症状，但要坚持治疗。

1. 镵针

（1）镵针毛刺法：循任督二脉、足太阳膀胱经、足太阴脾经、足厥阴肝经、病变局部等，镵针行毛刺法，每隔 20～30mm 选一针刺点，以不出血为度，1 日 1 次，1 周为 1 个疗程。

（2）镵针半刺法：病程较久者于背部寻找反应点，褐色、红色反应点处镵针行半刺法，以挑出白色纤维状物为度，1 周 1 次。

2. 圆针

病程较久者背部有关夹脊穴锋针开皮，圆针行分刺法、合谷刺法，以调节肌肉之气，1 周 1 次。

3. 锋针

背部压痛点、筋结点、有关腧穴、病变局部等锋针点刺放血，调节经气，3 日 1 次。

4. 圆利针

背部夹脊穴圆利针关刺、合谷刺针法，调节脏腑，1 周 1 次。

5. 毫针

选取任督二脉、足太阳膀胱经、足太阴脾经、足厥阴肝经等腧穴，如血海、风池、曲池、足三里、三阴交、阳陵泉、大椎、肝俞、膈俞、行间等，腧穴较多时可分组治疗，留针30 分钟，1 日 1 次，1 周为 1 个疗程。

6. 长针

病程较长、顽固性神经性皮炎选取有关颈背腰部椎旁长针直刺，刺破关节囊至骨，玉枕关直刺至骨，行短刺、输刺法，上下摩骨，每次 2 穴，3 日 1 次。

七、老年皮肤瘙痒症

（一）概述

老年皮肤瘙痒症又称风瘙痒，是只有皮肤瘙痒而无原发性皮肤损害者的疾病。属中医学痒风的范畴。分全身性和局限性两种，局限性皮肤瘙痒症发生于身体的任一部位，常见的有肛门瘙痒、阴囊瘙痒、女阴瘙痒、头部瘙痒等，全身性皮肤瘙痒症则广泛的发生于身体各个部位。是与季节、天气、冷热变化和机体代谢的变化有密切关系的皮肤病。

（二）病因病机

1. 肝肾阴亏，皮肤失养

年老体弱，或久病体虚，肝肾阴亏，阴液不足，阴不制

369

阳，生风化燥，营血亏虚，血虚亦生风化燥，皆不能润养皮肤而发生皮肤瘙痒，故有"风胜则痒"。

2. 饮食不节，脾胃蕴热

饮食不节，或过食鱼腥海味，或过食肥甘厚味，或过食辛辣之品，损伤脾胃，脾胃失运，水湿内停，郁而化热，湿热内蕴，熏蒸肌肤，内不得疏泄，外不得透达，郁于皮肤腠理，而发为瘙痒。

3. 情志内伤，气滞血瘀

情志抑郁，烦恼焦虑，精神紧张等七情内伤，使脏腑气机失调，气郁而化火，血热内蕴，化热动风，淫于肌肤而致瘙痒。或气滞血瘀，经脉阻滞，营卫不得畅达，肌肤难得濡煦，也能导致本病。

（三）诊断

1. 年龄

见于 60 岁以上的老年人。

2. 季节

冬季多发。

3. 症状

常在脱衣睡觉时开始感觉股前侧、内侧、小腿等部位剧烈瘙痒，越抓越痒，直至局部出血为止。全身各处皆有瘙痒的感觉，因发痒而失眠或不能安眠，有时有湿疹样改变，苔藓样变或色素沉着，抓伤的皮肤也容易感染而发生疖肿或毛囊炎。

4. 分类

皮肤瘙痒症有泛发性和局限性之分，泛发性皮肤瘙痒症最初皮肤瘙痒仅限局限于一处，进而逐渐扩展至身体大部或全身，以夜间为重，由于不断搔抓，出现抓痕、血痂、色素沉着及苔藓样变化等继发损害，局限性皮肤瘙痒症发生于身体的某一部位，常见的有肛门瘙痒症、阴囊瘙痒症、女阴瘙痒症、头部瘙痒症等。

（四）治疗

九针疗法治疗老年皮肤瘙痒症有一定疗效，可缓解症状，对于非器质性病变疗效较好，对于继发者，多作为辅助疗法。

1. 镵针

（1）镵针毛刺法：循任督二脉、足太阳膀胱经、足三阴经、病变部位经脉等，镵针行毛刺法，每隔 20 ～ 30mm 选一针刺点，以不出血为度，1 日 1 次，1 周为 1 个疗程。

（2）镵针半刺法：病程较久者于背部寻找反应点，褐色、红色反应点处镵针行半刺法，以挑出白色纤维状物为度，1 周 1 次。

2. 圆针

锋针开皮，圆针背部夹脊穴 T_3 ～ T_9 行分刺法、浮刺法，调节肝脾肾功能，1 周 1 次。

3. 锋针

背部压痛点、筋结点、病变部位、有关腧穴等锋针点刺放血，3 日 1 次。

4. 圆利针

背部夹脊穴 T_3 ～ T_{12} 圆利针行合谷刺针法，调节肝脾肾功能，1 周 1 次。

5. 毫针

取任督二脉、足太阳膀胱经、足三阴经等腧穴，如风门、风市、血海、风池、曲池、大椎、膈俞、肺俞、肝俞、肾俞、太溪、照海、太冲、阿是穴等，腧穴较多时可分组治疗，留针30分钟，1日1次，1周为1个疗程。

6. 长针

病程较长、顽固性神经性皮炎选取有关颈胸腰部等椎旁长针直刺，刺破关节囊至骨，玉枕关直刺至骨，行短刺、输刺法，上下摩骨，针刺骨膜，每次2穴，3日1次。

八、斑秃

（一）概述

斑秃是以头部发生圆形、椭圆形的突然脱发，边界清晰，脱发区头皮光滑为特点的病证。又叫圆形脱发，俗称鬼剃头、油风、鬼舔头等。

（二）病因病机

1. 饮食失节，脾胃损伤

暴饮暴食，或过度减肥节食，损伤脾胃，影响气血生成，导致气血不足，毛发失养；或过食生冷，寒邪直中，损伤脾胃，运化失常，气血不足，毛发失养；或嗜食辛热、炙煿之品，脾胃生热，生风化燥，毛发失养而发病。

2. 情志不畅，肝气郁结

精神过度紧张，或过度郁闷、焦虑、急躁等七情损伤，肝失疏泄，气机失常，肝气郁结，气滞血瘀，瘀血阻滞血络，发窍空虚，失其濡养发病。或因情志忧郁，日久郁而化火，耗损阴血，血热生风，风热随气上窜于巅顶，风盛血燥，毛发得不到阴血的濡养而突发斑秃。

3. 肝肾亏损，发失所养

肝藏血，发为血之余，肾藏精，其华在发，肝肾精血对发的滋润、濡养及其重要，如素体先天不足，或久病及肾，或房劳过度等，损伤肝肾，导致肝肾虚弱，精血亏虚，毛发失养而脱发。肝肾阴亏，阴虚火旺，生风化燥，毛发失养而发病。

（三）诊断

1. 病史

男女均可发病，多见于 30 ～ 40 岁，也可以发生于老人或儿童。多数斑秃发生前有精神创伤或精神刺激等发生史，大多数斑秃发生前头皮无不适，少数斑秃发生前局部头皮有痒、痛感。

2. 症状

圆形或卵圆形非瘢痕性脱发，在斑秃边缘常可见感叹号样毛发。头发全部或几乎全部脱落，称为全秃。全身所有的毛发都脱落，称为普脱。还可见匍行性脱发。病区皮肤除无毛发外，不存在其他异常。

3. 发病周期

发病周期分为活动期、稳定期、恢复期

①活动期：突然在头部出现圆形或椭圆形的脱发斑，直径 10 ～ 100mm，数目不等，脱发斑逐渐扩大，边缘处头发松

动，易脱落，做拔发试验为阳性。

②稳定期：脱发斑边缘头发不再松动，做拔发试验转为阴性。

③恢复期：有新生毛发长出，最初为细软的毳毛，无黑色素，逐渐长出黑色的终毛。

（四）治疗

九针疗法治疗斑秃疗效较好，尤其急性、局限者，久病患者也有一定疗效。

1. 镵针

（1）镵针毛刺法：循任督二脉、足太阳膀胱经、足少阴肾经、足厥阴肝经、病变部位等，镵针行毛刺法，每隔20～30mm选一针刺点，病变局部要适当密集，以不出血为度，1日1次，1周为1个疗程。

（2）镵针半刺法：于颈背部寻找反应点，褐色、红色反应点处镵针行半刺法，以挑出白色纤维状物为度，1周1次。

2. 锋针

病变部位、有关腧穴等锋针轻轻点刺放血，1周1次。

3. 圆利针

背部夹脊穴圆利针行合谷刺针法，调节肝肾，1周1次。

4. 毫针

选取任督二脉、足太阳膀胱经、足少阴肾经、足厥阴肝经等腧穴，以风池、百会、膈俞、肝俞、肾俞、太渊、太冲、太溪病变局部等为主，腧穴较多时可分组治疗，留针30分钟，1日1次，1周为1个疗程。

黄帝内经九针疗法

第十七章　儿科病

一、儿童多动症

（一）概述

儿童多动症是儿童多动综合征的简称，即轻微脑功能障碍综合征，又称为注意障碍多动综合征，是一种较常见的儿童行为障碍综合征。患儿智力正常或接近正常，以难以控制的动作过多、注意力不集中、情绪行为异常、学习困难为主要表现。多见于 6～12 岁的学龄儿童。属中医学失聪、健忘、疳证、虚烦、不寐、妄动、妄为等范畴。

（二）病因病机

1.先天不足，脑失所养

父母健康状况不良，尤其精神、神经不良，或孕期形体与精神调养失当，以致子女先天不足，加之小儿脏腑柔弱，气血未充，肾气未盛，易出现肾气虚衰。肾藏精，主骨生髓，通于脑，开窍于耳，肾虚可出现动作笨拙不灵，听觉辨别能力差、遗尿等。小儿生机旺盛，阳常有余，心火易亢，易出现心阴不足，心火有余，心神不守的改变。

2. 饮食失节，痰浊扰心

饮食调配不当，或过食生冷，损伤脾胃，脾胃虚弱，水湿内停，聚湿成痰，郁而化热，痰火上扰，或脾胃虚弱，气血生化不足，造成气血亏虚，心神失养，或过食膏粱厚味，壅遏脾胃，产生湿热痰浊，阻滞气机，扰乱心神。

3. 瘀血内停，脑脉受阻

产伤及其他外伤，可使儿童气血瘀滞，瘀血内停，脑部经脉不畅，新血不达，心神失养，神魂不安。

本病病位在心，与肝脾肾关系密切，由先天禀赋不足、饮食失节、外伤等致肾气亏虚、痰火上扰、瘀血内停所致，经脉与督脉、足三阴经等有关。

（三）诊断

1. 症状

（1）注意力障碍：注意力不集中，不能专心做事或听课，易受外界干扰。

（2）行为障碍：好动、好说、好闹，自己难以控制。与年龄不相称的活动过多，语言过多，难以遵守纪律，容易影响他人学习，好与同学争吵。

（3）情绪障碍：易怒、易兴奋。情绪不稳，易激动，控制力弱，常因不能满足其要求而大哭大闹，甚至在冲动时打闹不休，较难预测其情绪波动。

（4）学习困难：尽管其智力不差，但由于注意力涣散，学习内容不能全面掌握，家庭作业不能按时完成，对学习缺少自信心，因而学习成绩不佳。

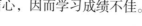

2. 体征

可有轻度协调运动障碍，或动作笨拙，或不能像同龄儿童那样做精细动作。

3. 实验室检查

脑电图大多正常，或有非特异性改变，如慢波增多等。

（四）治疗

九针治疗小儿多动症有较好疗效，可作为主要治疗方法，并配合心理治疗。

1. 镵针

循任督二脉、足太阳膀胱经、足三阴经等，镵针行毛刺法，每隔 20 ～ 30mm 选一针刺点，以不出血为度，1 日 1 次，1 周为 1 个疗程。

2. 锋针

有关腧穴锋针点刺放血，1 周 1 次。

3. 圆利针

病程较长者颈背部夹脊穴圆利针行关刺、合谷刺针法，调节肝肾功能，1 周 1 次。

4. 毫针

选取任督二脉、足太阳膀胱经、足三阴经及头面腧穴等，如百会、四神聪、大椎、心俞、脾俞、肝俞、神门、内关、三阴交、太溪、太冲等，腧穴较多时可分组治疗，留针 30 分钟，也可不留针，1 日 1 次，1 周为 1 个疗程。

5. 长针

病程较长者选取有关颈背部等椎旁长针直刺，刺破关节囊至骨，玉枕关直刺至骨，行短刺、输刺法，上下摩骨，手法宜轻，每次2穴，3日1次，小儿较小慎用。

二、小儿脑瘫

（一）概述

小儿脑瘫又称小儿大脑性瘫痪，俗称脑瘫。是指从出生后一个月内脑发育尚未成熟阶段，由于非进行性脑损伤所致的以姿势各运动功能障碍为主的综合征。是小儿时期常见的中枢神经障碍综合征，病变部位在脑，累及四肢，常伴有智力缺陷、癫痫、行为异常、精神障碍及视觉、听觉、语言障碍等症状。属中医学痿证、五迟等范畴。

（二）病因病机

1.先天禀赋不足，脑髓发育不良

父精不足，母血亏虚，导致胎儿禀赋不足，精血亏虚，不能充养脑髓，致胎儿发育不良，如父母亲吸烟、酗酒、吸毒；母患精神病、孕期患糖尿病、阴道出血、妊娠期高血压、前置胎盘、先兆流产、服用治疗不孕的药物、保胎药等影响胎儿发育；高产次、早产、双胎或多胎等，胎儿发育迟缓；宫内感染、宫内窘迫、胎盘早剥、胎盘功能不良、脐带绕颈、早产儿、过期产儿、低出生体重儿等胎儿发育不良。或母孕中受到惊吓外伤，抑郁悲伤，扰动胎气，致胎儿发育不良。

2.生产损伤，脑髓受损

生产损伤，瘀血内阻，脑髓失养，或脑髓直接损失，如

黄帝内经九针疗法

产钳分娩、臀位产程长、生后窒息吸入性肺炎、缺氧缺血性脑病、核黄疸、颅内出血、感染、中毒等生产过程大脑损伤。

3. 后天养护失当，脑髓失养

后天养护失当，肝肾不足，脾肾两虚，精血亏虚，脑髓失养。

（三）诊断

1. 早期症状

（1）新生儿或3月内婴儿易惊、啼哭不止、厌乳和睡眠困难。

（2）早期喂养、进食咀嚼、饮水、吞咽困难，以及有流涎、呼吸障碍。

（3）感觉阈值低，表现为对噪声或体位改变易惊，拥抱反射增强伴哭闹。

（4）生后不久的正常婴儿，因踏步反射影响，当直立时可见两脚交互迈步动作。3月龄时虽然可一度消退，但到了3个月仍无站立表示或迈步者，即要怀疑小儿脑瘫。

（5）过百天的婴儿尚不能抬头，4～5月挺腰时头仍摇摆不定。

（6）握拳：一般生后3月内婴儿可握拳不张开，如4个月仍有拇指内收，手不张开应怀疑小儿脑瘫。

（7）正常婴儿应在3～5月时看见物体会伸手抓，若5月后还不能者疑为小儿脑瘫。

（8）一般生后4～6周会笑，以后认人。痉挛型小儿脑瘫患儿表情淡漠，手足徐动型常呈愁眉苦脸的样子。

（9）肌肉松软不能翻身，动作徐缓。触摸小儿大腿内侧，或让小儿脚着床或上下跳动时，出现下肢伸展交叉。

（10）僵硬，尤其在穿衣时，上肢难穿进袖口，换尿布清洗时，大腿不易外展，擦手掌以及洗澡时出现四肢僵硬，婴儿不喜欢洗澡。

（11）过早发育：出现过早翻身，是突然的反射性翻身，全身翻身如滚木样，不是有意识的节段性翻身。痉挛性双瘫的婴儿，坐稳前可出现双下肢僵硬，像芭蕾舞演员那样的足尖站立。

2. 主要症状

（1）运动障碍：运动自我控制能力差，严重的双手不会抓东西，双脚不会行走，有的甚至不会翻身，不会坐起，不会站立，不会正常的咀嚼和吞咽。

（2）姿势障碍：各种姿势异常，姿势的稳定性差，3个月仍不能头部坚直，习惯于偏向一侧，或者左右前后摇晃。孩子不喜欢洗澡，洗手时不易将拳头掰开。

（3）智力障碍：智力正常的约占1/4，智力轻度、中度不足的约占1/2，重度智力不足的约占1/4。

（4）语言障碍：语言表达困难，发音不清或口吃。

（5）视听觉障碍：以内斜视及对声音的节奏辨别困难最为多见。

（6）生长发育障碍、矮小。

（7）牙齿发育障碍，质地疏松、易折。口面功能障碍，脸部肌肉和舌部肌肉有时痉挛或不协调收缩，咀嚼和吞咽困难，口腔闭合困难以及流口水。

（8）情绪和行为障碍：固执、任性、易怒、孤僻，情绪波动大，有时出现强迫、自伤、侵袭行为。

（9）有 39% ～ 50% 的脑瘫儿童诱发癫痫，尤其是智力重度低下的孩子。

（四）鉴别诊断

1. 进行性脊髓肌萎缩症

本病于婴儿期起病，多于 3 ～ 6 个月后出现症状，少数病人生后即有异常，表现为上下肢呈对称性无力，肌无力呈进行性加重，肌萎缩明显，腱反射减退或消失，常因呼吸肌功能不全而反复患呼吸道感染，患儿哭声低微，咳嗽无力，但智力正常，面部表情机敏，眼球运动灵活。肌肉活组织检查可助确诊。

2. 运动发育迟缓

运动发育迟缓小儿发育稍比正常同龄儿落后，特别是早产儿。但其不伴异常的肌张力和姿势反射，无异常的运动模式，无其他神经系统异常反射。运动发育落后的症状随小儿年龄增长和着重运动训练后，症状可在短期内消失。

3. 智力低下

智力低下常有运动发育落后，动作不协调，原始反射、vojta 姿势反射、调正反应和平衡反应异常，在婴儿早期易被误诊为脑瘫，但其智力落后的症状较为突出，肌张力基本正常，无姿势异常等。

（五）治疗

九针疗法治疗小儿脑瘫有一定疗效，可以改善症状，利于康复，应早期介入治疗。

1. 镵针

循任督二脉、足太阳膀胱经、足三阴经、头颈部等，镵针行毛刺法，每隔 20 ～ 30mm 选一针刺点，以不出血为度，1 日 1 次，1 周为 1 个疗程。

2. 锋针

相关腧穴锋针点刺放血，1 周 1 次。

3. 圆利针

颈背夹脊穴圆利针行关刺、合谷刺针法，调节心、肾等功能，1 周 1 次。

4. 毫针

选取任督二脉、足太阳膀胱经、三阴经等腧穴，百会、风府、大椎、印堂、心俞、肝俞、脾俞、肾俞、足三里、四神聪、太溪、太冲、阴陵泉、三阴交、悬钟、阳陵泉、环跳、曲池、听宫、听会、天柱、风池、廉泉、通里等，腧穴较多时可分组治疗，留针 30 分钟，囟门未闭合者慎用，1 日 1 次，1 周为 1 个疗程。

5. 长针

病程较长者选取有关颈背部椎旁长针直刺，刺破关节囊至骨，玉枕关直刺至骨，行短刺、输刺法，上下摩骨，针刺骨膜即可，不可过深，每次 2 穴，3 日 1 次，小儿较小慎用。

黄帝内经九针疗法

三、小儿遗尿

（一）概述

一般情况下，孩子在 3～4 岁开始控制排尿，如果 5～6 岁以后还经常性尿床，每周 2 次以上并持续达 6 个月，就称为遗尿症。夜遗尿是一种常见病，在我国男孩比女孩患病的概率高。小儿遗尿分为原发性和继发性遗尿，原发性遗尿是指小儿从小至就诊时一直有遗尿，而继发性遗尿是指小儿曾经停止遗尿至少 6 个月，以后又发生遗尿。

（二）病因病机

《素问·经脉别论篇第二十一》云："饮入于胃，游溢精气，上输于脾，脾气散精，上归于肺，通调水道，下输膀胱。"说明了饮食入胃，经消化后，其中精微散布到脾，由脾上输于肺，通过肺的宣发肃降，使水道通畅，而体内多余的水分，则下输至膀胱成为尿，然后排出体外，这是水液代谢的过程。《素问·灵兰秘典论篇第八》云："膀胱者，州都之官，津液藏焉，气化则能出矣。"肾主水，与膀胱互为表里，膀胱的气化有赖于肾气充足温煦。由此可见，尿液的生成与排泄，与肺、脾、肾、三焦、膀胱有着密切关系。遗尿的发病机制虽主要在膀胱失于约束，然与肺、脾、肾功能失调，以及三焦气化失司都有关系。其主要病因为肾气不固、脾肺气虚、肝经湿热等。

1. 肾气虚弱，膀胱失约

肾气不固是遗尿的主要病因，多由先天禀赋不足引起，如早产、双胎、胎怯等，或后天失养，使元气失充，肾阳不足，下元虚冷，不能温养膀胱，膀胱气化功能失调，闭藏失职，不能制约尿液，而为遗尿。

2. 脾肺气虚，气化失司

素体脾肺虚弱，屡患咳喘泻利，或大病久病之后，脾肺俱虚，脾虚运化失职，不能转输精微，肺虚治节不行，通调水道失职，三焦气化失司，则膀胱失约，津液不藏，而成遗尿。若脾虚失养，心气不足，或痰浊内蕴，困蒙心神，亦可使小儿夜间困寐不醒而遗尿。

3. 肝经湿热，下注膀胱

平素性情急躁，所欲不遂，肝经郁热，或肥胖痰湿之体，肝经湿热蕴结，疏泄失常，肝之经脉环阴器，肝失疏泄，影响三焦水道的正常通利，湿热迫注膀胱而致遗尿。

（三）诊断

小儿遗尿以原发性遗尿占大多数，其中尤以夜间遗尿最常见，以男孩多见。夜间遗尿者约有半数每晚尿床，甚至每晚遗尿 2～3 次，白天过度活动、兴奋、疲劳或躯体疾病后往往遗尿次数增多，日间遗尿较少见。遗尿患儿常常伴夜惊、梦游、多动或其他行为障碍。

1. 症状

睡眠较深，不易唤醒，每夜或隔几天发生尿床，甚则一夜尿床数次。

2. 年龄

发病年龄在 5 岁以上。

3. 辅助检查

小便常规及尿培养多无异常发现。

（四）治疗

九针疗法治疗小儿遗尿疗效较好，尤其是功能性遗尿，器质性遗尿也有疗效，但要查明原因，对因治疗。

1. 镵针

循任督二脉、足太阳膀胱经、足三阴经等，镵针行毛刺法，每隔 20 ～ 30mm 选一针刺点，以不出血为度，1 日 1 次，1 周为 1 个疗程。

2. 圆利针

顽固性患者腰骶夹脊穴圆利针行关刺、合谷刺针法，调节肾、膀胱功能，1 周 1 次。

3. 毫针

选取任督二脉、足太阳膀胱经、足三阴经等腧穴，如百会、风府、关元、曲骨、肾俞、膀胱俞、八髎、三阴交、太冲、太溪等，腧穴较多时可分组治疗，留针 30 分钟，小儿过小也可不留针，1 日 1 次，1 周为 1 个疗程。

主要参考书

[1] 周凤梧，张灿玾.黄帝内经素问语释.济南：山东科学技术出版社，
1985.

[2] 王洪图，贺娟.黄帝内经灵枢白话解.北京：人民卫生出版社，
2004.

[3] 田代华，刘更生.灵枢经.北京：人民卫生出版社，2005.

[4] 田代华.黄帝内经素问.北京：人民卫生出版社，2005.

[5] 梅自强，廖冬晴.黄帝外经解要与直译.昆明：云南出版集团公司
云南人民出版社，2012.

[6] 王玉兴.黄帝内经灵枢三家注.北京：中国中医药出版社，2013.

[7] 李平华，孟祥俊.小周天微铍针疗法.北京：中国医药科技出版社，
2017.

黄帝内经九针疗法